中医外科四畔疗法

主 编

刘 明 张 玥 陈会苓

全国百佳图书出版单位

中国中医药出版社

·北 京·

图书在版编目（CIP）数据

中医外科四畔疗法 / 刘明，张玥，陈会苓主编 . —北京：
中国中医药出版社，2023.1
ISBN 978-7-5132-7981-9

Ⅰ . ①中… Ⅱ . ①刘… ②张… ③陈… Ⅲ . ①中医外科学
Ⅳ . ① R26

中国版本图书馆 CIP 数据核字（2022）第 235795 号

中国中医药出版社出版

北京经济技术开发区科创十三街 31 号院二区 8 号楼
邮政编码 100176
传真 010-64405721
河北品睿印刷有限公司印刷
各地新华书店经销

开本 787×1092 1/16 印张 20.5 字数 445 千字
2023 年 1 月第 1 版 2023 年 1 月第 1 次印刷
书号 ISBN 978-7-5132-7981-9

定价 88.00 元
网址 www.cptcm.com

服 务 热 线 010-64405510
购 书 热 线 010-89535836
维 权 打 假 010-64405753

微信服务号 zgzyycbs
微商城网址 https://kdt.im/LIdUGr
官 方 微 博 http://e.weibo.com/cptcm
天猫旗舰店网址 https://zgzyycbs.tmall.com

《中医外科四畔疗法》编委会

高 序

医宗扁鹊有句名言："人之所病病疾多，医之所病病道少。"说明治病之道，重在方法；然治病之道，必先诊病，诊病之道，重在辨证。中医历代医家在临床实践中，不断创新和丰富了中医的辨证方法，形成了丰富多彩的中医辨证体系，当今临床常用者有八纲辨证、脏腑辨证、经络辨证、六经辨证、卫气营血辨证、三焦辨证、气血津液辨证等中医辨证方法。但这些辨证方法是如何产生的？是否通用于内外妇儿五官针灸等各科病证？换句话说，不同的辨证方法是否有不同的适应病证呢？这一直是我从医30多年来思考的一个问题。

引发我思考的原因是我1985年大学毕业后留校在针灸治疗学教研室任教，所讲授的《针灸治疗学》课程，发现其所用的辨证方法和每个病证的辨证分型几乎完全照搬《中医内科学》，结果是教师难教，学生难学，与针灸临床的实际情况相脱节。所以自1995年担任针灸专业硕士研究生导师开始，每年都要给针灸推拿学专业硕博士研究生讲一个题目为"中医各辨证方法的产生及其在针灸临床中的应用"的讲座。最后的结论：一是不同的疾病有不同的传变规律，疾病谱系的改变，必然会导致新的辨证方法的产生。二是针灸临床的辨证方法与内科等大方脉的辨证方法大致相同而不尽相同，不能完全照搬照抄内科大方脉的辨证方法，针灸临床的辨证方法主要用八纲辨证、脏腑辨证和经络辨证，其中脏腑病证以脏腑辨证为主，脏腑病证之外的经络肢节病证以经络辨证为主，两种辨证方法常结合运用，并结合八纲辨证确立治疗方案。关于针灸临床的辨证方法，得到了针灸界的共识，已经写入了我主编的全国中医院校十三五、十四五《针灸治疗学》的统编教材。三是随着天变地变和疾病谱系的变化，肯定还会产生新的辨证方法。

令人非常高兴的是，近十几年来，在山东中医药大学内就相继产生了三种新的辨证方法，一是我校老校长王新陆教授的脑血辨证；二是我大学同级同学阎兆君教授的志意辨证，三是我大学同班同学刘明教授的四畔辨证。

相对于中医内科学，外科疾病以体表可见局部病灶为特征，凭肉眼可见，局部有形可证。正如明代汪机《外科理例》所说："外科者，以其痈疽疮疡皆见于外，故以外科名之。"中医外科学诊治体系以重视局部病灶的辨证和着眼于病灶局部外治为特征。但随着人口老龄化及生活方式的转变，外科疾病的病因病机越发复杂化，各种外科疾病更多伴发许多慢性基础疾病，如代谢性疾病、血管性疾病、肿瘤性疾病等，中医外科的辨证方法亟须转变，以适应外科疾病谱和发病机制的转变，各种疑难外科疾病的诊治，也呼唤更具有中医特色的辨证论治体系的创新。

我与刘明教授相知数十载，他作为我校中医外科学学术带头人，长期从事中医外科疾病的临床诊治和科学研究，学验俱丰，尤其令人称道的是，他在参阅大量中医外科文献的基础上，在国内率先提出着眼于病灶周围组织的中医外科学"四畔理论"，他借用中医外科学对痈疽疮疡病灶周围部位"四畔"这一术语，运用西医学信息挖掘技术梳理归纳出中医外科学通过病灶四畔的特征，来辨识不同证候、不同疾病及其善恶顺逆的诊断方法，和着眼于纠正"四畔"的病理变化进行治疗和施药、施术于"四畔"的外治法，并带领团队进行了临床验证。这一理论根植于中医外科经典，凝聚了诸多独特的中医诊疗思想，是中医外科学理论的重大创新成果，对外科疑难病的诊治具有很大的指导价值，是对中医外科学的守正创新。

本书既有理论阐述，又紧密结合临床，诚为佳作，故乐为之序。

山东中医药大学　高树中

2021 年 4 月 9 日

侯 序

　　中医外科学是中国传统医学的重要组成部分，经过长期临床实践，逐步发展形成了一个重要独立的学科，具有独特的理论体系和丰富的治疗方法。在治疗外科疾病时，中医的局部辨证和外治疗法发挥了很重要的作用。而在疑难性外科疾病的治疗中，历来重视疮疡局部病灶的表现和施治，对病灶周围组织的变化在疾病康复中的影响较少关注。四畔即是指疾病病灶周围组织这一特殊解剖部位。古代医籍中关于四畔的记述如沧海遗珠般地散见于历代文献。刘明教授在传承经典之精华基础上，结合多年的临证经验，在攻博期间就创新性地提出"四畔理论"，迄今已有近二十载。在此期间，将四畔理论不断深研，并再实践于临床，不仅极大地丰富了外科疾病局部辨证的内涵，拓宽了诊治疑难疾病的思路和方法，而且对完善中医外科学的理论体系都具有积极的意义和重要的学术价值。

　　本书不仅从中医四畔的历史沿革、理论基础到四畔辨证以及四畔的外治技术和方药等方面，系统论述了四畔理论的内容，也汇集了目前中医四畔疗法的研究成果。而且围绕中医外科常见疾病如疮疡、周围血管疾病、皮肤病、甲状腺疾病、乳腺疾病、泌尿系疾病和肛肠疾病等的四畔疗法分别论述其临床应用。内容探幽索奥，大胆阐微，新意迭出，发前人未发，明前贤所未明，非思维深邃、学识渊博之士所不能为之。相信该新著的出版，将使中医四畔的独特疗法理论和临床研究都提高到一个新的水平，是临床医生、医学生、中医药爱好者从事中医外科外治疗法研究不可多得的参考书目，也为中医学走向世界做出了贡献。

　　值此新著成稿之际，得刘明教授邀约，予受读既竟，勉缀作序，弁诸简端，以荐读者！

山东省中医院侯玉芬

古稀之年于泉城

2021 年 4 月 27 日

目　录

上篇　总论

下篇　各论

上 篇

总 论

第一章 四畔的概述

外科疾病以具有肉眼可见的局部病灶为特征，中医外科学除了重视病灶的辨证论治之外，还重视对病灶周围组织的辨证论治，并逐步形成了"四畔"的概念。"四畔"理论的形成，使外科疾病的局部辨证更加准确、全面。

第一节 四畔的相关概念

一、四畔

四畔是指外科疾病病灶周围组织这一特殊解剖部位。最早见于晋·葛洪《肘后备急方·治卒蜈蚣蜘蛛所螫方第五十九》，原文载："四畔赤，中央有白脓如黍粟……治之法初得，磨犀角，涂之止。"历代中医外科学典籍多有记载，典籍中还有其他近义词，如"四围""四周""四旁"等。

二、四畔辨病

四畔辨病是指围绕病灶四畔的特征进行中医疾病诊断和鉴别诊断的诊断方法。

三、四畔辨证

四畔辨证是指围绕病灶四畔的特征进行中医证候辨识的诊断方法。

四、四畔理论

四畔理论即指通过病灶四畔的特征，辨识不同疾病、不同证候及其善恶顺逆转归，并着眼于纠正四畔的病理变化进行治疗及施治于四畔的诊疗理论。

五、四畔疗法

四畔疗法是指着眼于纠正"四畔"的病理变化进行治疗和施药、施术于"四畔"的治疗方法，如"箍围药""贴熁药""围针"等。清代的《医学源流论》专设《围药论》，提出"外科之法，最重外治，而外治之中，尤当围药"，将以围药为代表的"四畔"疗法列为中医外治法的首位。

六、护场

护场是中医学描述"疔疮"病灶周围组织（四畔）出现红肿热痛等免疫反应的体征概念。出自明·王肯堂《证治准绳》，原文载："疔之四围赤肿，名曰护场，可治……疔之四围无赤肿，名曰不护场，不可治。"《中医大辞典》解释为："证名。指疔疮周围红肿局限者。疔肿之周围，根据火毒之严重程度，其红肿有局限而边际清楚者，有散漫而界限不清者。前者称之为护场，或名有护场，即该疔疮有保护场之意，易治；后者正相反，名为不护场，难治。"《汉中英语大词典》翻译为 "Clear margin of sore: If a sore is characterized by redness around its focus within a clear and unextended range, it has clear margins. Otherwise it has no clear margins."（护场：如果疔疮周围有清晰和未扩散的红肿，就是有护场，否则就是无护场。）

七、满天星

满天星出自《证治准绳·外科》卷二，病证名，原文载："护场疮四围有赤肿，生多疮者，谓之满天星。"此为疔疮四畔的特殊体征之一，指疔肿周围赤肿，且生多个小疮肿者。如见有此证者预示病热较缓。

八、根盘

根盘指肿疡基底部周围之坚硬区域，边缘清楚。为四畔的近义词。

九、应候

证名。见《外科启玄》（卷二·明疔疮治法论），其曰："假如身上生一疮，而他处再生一小疮，谓之应候，用针挑破小疮，则泄其毒，谓之可治。不可治者他处无小疮，谓之无应候，毒之甚，故不可治也。"应候，指一处生疮，他处相应生一小疮的病证。

此为热毒虽盛，但正气尚旺，能托毒外出之象，为顺证，预后良，又称有应。无应候指疗疮之外肉上无小疮，毒势凶险者，又称无应。

十、伴场疗

病名。见《外科真诠》（卷下·发无定位部·疗疮），其曰："又有伴场疗，生于正疗左侧，仍照常法治之。"指疗发后，在其旁又生一疗与其相伴，故名伴场疗。

十一、箍围药

箍围药又称围药。是指外敷痈疽疮疡（外科化脓性感染疾病）四周的药物，即敷贴疮面以外的一切外敷药的总称。箍围药借助药粉具有箍集围聚、收束疮毒的作用，从而使肿疡初起轻的可以消散；即使毒已结聚，也能促使疮形缩小，趋于局限；从而早日成脓和破溃；如破溃后余肿未消者，也可用它来消肿，截其余毒。

十二、贴㷛药

出自宋《太平圣惠方》，"痈肿者，所贴㷛药，肿处若似有头，即当上贴温热膏药，引出其热毒……四畔赤㷎处，捣生寒药贴㷛之，折伏其热势……"治疗"发背"（背痈），"用贴㷛药，皆须当中开孔，令泄毒气也。"这种贴㷛药则相当于后世的围药。基本剂型是散剂，使用时用水、醋、鸡子白、浆水、猪胆汁、雪水、蜜、生油等调和成糊膏或软膏，外贴患处。

第二节　中医四畔学说的提出及意义

一、中医四畔学说的提出

我国现存最早的外科专著《刘涓子鬼遗方》中，就体现了在辨病辨证时重视痈疽疮疡病灶周围区域（四畔）的临床表现，在局部治疗时重视在"四畔"这一区域进行施治的诊疗特点。

随着时代的进步，危害人们健康的已经不再是这些感染性疾病，而变成了癌症、血液循环障碍性疾病等慢性疾患。当人们面对这些新的顽疾、寻觅救世良方时，选择正确的研究思路无疑是至关重要的，通过对病灶、病灶周围、整体等不同层次进行研究后，特别是随着细胞、分子水平的生物学进展，病灶周围在人们的视野中越来越突出，这正是中医外科古籍中提到的"四畔"。

目前中医外科文献中尚缺乏对中医学"四畔理论"的系统总结。在中医外科局部辨证中没有突出四畔辨证的重要意义，在总结临床上许多有效的中医外治法时，仅仅是从各个剂型、用法上进行总结，没有将箍围、熏洗、热熨、膏药、围刺等作用于"四畔"的治疗手段的特点突出出来。实际工作中存在着仅重视病灶局部，忽视病灶周围和整体的弊病。

因此开展系统整理中医文献、初步构建出中医外科学"四畔理论"以及拓宽四畔理论应用涵盖范围方面的研究工作具有重要的理论价值和实际意义。

二、中医四畔学说的现实意义

随着西医学在脑血管疾病、心血管疾病、肿瘤、周围血管疾病等方面的理论和临床研究的深入，对病灶周围的微环境的认识在不断深入，意识到病灶周围组织病理生理变化的是疾病转归变化的关键所在，但是在治疗学方面尚未形成完整认识。

（一）脑血管疾病

1. 脑缺血

局灶性脑缺血发生后，在缺血中心不可逆坏死区周围存在处于低灌注状态的缺血半暗带（ischemic penumbra，IP），又称为病灶周围区。自从 Astrup（1977 年）将其定义为围绕在不可逆损伤区之外的电生理活动消失，但尚能维持自身离子平衡和结构尚完整的脑组织以后，半暗带便成了局灶性脑缺血中心坏死区以外可逆性损伤的代名词。在局灶性脑缺血损伤机制及其临床治疗的研究中，IP 是一个焦点和治疗针对的靶区，具有特殊的临床意义。IP 概念的重要性即在于它是"潜在的可被挽救的缺血脑组织"，在时间和空间上呈现一个动态变化过程，而且及时地予以干预是可能的，在有利条件下，IP 可能转化为正常灌流区；反之，则转化为坏死区并从缺血中心区向临近组织扩散。由 IP 概念引出的"治疗时间窗"概念对临床治疗缺血性脑卒中在观念上产生了重要影响。迄今，绝大多数学者认为 IP 仅在缺血早期存在数小时（称之为"急性 IP"），强调早期治疗的重要性。国外有人提出缺血治疗的时间窗为 1～3 小时，国内根据实验结果和临床资料，提出急性脑梗死溶栓或降纤等治疗的最佳时间是在起病后 3～6 小时以内。事实上，治疗时间窗并非一成不变，还受多因素的影响，既有普遍规律，又具个体化特点，以致有学者延伸了治疗时间窗，提出可能存在着持续时间可长达数周、数月甚至更长时间的"慢性半暗带"。慢性 IP 概念的确立，有助于促使临床医生在脑缺血后期（甚至包括后遗症期）仍能继续对患者进行积极的治疗，探索出新的、更有效的治疗方法。局灶性脑缺血后，由于对梗死部位一般无法治疗，因而治疗目标逐渐被集中在梗死病灶周围区。通过及时治疗有可能使这些高度易受损区域（梗死有可能扩展到这些区）尽可能减小，或减轻最初受损区的损害程度。在病灶周围区，血液流变学及生物化学改变是相继发生的。所以局灶性脑缺血后继发损害的病理生理机制仍是当前研究的热点。目前对临床上脑缺血的病理生理过程的研究主要是以局灶性脑缺血再灌注动物模型为基础的分子水平研究，且主要集中在缺血后半暗带区的研究。因此，现代治疗学着眼于打破血液流变学异常引起的恶性循环（以缺氧开始，导致脑组织酸中毒和水肿，后者又加重缺氧）。胡湘蜀等通过动物实验发现，大鼠局灶脑缺血病灶周围新血管生成的情况对神经功能的修复有重要意义。洪云等发现急性前循环脑梗死患者病灶周围皮质静脉征减少与较大的脑梗死体积相关，而病灶周围皮质静脉征增多与同侧颅内外血管重度狭窄或闭塞相关。

2. 脑出血

在脑出血患者中，病灶周围的病理变化对病情演变也起到重要的作用。李昌等发现脑出血后血肿周围脑组织内皮素 -1（endothelin-1，ET-1）含量及谷氨酸含量明显升高，微血管密度升高，脑水肿增加；微创清除血肿后，病灶周围组织 ET-1 水平、谷氨酸含量及血肿周围微血管密度也随之降低，脑水肿程度减轻。李颖慧等发现脑出血后血肿周围脑组织 ET-1 表达及血脑屏障通透性增加，通过药物降低血肿周围脑组织 ET-1 表达及血脑屏障通透性，可有效减轻神经功能损害。赵志靖等则发现大鼠脑出血病灶周围星形胶质细胞表达水通道蛋白 -4 的上调有助于缓解脑出血后血管源性脑水肿的进展。

3. 脑外伤

对于颅脑损伤的患者，临床中也逐渐重视病灶周围区域的研究。戴君侠等应用 CT 灌注成像研究颅脑创伤病灶周围血流灌注，发现病灶周围低灌注者较高灌注者预后差。

（二）心肌梗死

周迎春等认为心肌梗死发生后，存在于梗死与正常组织之间的区域，类似于中医外科溃疡中的"护场"。这一区域的组织既不是坏死组织也不是正常组织，而是病理状态下的组织。这一区域是瘀血与邪气相争的主战场，影响预后。若正盛邪退，气血流通，脉络开通，则病变组织转变为正常组织；若邪盛正衰，瘀血加重，则扩大梗死面积，瘀滞越重正气愈伤。活血益气行气有保护"护场"的作用。亦即西医学所谓早期再灌注可以挽救濒死心肌，缩小梗死范围，有利于防止和减轻早期重构；晚期再灌注，则可减轻透壁性损害，促进梗死区冠状动脉侧支循环，保存心外膜组织，减轻重构。正常心肌与梗死区域的边界区域是室壁承受张力最大的地方，保持与梗死有关部分的冠脉通畅，可使该部分心肌得到充分的血液供应，能使其扩张和变形减少。因此即使无助于缩小心梗面积，仍对抗重构有利。

（三）肿瘤

在肿瘤的诊治中，病灶周围也越来越受到关注。曾婕等通过超声弹性成像发现，乳腺实性肿瘤周围的红晕反映的是周围脂肪组织的厚度、轻度扩张的导管以及液性病灶情况。有学者分别通过对乳腺病变患者进行动态增强 MRI 或超声造影检查发现，较多恶性肿瘤患者肿块周围均出现增粗、扭曲的血管影，而良性患者较少出现。陈培强等也认为病灶周围血管征与乳腺恶性病变具有良好的相关性，对乳腺良、恶性病变的鉴别具有一定的价值。周春祥总结近来研究最为热点的能够加固肿瘤局部的"护场"、防止肿瘤"邪"毒扩散、在抗肿瘤转移中具有重要作用的肿瘤血管形成抑制因子，亦应属于荷瘤机体"正"的范畴。

（四）周围血管疾病

在周围血管疾病的研究中，唐汉钧强调对慢性溃疡疮周的辨病和辨证，如静脉性溃疡疮周多伴有皮肤色素沉着、皮炎、湿疹等，继发感染时可出现红肿疼痛等症状；神经损伤性慢性溃疡疮周组织麻木无疼痛；化疗性溃疡一般损伤较深，且疮周组织硬化，血液供应较差；并根据疮周表现分为热毒夹湿证及气滞血瘀证，前者表现为疮周红肿触痛，皮温增高；或者表现为疮周皮肤瘀暗，刺痛隐隐。尚德俊教授针对一些血栓闭塞性脉管炎肢端坏疽患者因盲目接受清创截趾术，导致创口不愈，坏死范围扩大，最终失去肢体的现状，强调应选择截趾术的时机，要点在于应在坏死组织与健康组织形成明显的分界线、坏疽已停止发展、局部感染已基本控制后方可施术。此观念并不是见腐去腐，而是蕴涵了四畔辨证的要义。同时擅长应用熏洗疗法以促进患肢侧支循环的建立，改善患肢血液循环，并达到消炎祛腐、清洁创口的目的，以促进创口愈合。

西医关于病灶周围，主要是运用医学影像学手段和病理学检查手段，了解病灶周围的微观变化，以指导疾病诊断和判断预后；中医对病灶周围是看病灶周围的宏观体征。

参考文献

［1］《中医大辞典》编委会.中医大辞典（外科、骨伤、五官科分册）［M］.北京：人民卫生出版社，1987：107.

［2］李曰庆.中医外科学［M］.北京：中国中医药出版社，2002：8.

［3］陈红风.中医外科学［M］.北京：中国中医药出版社，2005：71-72.

［4］尚德俊.新编中医外科学［M］.济南：济南出版社，1995：37.

［5］王中琳.下调脑区的激活及复健片作用机制研究［D］.济南：山东中医药大学，2003.

［6］王拥军，卢德宏，崔丽英，等.现代神经病学进展［M］.北京：科学技术文献出版社，1999：199-120.

［7］胡湘蜀，周东，罗祖明.大鼠局灶脑缺血病灶周围新血管生成的相关实验研究［J］.脑与神经疾病杂志，2009，17（6）：465-468.

［8］洪云，朱幼玲，黄治飞，等.急性前循环脑梗死患者病灶周围皮质静脉征的临床分析［J］.中华老年心脑血管病杂志，2019，21（1）：36-40.

［9］李昌，王丽琨，伍国锋，等.超早期微创技术清除颅内血肿对家兔脑出血模型病灶周围脑组织 ET-1 及 MVD 的影响［J］.中国现代医学杂志，2013，23（26）：

21-25.

[10] 李昌，唐翠娥，付蓉，等.微创清除颅内血肿降低病灶周围组织谷氨酸水平及 BBB 通透性 [J].重庆医学，2017，46（18）：2471-2474.

[11] 李颖慧，李军，任思颖，等.罗格列酮对家兔脑出血模型病灶周围内皮素 -1 表达及血脑屏障通透性的影响 [J].神经损伤与功能重建，2018，13（3）：109-112.

[12] 赵志靖，第五飞虎，邓毅恒，等.醒脑静对大鼠脑出血病灶周围星形胶质细胞表达水通道蛋白 -4 的影响研究 [J].陕西医学杂志，2019，48（10）：1251-1255.

[13] 戴君侠，孙军，陈茂华 .CT 灌注成像对颅脑创伤病灶周围血流灌注的鉴别意义 [J].温州医科大学学报，2015，45（9）：694-696.

[14] 周迎春，陈镜合，朱敏，等.心肌梗死后心室重构的治则治法探讨 [J].新中医，2002，34（12）：6.

[15] 曾婕，罗葆明，欧冰，等.病灶周围红晕在乳腺实性肿瘤超声弹性成像诊断中的价值探讨 [J].中国超声医学杂志，2006，22（12）：906-907.

[16] 丁宁，陆淑娟，梁振，等.动态增强 MRI 早期强化比值联合病灶周围血管管径在鉴别乳腺良恶性病变中的价值 [J].广西医学，2018，40（2）：145-148.

[17] 周建桥，周春，李亚芬，等.冠状切面超声造影评估乳腺病灶周围血管 [J].中华超声影像学杂志，2006，15（7）：510-513.

[18] 陈培强，王翠艳，郝雯.动态增强磁共振对乳腺癌病灶周围血管征的诊断价值 [J].山东医药，2012，52（1）：55-56.

[19] 周春祥.对祛邪抗肿瘤方药扶正作用研究的思考 [J].江苏中医，2001，22（6）：4-6.

[20] 唐汉钧.唐汉钧谈外科病 [M].上海：上海科技教育出版社，2004：67-70.

第二章 四畔的理论基础

所谓"四畔"是中医学对痈疽疮疡四周的描述。探究大量中医外科文献，四畔疗法是通过病灶四畔的特征，来辨识不同证候、不同疾病及其善恶顺逆的诊断方法，即着眼于纠正"四畔"的病理变化进行治疗和施药、施术于"四畔"的外治法。这些有关"四畔"的辨证和治疗经验形成了独具特色的中医"四畔"理论。"四畔"理论是独具特色的中医外科精华，它根植于中医理论基础，"四畔"理论集中体现了诸多中医诊疗思想。

第一节 四畔的中医学理论基础

一、以平为期的思想

"以平为期"语出《素问·至真要大论》，其曰："帝曰：岁主脏害，何谓？岐伯曰：所不胜命之，则其要也。帝曰：治之奈何？岐伯曰：上淫于下，所胜平之，外淫于内，所胜治之。帝曰：善。平气如何？岐伯曰：谨察阴阳所在而调之，以平为期，正者正治，反者反治。帝曰：夫子言察阴阳所在而调之，论言人迎与寸口相应，若引绳，小大齐等，命曰平。"此段原文论述了疾病总的病机是脏腑的气机失调（即"不平"），提出了治疗疾病的总原则"以平为期"，进而阐明了"察阴阳所在""正反治法"等运用原则，最后指出衡量"平"的标准是"人迎与寸口大小齐等。"《黄帝内经》中"以平为期"的治疗观是以阴阳学说为基础、在阴阳失和的病理状态下提出的治疗，主要体现在三个方面。

（一）调整阴阳，以"平"为期

人体的阴阳是彼此消长运动变化的两个方面，只有保持阴阳平衡，人体才能保持健康。一旦阴阳平衡打破，就会出现阴阳偏盛偏衰的现象，从而引发疾病。因此，《黄帝内经》把"太过""不及"作为诊病纲要，并提出了"虚则补之，实则泻之，不虚不实以经取之"，以及"寒者热之，热者寒之，微者逆之，甚者从之……适事为故。"等种种不同的治疗方法，其最终目的就是纠其所偏以达到新的平衡。

（二）中病即止，以"平"为度

在临床应用中，要重视对"度"的把握，尤其要避免用药太过的弊端。如《素问·至真要大论》曰："气增而久，夭之由也。"认为一种治则治法不宜应用时间过久，过久容易使病情走向另一面。此外，过汗则伤阳耗津、过下则伤精损液、过温则伤阴、过寒则伤阳，都明确告诫"中病即止，勿过其度"。

（三）扶正祛邪，阴阳自平

扶正祛邪是中医的主要治则之一，是中医所特有的理论学说。扶正即扶助机体的正气，以增强体质，提高机体抗邪、抗病能力的一种治疗原则，主要适用于虚证，即所谓"虚则补之"；祛邪即祛除邪气，排除或削弱病邪侵袭和损害的一种治疗原则，主要适用于实证，即所谓"实则泻之"。扶正与祛邪的关系也是一种调节人体平衡的关系，其目的是使人体"阴阳自和"。

（四）"以平为期"在四畔理论中的体现

陈自明在《外科精要·疮疡隐括关键处治之法》中谓："疮疡用围药，如肿痛热渴，症属纯阳，宜内服济阴丹，外敷抑阳散。若似肿非肿，似痛非痛，似溃不溃，属半阴半阳，宜内服冲和汤，外敷阴阳散。若微肿微痛，或色黯不痛，或坚硬不溃，症属纯阴，宜内服回阳汤，外敷抑阴散。"这是通过对病灶及其四畔进行阴阳辨证，一般阳证疮疡表现为疮周四畔色泽红活焮赤，皮温灼热，肿胀形势高突起，局限，根盘收束，肿块软硬适度，皮肤感觉正常或疼痛比较剧烈；阴证疮疡则为疮周四畔色泽紫暗或皮色不变，皮肤不热或微热，肿胀平坦下陷，不局限，根盘散漫，肿块坚硬如石，或柔软如棉，皮肤麻木不知痛痒或隐痛、酸痛或抽痛等，进而把握病证的阴阳属性，有目的地选择"阳病治阴，阴病治阳"。通过调整阴阳的偏盛偏衰，扶弱抑强，补虚泻实，温寒清热来调理气血、疏通经络，以期达到新的平衡。符合《素问·至真要大论》所谓"谨察阴阳所在而调之，以平为期"的基本思想。

二、整体观念的思想

（一）中医"整体观念"的思想

整体观念是中医学关于人体自身的整体统一性及人与自然、社会环境的辩证统一的认识。对中医整体观念的理解应包含两个层次。

第一个层次是把人放在自然界这个大背景下，人与自然界共同构成了整体，人生活在自然界，与其有着须臾不可分离的关系；即"天人相应"观。《黄帝内经》有"生气通天"的论断，认为"人与天地相参也，与日月相应也。"（《灵枢·岁露》），强调人与外界环境的密切联系。《黄帝内经》根据五行学说，把一年分为五季，认为春温、夏热、长夏湿、秋燥、冬寒就是一年四时中气候变化的一般规律。在四时气候的规律性变化影响下，人也表现出春生、夏长、长夏化、秋收、冬藏等相应的生理变化过程。一日昼夜昏晨自然界阴阳的消长也对人产生一定的作用。《灵枢·顺气一日分为四时》说："以一日分为四时，朝则为春，日中为夏，日入为秋，夜半为冬。"人体的机能活动产生与昼夜节律变化相似的变化以适应环境的改变。如《素问·生气通天论》说："故阳气者，一日而主外，平旦人气生，日中而阳气隆，日西而阳气已虚，气门乃闭。"地理区域也可在一定程度上影响人们的生理机能和心理活动。如江南地区地势低平，多湿热，故人体的腠理多疏松，体格多瘦削；西北地区地势高而多山，多燥寒，故人体的腠理多致密，体格偏壮实。此外，社会环境同样会影响人的机能活动，关乎人体的健康与疾病。《黄帝内经》指出："故贵脱势，虽不中邪，精神内伤，身必败亡。始富后贫，虽不伤邪，皮焦筋屈，痿为挛。"（《素问·疏五过论》）说明社会环境的剧烈变动对人的心身机能的巨大影响。《黄帝内经》强调人因社会经济、政治地位不同，在体质方面存在一定的差异，因此在疾病治疗时要因人而异。

第二个层次是人自身作为一个整体，人体内部各部分之间既是连续的、不可割裂的，又是互相制约、互为作用的，通过精、气、血、津液的作用，共同完成了机体的统一机能活动。不仅形成了形体的统一，也体现了形体与机能的统一。这种整体观贯穿到了中医生理、病理、诊法、辨证和治疗的各个方面。在形态结构上，中医学认为人以五脏为中心，通过经络系统把六腑、五体、五官、九窍、四肢百骸等全身组织器官组合成一有机的整体，并通过精、气、血、津液的作用，完成机体统一的机能活动。在生理功能上，中医学认为人体的各个脏腑器官都是互相协调活动的，任何一个脏腑、器官、组织的活动都是整体机能活动不可分割的一部分，每个器官、组织在这个整体中既分工不同，又密切配合。如《素问·经脉别论》曰："饮入于胃，游溢精气，上输于脾。脾气散精，上归于肺，通调水道，下输膀胱。水精四布，五经并行，合于四时五脏阴阳，揆度以为常也。"这阐述了人体各脏腑经络在生理功能上相互依存、相互为用的特点。

在病理变化上，中医着眼于分析局部病变所反映的整体病理状态，局部病变对其他部分、对整体的影响，注重对天人系统、人体内五脏经络系统、五脏经络内各子系统等各级系统进行调控，以抑制其病理变化。在疾病诊断上，通过观察分析五官、形体、色脉等的外在病理表现，分析、揣测内在脏腑的病变情况，从而对患者作出正确的判断，并进行治疗。《黄帝内经》中有关脉诊、目诊、面诊等全息诊法的记载，正是整体思维的反映。在疾病治疗上，既注意脏、腑、形、窍之间的联系，也注意五脏系统之间的联系。在养生保健上，也体现整体观念，如在养生动静关系上强调要动中寓静、动静结合、动而中节。

（二）"整体观念"在四畔理论中的体现

外科疾病以局部病灶为特征，在整体观念的指导下，四畔理论强调在疾病的诊断过程中，不但要注意病灶局部，而且更要重视与病灶紧密相邻的"四畔"部位的证候特征。四畔才是疾病病机变化的枢纽，四畔的发展变化标志着疾病的发展方向——痊愈、恶化、慢性迁延。如元代齐德之在《外科精义·论虚实法》中说："凡诸疮……聚肿不赤，肌寒肉冷……气血之虚也。肿起色赤，寒热疼痛，皮肤壮……气血之实也。"《证治准绳》中说："疔之四周赤肿，名曰护场，为可治，疔之四周无赤肿，名不护场，不可治。"在治疗时，施治于四畔，通过经络的作用，调和气血，使邪去正安，病灶自除。如《刘涓子鬼遗方·刘涓子治痈疽神仙遗论》中记载："两曲鳅旁肚下，内外两踝……结痈难瘥，宜收毒散外贴四畔……""痈疽肿毒……四畔用收脓散围定方""治发背疮口内满难合，宜用胜金散……敷周围四畔"。正如"上病治下""下病治上""左病治右""右病治左""内病外治""表病治里"等治法一样，是《素问·五常政大论》所谓"病在中，旁取之"的具体形式，体现了中医整体治疗观。正如马莳所说："盖病在于中，而经脉行于左右，则或灸或刺，或熨或按，皆当取之于旁也。"

三、治病求本的思想

（一）"阴阳"为本

"治病必求于本"语出《黄帝内经》。《素问·阴阳应象大论》曰："阴阳者，天地之道也，万物之纲纪，变化之父母，生杀之本始，神明之府也，治病必求于本"，此即"治病求本"的最早提出，原文在以阴阳变化普遍规律作为天地万物生长、变化、衰亡根本原因的基础上提出"治病必求于本"，认为治病之本也必须求之于"阴阳"。吴崑对此原文注曰："天地万物，变化生杀而神明者，皆本于阴阳，则阴阳为病之本可知。故治病必求其本，或本于阴，或本于阳，必求其故而施治也。"清代张志聪在《黄帝内经素问集注》中亦注曰："本者，本于阴阳也。人之脏腑气血，表里上下，皆本乎阴阳；而外淫之风寒暑湿，四时五行，亦总属阴阳之二气；至于治病之气味，用针之左右，诊别色脉，引越高下，皆不出乎阴阳之理，故曰治病必求其本。"李中梓认为，治病必求于本，因为"人之疾病，虽非一端，然而或属虚，或属实，或属寒，或属热，或在气，或在血，或在脏，或在腑，皆不外于阴阳，故知病变无穷，而阴阳为之本（《内经知要·卷上》）。"王冰注云："阴阳与万类生杀变化，犹然在于人身，同参同合，故治病之道，必先求之。"以"阴阳"为本的观点认为，阴阳是对疾病本原的总概括，适应于一切疾病，起着"医道虽繁，可以一言蔽之"的指导作用。

（二）"病因"为本

以"病因"为本，出自《素问》"必伏其所主，而先其所因"的观点。病因即邪气，邪气是发病的重要条件，是疾病发生中不可忽视的因素。《景岳全书》说道："万物皆有本，而治病之法，尤惟求为首务。所谓本者唯一而无两也。盖或因外感者，本于表也；或因内伤者，本于里也；或病热者，本于火也；或病冷者，本于寒也；邪有余者，本于实也；正不足者，本于虚也。但察其因何而起，其病之因便是病本。"因此，治疗疾病必须针对病因。明·周子干在《慎斋遗书·卷二·辨证施治》中亦说："种种变幻，实似虚，虚似实，外似内，内似外，难以枚举，皆宜细心求其本也。本必有因，或因寒热，或因食气，或因虚实，或兼时令之旺衰。"《罗氏会约医镜》也提出病因即病本，云："精一者，圣道之本，而医道亦须精一以为之本，故《黄帝内经》曰：'治病必求其本。'盖病之变态虽多，其本则一，或寒或热，或虚或实，既得其要，但得一味二味，便可拔除，即或多味，亦不过于此而辅佐之，则其意则一。"

（三）"先后天之本"为本

李士材云："经曰：治病必求于本。本之为言根也，源也。世未有无源之流，无根之本。澄其源而流自清，灌其根而枝乃茂，自然之经也。故善为医者，必责根本。而本有先天后天之辨。先天之本在肾，肾应北方之水，水为天一之源。后天之本在脾，脾为中宫之土，土为万物之母（《医宗必读·肾为先天脾为后天本论》）。"明·李中梓在《医宗必读·卷之一·肾为先天本脾为后天本论》中说："经曰'治病必求于本'。本之为言，根也。世未有无源之流，无根之本。澄其源而流自清，灌其根而枝乃茂，自然之经也。故善为医者，必责根本，而本有先天、后天之辨。先天之本在肾……后天之本在脾。"又在《删补颐生微论·医方论第二十二》中说"脾为后天根本，肾为先天根本，二本固则老可还少，二本伤则少有老态"，从人的衰老程度强了调脾、肾为人之本。

（四）"标本之本"为本

《素问·标本病传论》云："病有标本……有其在标而求之于标，有其在本而求之于本，有其在本而求之于标，有其在标而求之于本。故治有取标而得者，有取本而得者，有逆取而得者，有从取而得者。""知标本者，万举万当，不知标本，是谓妄行。"这段话不但强调了明辨标本的重要性，而且还告诫我们在治疗疾病时，必须考虑从本治疗。宋·赵佶在《圣济经·推原宗本》中说："治病不求其本，何以去深藏之患邪……盖自黄帝标本之论，后世学者阐以兼治之术，故能智明而功全……诚能由标而探本，斯能由本而明标，五脏六腑之盈虚，血脉荣卫之通塞，盖将穷幽洞微，探颐索隐，而知病之变动，无毫厘之差矣。"

（五）"体质"为本

一般而言，体质对疾病有易感性，某种体质更容易得某种疾病。如"胖人多湿，瘦从多火。"所以"治病之要，首当察人体质之阴阳强弱，而后方能调之使安（《医门棒喝·人身阴阳体用论》)"。孙思邈说："今病有内同而外异，亦有内异而外同（《备急千金要方·论大医精诚第二》)。"张景岳云："然执中之妙，当识因人因证之辨。盖人者，本也；证者，标也。证随人见，成败所由，故当以因人为先，因证次之（《景岳全书·痘疹诠·痘疮》)。"沙建飞认为："所谓本，是指疾病的本质，也即人的体质。因为体质在很大程度上决定了人的患病与否和疾病的性质……同样的致病因子，既病之后，有人患实证，有人则呈虚证，就是因为体质之不同。"饶宏孝认为："从广义上讲，中医治病求本是着眼于人……人体患病后，出现的证，是疾病在一定时期病因、病位、病机等的综合性反映，体现了疾病阶段性的本质……不同体质的人生病后，可出现不同的病机病证。因此，人的体质是中医辨证论治的根本。"

（六）"病机"为本

许多医家都认为"求本"即是探求病机，因为病机基本上反映了疾病内在病理变化的本质。《素问·至真要大论》曰："有者求之，无者求之。"所求何者？《丹溪心法》曰："此求其病机之说，与夫求于本，其理一也。"表明治病求本必本于病机。因为"百病之生也，皆生于风、寒、暑、湿、燥、火，以之化之变也"。虽有"盛者泻之，虚者补之"治则，但其应用只有"审察病机"才能"无失气宜"。病随气动，必察其机，治之得要，方能无失。刘完素在《素问病机气宜保命集·卷上·病机论第七》中说："察病机之要理，施品味之性用，然后明病之本焉。治病不求其本，无以去深藏之大患。"韦协梦《医论三十篇》也提出："物必先腐也，而后虫生之。病之起也，有所以起着，治之必求其本。如胀满，脾胃症也。有因本经健运失职者；有丹田火亏，火不生土者；有厥阴木旺，木来克土者。咳嗽，肺症也。有因本经风寒拂逆者；有心火炽盛，金为所制者；有肾水亏竭，金无所藏者。不知致病之本，而捕风系影，妄为揣测，庸医或侥幸以偶中，遂自鸣得意于一时，而世亦虚声而忘实害矣。"认为探求疾病的病机则为病本。清·冯兆张在《冯氏锦囊秘录·杂症大小合参·化原论》中亦提出以病机为本，并举虚证为例，云："夫不取化源，而逐病求疗者，犹草木将萎，枝叶蜷挛，不知固其根蒂，灌其本源，而但润其枝叶，虽欲不槁，焉可得也！故《经》曰：资其化源。"

（七）"证"为本

疾病的主要矛盾就是证，证反映了疾病的本质，它包括病因、病机、病位、病性、症状等，是对疾病本质的概括。证本质强调的是现阶段一组相关症状、体征等产生的综合内在机制，是临床辨证论治的主要依据。一般来说，治病求本就是辨证求本，把握证本质。凡危重之病，病因不明或病因虽明而无针对性药物，病理复杂或病理虽明而无逆转之法，则必须从证求本，随证候变化而辨证论治。吴润秋认为："治病必求于本之'求'，当释为'辨'，'本'，当释为'证'，意即治病必须辨证……证反映了疾病某阶段的本质……一个证名的确立，是对疾病本质的高度概括和明确表述……因此，证反映了疾病的本质，故可称之为'本'。"刘家义认为："本必须反映疾病的全部情况（包括病因、病位、病性、症状等）之内在联系和根本属性。中医治病，不是针对某种原因或几个症状，而是治证。证……是对医生将四诊获得的全部资料进行分析、归纳，概括出能反映病因、病机、病位、病性和邪正盛衰、阴阳失调等情况的诊断结论，是对疾病过程中某些规律的认识，是对疾病的本质概括……可以认为：本与证相当，求本就是辨证，治病求本，本于证。"

（八）"脏腑"为本

清·周学海在《读医随笔·证治类》中提出求脏腑之本。其云："凡病偏着于一处，必有致病之本在于脏腑之中，宜求其本而治之，非可泛治也。"旨在突出脏腑在辨治中所占的重要地位。

（九）"精气血"为本

《难经》提出辨脏腑病变以精气血为本，其十四难云："损其肺者，益其气；损其心者，调其荣卫；损其脾者，调其饮食，适其寒温；损其肝者，缓其中；损其肾者，益其精。"清·万寿堂《医原·女科论》也说："因气而致病者，调其气而自通；因血致病者，养其血而气自行……《经》曰'治病必求其本'，此说最为切要。"

（十）"治病求本"在四畔理论中的体现

对于复杂性疾病，中医学引用了标本的概念来说明疾病的病与症、正与邪、原因与结果、原发与继发、本质与现象等多组关系。四畔疗法正是治病求本这一精神的体现。如慢性溃疡临床表现错综复杂，既有溃疡创面的脓腐组织，又有创周四畔的表现。如果着眼于创面，中医衍生出祛腐生肌的治疗法则，故有"腐去肌生"之说，多采用一些具有腐蚀和毒性作用的外用药来治疗难愈性创面，在临床上有一定的疗效。但是通过长期的临床观察发现，有许多患者的难愈性创面虽然脓腐组织已经清除干净，创面愈合仍然十分缓慢。后来的研究证明，四畔才是决定溃疡发展、变化的焦点和关键。四畔的气滞血瘀是慢性难愈性溃疡的本质，根据"治病必求于本"的中医治则，应根据四畔的病机特点制定治疗法则，形成所谓的广义的四畔疗法。例如"济阴丹、冲和汤、回阳汤"这些方剂，均是依据四畔的证候而确定的。

是基于对"四畔"的病理变化是疾病病理变化枢纽的认识，根据"四畔"的病理变化，选择治则治法，可收到事半功倍的治疗效果。

四、因势利导的思想

"因势利导"一词最早见于西汉司马迁的《史记·孙子吴起列传》"善战者因其势而利导之。"，用于兵法论战。至《黄帝内经》时期将其作为治疗思想引入到医学。所谓因势利导，即是顺应疾病邪正斗争的势态，及时的导邪外出，保存正气的一种治疗原则。如《素问·阴阳应象大论》曰："病之其始也，可刺而已；其盛，可待衰而已。"《灵枢·逆顺》曰："方其盛也，勿敢毁伤，刺其已衰，事必大昌。"这种根据邪正斗争的势态，而采取"避实就虚"的治疗方法，即在疾病的起始阶段，邪未盛，正未衰，积极地去救其萌芽，在其发展的高峰时期，邪正斗争剧烈，不必急于硬拼，待其衰减，乘虚打击，祛邪务尽，有一定的临床意义。

在长期的临床实践中，中医积累了许多行之有效的因势利导、就近祛邪的治疗方法。如在表之邪可汗，在高之邪可吐，在里之热可清，在腑之实可下。又如腰以上肿，常采用发汗的治疗方法，腰以下肿，则采用利小便的方法。"因势利导"的治疗原则主要包含以下几个方面。

（一）顺病邪性质而治

《灵枢·百病始生》云："夫百病之始生也，皆生于风雨寒暑，清湿喜怒。喜怒不节则伤脏，风雨则伤上，清湿则伤下。三部之气，所伤异类。"根据不同病邪所造成的"势"，尤其是以实邪为主的病证，应根据邪气所在部位和性质而采取相应措施，使之从最简捷的途径，以最快的速度排出体外，以免病邪深入而过多的损伤正气。《素问·至真要大论》曰"逆者正治，从者反治""热因热用，寒因寒用，塞因塞用，通因通用，必伏其所主，而先其所因""坚者削之，客者除之，劳者温之，结者散之，留者攻之，燥者濡之，急者缓之，散者收之，损者温之，逸者行之，惊者平之"。均是因病邪性质而选择相对应的治法利导之。《灵枢·逆顺肥瘦》曰："临深决水，不用功力，而水可竭也，循掘决冲，而经可通也"，说明治病的方法要依势而定，因势利导，根据病位的优势助势祛邪可达到事半功倍的效果。随其性而宣导之，就其近而祛除之。

（二）顺病邪部位而治

如《素问·阴阳应象大论》所云，"因其轻而扬之，因其重而减之""其高者因而越之；其下者引而竭之；中满者，泻之于内；其有邪者，渍形以为汗；其在皮者，汗而发之"，说明因邪气质轻，而用扬散之法，如风邪宣散之类；邪气重浊，而用逐渐衰减之法，如湿邪可淡渗；邪在上焦者，因其在上之势，发越而使之出，如痰涎、宿食、毒物等，因其病位在上焦祛邪从上出较易，故可借助病位的优势，通过运用药物或其他方法引起患者呕吐，使停留在咽喉、胸脘之上的病邪或毒物，因势利导就近从上祛邪外出。此为病邪部位在上焦的治疗思想，也是中医治疗八法之一"吐法"的源泉。马莳云：

"病之在高者，因而越之，谓吐之使上越也。"邪居下焦者，因其在下之势，引而下出，如蓄水、燥结、痰独、落血等实邪停留下焦，导致下焦气机壅滞，医者施予疏利通导之法，可以顺势将邪气从二便排出体外，在祛邪外出的同时也疏利了下焦气机，亦使脏腑气血的功能得以恢复，达到邪去正复的治疗目的，取得事半功倍的治疗效果；中脘痞满者，则分消于内而泻之，病在腹中，向上不可越，向下不可泻，只可消散于中，如泻心汤类，张介宾认为"中满二字，最宜详察，即痞满大实坚之谓，故当泻之于内"；邪在表、在皮，则因其在外之势，而或用汤渍或用药取汗，《内经知要》云"邪在皮则浅矣，但分经汗之可也"。病邪在体表未及深入，病情尚轻，邪气在肌表有从外解的优势，可以应用药物内服使机体适当的汗出，则在表的邪气可随汗外出而解，如发散风寒表邪。周学海论述因病邪性质及部位而利导较为详尽，在《读医随笔》中言："凡风寒湿热散漫于周身之腠理者，无聚歼之术也，则因其散而发之；痰血水湿结积于胃与二肠，膀胱之内者，已属有形，势难消散，则因其聚而泄之渗之；邪在上脘，愠愠欲吐，是欲升不遂也，则因而吐之，邪在大肠，里急后重，是欲下不畅也，则因而利之，此顺乎病之势而利导之治也。"

（三）顺邪正盛衰择时而治

徐大椿认为："病方进，则不治其太甚，固守元气，所以老其师，病方衰，则必穷其所之，更益精饶，所以捣其穴。"治疗时须避过邪气猖獗势头，而在其既衰之际击之，尤其是对于周期性发作的疾病，因其发作之时邪气猖獗正气盛实，正邪交争激烈，病情难辨，此时若极力收邪必会损伤正气，或引发其他不良病变。如《素问·疟论》曰："方其盛时必毁，因其衰也事必大昌。"《灵枢·逆顺》"方其盛也，勿敢毁伤，刺其已衰，事必大昌"即论此法。因此应在疾病未发之前或病情缓解之时施予治疗，此时邪气势弱而正气不虚，为祛邪的有利时机，此时施治邪出较易。即顺应邪气外出之势，因势利导顺势祛邪。正如《素问·刺疟》中所说："凡治疟，先发如食顷乃可以治，过之则失时也。"

（四）"因势利导"在四畔理论中的体现

因势利导即是顺应疾病邪正斗争的势态及时地导邪外出，保存正气的一种治疗原则。中医四畔疗法中处处注意"给邪去路"的法则，其中"留头""围敷"都是给邪气留出去路的治疗手段。如尚德俊认为围药外敷留头的作用有三个方面，即当感染明显，红肿高起，有化脓趋势时，围敷留头，可以束毒聚脓，有利于排脓，热毒外泻；溃脓后，热毒未尽，围敷留头，有利于排脓引流，束毒拔脓，防止感染扩散；有疮口时，围敷留头，既便于换药，利于疮口的观察和处理，又可以消除感染，束毒消肿。此外，"痈疽……外即冷薄，不已，用热贴，贴之法，开其口，泄热气。""治痈疽……猪胆薄方……各等份捣筛，以猪胆调令如泥，以故布，开口如小豆大，以泄热气。"唐代《千金翼方》指出治疗痈疽"法当疮开其口，令泄热气"；治疗痈肿发背，用中药捣成泥糊，

"若环封四畔，瘥"。《外台秘要》称："药贴法，皆须当疮中处开孔口，令泄疮热气出。"皆为"因势利导"的体现。

五、病治异同思想

病治异同是中医学辨证论治的特点之一，包括"同病异治"和"异病同治"两个方面，两者都是辨证论治的精神实质，即"证同治亦同、证异治亦异"思想的具体表现形式，反映了中医学诊治疾病着眼于对证候的辨析和因证候而治的特点。

（一）"病治异同"思想内涵

1. 同病异治

同病异治指同一疾病，可因人、因时、因地的不同，或由于病情的发展，病机的变化，以及邪正消长的差异，治疗时根据不同的情况，采取不同的治法。"同病异治"治则首见于《黄帝内经》，在《黄帝内经》中含义有二：一是一种疾病采用不同的治疗工具，如《素问·病能论》曰："有病颈痛者，或石治之，或针灸治之，而皆已，其真安在？岐伯曰：此同名异亦者也，夫痈气之息者，宜以针开除去之，夫气盛血聚者，宜石而泻之，此所谓同病异治也。"二是同一种疾病运用不同的治疗原则，如《素问·五常政大论》曰："西北之气，散而寒之，东南之气，收而温之，所谓同病异治也。"后世对其也多有见解，《金匮要略》曰："病溢饮者，当发其汗，大青龙汤主之；小青龙汤亦主之。"针对溢饮病，属实邪盛于表而兼有郁热者，用大青龙汤发汗兼清郁热；而表里寒饮俱盛者，用小青龙汤发汗兼温化里饮。可见，虽然临床同样诊为溢饮病，因其病性寒热不同，本着"辨证论治""治病求本"原则，治疗方药亦不同。

2. 异病同治

不同的疾病在不同阶段的发展过程中，出现了相似的病理变化，就会出现相似的证候，即可采用同一种治疗原则和治法，用类似方剂来进行治疗，称为异病同治。异病同证起源于《金匮要略》和《伤寒论》，论述"异病同治"理论主要体现于同一方剂的重复使用，即一方同治多病，其实质是因证候相同而采取"异病同治"。最早提出"异病同治"的是清·陈士铎的《石室秘录》，在同治法中将其定义为"同治者，同是一方而同治数病也"。异病同治也有两层含义：一是治法相同，方剂相同；二是治法相同，方剂相类。如《金匮要略·百合狐惑阴阳毒病证治第三》曰："病者脉数，无热，微烦，默默但欲卧，汗出，初得之三四日，目赤如鸠眼，七八日，目四眦黑。若能食者，脓已成也，赤小豆当归散主之。"《金匮要略·惊悸吐衄下血胸满淤血病脉证并治第十六》曰："下血，先血后便，此近血也，赤小豆当归散主之。"此二病虽然病因、病名、病证不同，但病机相同，均为热蓄血分、湿毒不化，所以同用赤小豆当归散渗湿清热、解毒排脓、活血化瘀，期望达到平衡机体的目的，体现了中医治病的机动灵活性，更见证了"异病同治"的魅力。又如在《伤寒论》阳明病辨治中指出："食谷欲呕，属阳明也，吴茱萸汤主之。"在少阴病辨治中又言："少阴病，吐利，手足逆冷，烦躁欲死者，吴茱萸汤主之。"在厥阴病辨治中又提出："干呕吐涎沫，头痛者，吴茱萸汤主之。"一为阳明寒呕，一为少阴下利，一为厥阴头痛，合观三条，肝气犯胃，胃气虚寒的病机是一致的，所以均可治以吴茱萸汤。此乃"异病同治"之范例。

（二）"病治异同"在四畔理论中的体现

病治异同，指的是按照辨证论治的精神，要求异病同证同治，同病异证异治。如《医学源流论》称："围药之方，亦甚广博，大段以消痰拔毒、束肌收火为主，而寒热攻提、和平猛厉，则当随症去取。世人不深求至理，而反轻议围药之非，安望其术之能工也？"如《外科枢要》应用"葱熨法"治疗流注、骨痛、附骨疽、鹤膝风和肢体肿硬等疾病，指出"先以隔蒜灸，而余肿未消，最宜用熨以助气血，而行瘀滞，其功甚大。又为跌补损伤，止痛散血消肿之良法"。《理瀹骈文》则用葱熨法治疗急性乳腺炎初起和软组织损伤，同一治法在治疗不同疾病时均可发挥作用。

六、治未病的思想

"治未病"首见于《黄帝内经》。《素问·四气调神大论》曰："是故圣人不治已病治未病，不治已乱治未乱。"《灵枢·逆顺》曰："上工治未病，下工治已病。"《黄帝内经》将治未病归为圣人上工之法，后世医家多将其概括为：未病先防、既病防变、瘥后防复三个方面。

（一）未病先防

未病先防就是通过自身的调节使机体达到"正气内存，邪不可干"的理想状态。"本气充满，邪不易入。本气适逢亏欠，呼吸之间，外邪因而乘入，感之浅者，邪不胜正，未能顿发，或遇饥饱劳碌，忧思气怒，正气被伤，邪气始得涨溢。"未病先防强调在日常生活中，饮食要有节制，避免过食肥甘厚腻和暴饮暴食；生活起居有规律，不熬夜，适度运动，劳逸结合，不要让身体处于过度疲劳状态；男性还应节制房事，避免过度耗精。要求反对"以酒为浆，以妄为常，醉以入房，以欲竭其精，以耗散其真"。精神上要摒除杂念，恬淡虚无，保持安静内受。精与神相合于内，避免情志失常、大悲大喜，做到心胸开阔，乐观开朗，心情愉悦，以实现修身养性、补养真气的目的，使正气存于内。同时，对于四时六淫邪气及戾气、疫毒等各种有害的致病因素，要懂得及时规避，顺应四时气候的变化，始终保持与外界环境的协调统一。

（二）既病防变

既病防变指既病之后，宜及早治疗，防止疾病传变。一般认为，既病防变又可分成两层含义：已病早治与病后防变。其一，已病早治即在发病之初，做到早发现、早诊断、早治疗、早康复，防止疾病的发展和蔓延。《灵枢·逆顺》曰："上工刺其未生者也；其次，刺其未盛也；其次，刺其已衰者也……故曰：上工治未病，不治已病。"《素问·八正神明论》云："上工救其萌芽……不败而救之，故曰上工。下工救其已成，救其已败。"《金匮要略》则云："适中经络，未流传脏腑，即医治之。四肢才觉重滞，即导引、吐纳、针灸、膏摩，勿令九窍闭塞。"均认为在疾病由表入里前应及时阻止，后人就有将其引申为已病早治的思想。其二，病后防变是指在治疗过程中把握病机，防止疾病向严重复杂的方向发展，即《黄帝内经》所谓"见微得过，用之不殆"之意。医圣张仲景在《金匮要略》中提出"先安未受邪之地，自保而全胜"的临床治疗思想。"上工治未病何也？师曰：夫治未病者，见肝之病，知肝传脾，当先实脾，四季脾旺不受邪，即勿补之；中工不晓相传，见肝之病，不解实脾，唯治肝也。"叶天士在《温热论》提出温病发展的四个阶段——卫分、气分、营分、血分。吴鞠通的三焦辨证中也阐述了温病的三焦传变：上焦病不治则传中焦，中焦病不治则传下焦。"客邪贵乎早逐，乘人气血未乱，肌肉未消，津液未耗，患者不至危殆，投剂不至掣肘，愈后亦易平复""急急透解，莫待传陷而入为险恶之病""伤寒下不厌迟，时疫不厌早"等观点皆是古代医家防微杜渐，截邪防变治则的具体体现。

（三）瘥后防复

瘥后防复即疾病痊愈后通过后期的巩固治疗防止疾病的复发。一般患者初愈后或手术后，机体机能尚未完全恢复，抵抗力低下，因此在康复治疗过程中，针对脾肾亏虚、气血衰少、津亏血虚、血瘀内阻、痰湿互结等病理特点，整体调节，辨证论治，促使脏腑组织功能恢复，达到邪尽病愈的目的，机体抗病力提高，疾病不复发。常言道：三分治病，七分调理。这是一个很深的道理，即生了病首先要治疗，祛邪于外，但是治愈之后更重要的是调养，恢复正气。《伤寒论》谓："伤寒解后，虚羸少气，气逆欲呕，竹叶石膏汤主之。大病瘥后，劳复者，枳实栀子豉汤主之。病新瘥，人强与谷，不能消谷，欲令微烦，损谷则愈。"这些皆在提示人注重病后调养，防止复发之意。

（四）"治未病"在四畔理论中的体现

在外科诊疗中，"治未病"思想也贯穿始终。四畔疗法中的"围药"，是外科重要的外治法，是四畔用药的突出代表，"围药"的使用，正是以"治未病"思想为指导。如《医学源流论》称："盖人之一身，岂能无七情六欲之伏火，风寒暑湿之留邪，食饮痰涎之积毒？身无所病，皆散处退藏，气血一聚而成痈肿，则诸邪四面皆会。惟围药能截，使不并合，则周身之火毒不至矣。"体现了未病先防的思想。又如清·徐大椿在《医学源流论》中称："其已聚之毒，不能透出皮肤，势必四布为害，惟围药能束之使不散漫，则气聚而外泄矣。"则为"既病防变"思想的运用。

第二节 四畔的西医学理论基础

外科疾病从病理上分为损伤、感染、肿瘤、畸形、血液循环障碍等类别，随着分子生物学和免疫学的进步，认识到病灶周围组织（四畔）的病理改变既与外在致病因素有关，更重要的是取决于机体的免疫状况、组织的血液循环状态、组织微结构和细胞微环境等。各种理化及生物损伤因子作用于机体，能否引起炎症反应，不仅与损伤因子的性质和损伤程度有关，还与机体的免疫功能状态有关，尤其对生物性致炎因子更为重要。同样的组织损伤和细菌感染，由于机体免疫状态和组织血运的不同，其病灶周围的炎症反应范围和预后也不同。故西医学越来越重视对病灶周围组织微观机制的深入认识。

从胚胎发育可知，正常组织的发生是一个非常有序的过程。组织内细胞需要增殖到多大程度、向什么方向分化，均取决于细胞与其周围环境不断的信息交流。每一个分化或部分分化的细胞，都通过产生某种信使来诱导或抑制其他细胞的增殖程度与分化方向，同时自身又受到其他细胞或间质结构的影响。也就是说，在"组织形态发生场"（tissue morphogenetic field，TMF）里，细胞通过不断的信息交流，逐渐获得其分化状态的形态与功能，以形成和维持完整的组织结构。组织的分化尽管表现为基因的有序表达与关闭，但基因的有序表达与关闭并非自发产生，而是通过细胞与细胞、细胞与环境的信息交流促成。对于成熟的个体，由于成熟体细胞不间断地衰老和死亡，加之意外的疾病和伤害，都需要组织细胞经常地再生与修复。机体的整体因素和局部因素在维持细胞再生与组织修复中都具有重要的作用。此时，"组织结构场"（tissue organization field，TOF）的完整性，仍有赖于细胞与外界微环境间不断的信息交流而实现。如果非生理性的组织损害与细胞丢失反复发生，比如各种慢性炎症，组织持续性损伤与再生的结局往往伴有组织结构的破坏，并产生异常的组织结构如肝硬化、腺上皮萎缩或增生、化生等，因而人们所见的大多数肿瘤都伴有慢性的组织损伤和组织改造。组织结构的改变为组织内细胞的增殖分化提供了不利的微环境。在异常微环境中，再生的细胞其增殖水平与分化方向仍然要接受外界信息的指令。由于微环境结构的破坏，诱导细胞成熟分化的信号分子可能不再产生，或者产生的量减少，或者信号分子不能到达靶细胞；或因致癌因素的存在干扰了信号传导的关键步骤，从配体灭活、受体封闭到对细胞内信号通路的干扰，此时由于增殖的细胞不能分化成熟，机体有功能的细胞数量减少，这一矛盾的存在使得机体不断地产生刺激性的增殖信号，从而使分化不成熟的细胞持续处于增殖状态。此时，恶性增殖便不可避免。因此，组织微结构的异常和（或）致癌物的存在干扰组织内细胞与其微环境的正常交流，是肿瘤产生的前提之一。这有点类似于索南夏因（C.Sonnenschein）所提出的癌症发生的"组织结构场理论"。它对致癌作用的解释首先强调组织微结构和细胞微环境的改变，细胞外间质成分是各种致癌因素首先作用的靶点，这一改变所引发的细胞与细胞、细胞与间质信号交流的异常，便成了细胞失控性增殖的原因。

在静脉性溃疡的研究中，过去由于研究手段的限制，仅从血流动力学角度阐释病机，对静脉高压如何使得组织坏死溃疡演变不甚清楚，现在通过对溃疡周围组织的研究，已揭示出静脉性溃疡形成的微观机制。长期的静脉高压使局部毛细血管明显扩张迂曲，其内皮细胞间隙明显增大（可比正常增大 10 倍以上），致毛细血管的通透性明显增加，使正常受到外渗限制的纤维蛋白大量外渗到组织间隙中。纤维蛋白经血栓形成机制聚合后在毛细血管壁周围沉积而形成一层鞘状结构，阻碍了毛细血管和组织细胞间的物质交换，使细胞的新陈代谢过程受到严重破坏。局部组织由于缺氧和营养障碍而发生细胞变性坏死，该病变在皮肤组织表现为逐渐增厚并形成纤维组织结节，当其扩展侵犯腓肠肌纤维时，便使其发生水肿、变性和纤维化，严重影响了腓肠肌泵的收缩功能。与此同时，组织间隙中由于 α-抗纤维蛋白溶酶的活性增加而使纤维蛋白溶解系统的活性明显降低，更增加了纤维蛋白在组织间隙的沉积。由于局部组织缺氧，外渗的红细胞很快破裂，所释放的含铁血红蛋白沉积于组织间隙中便形成皮肤色素沉着。组织间隙中过量的液体和小分子物质，在正常情况下均由毛细淋巴管回吸收并引流回静脉系统。持续的静脉高压和纤维蛋白的沉积严重影响了毛细淋巴管的回吸收功能，当这种功能降低 20% 以上时，组织间隙内便出现明显液体积聚，导致组织水肿。上述一系列病变综合作用于承受静脉压力最大的足踝区皮肤，使其最先遭到破坏而终于酿成静脉性溃疡。白细胞激活后对组织的损伤包括两方面：①直接损伤作用：白细胞通过吞噬、产生氧自由剂、释放蛋白酶和炎性介质引起组织损伤。②间接损伤：激活的白细胞可致血管内皮细胞损伤、毛细血管阻塞、组织灌注异常、血管紧张性和通透性改变。Hahn 等对比研究了 10 例静脉性溃疡患者和 10 名健康者，对静脉性溃疡两个区域的组织检查，一个为溃疡的边缘，另一个为距离溃疡（12.5±5.1）cm 的未累及区域。组织学和免疫组织化学检查显示与健康者比较，溃疡边缘 ICAM-1 呈强表达，白细胞（主要为 T 细胞和巨噬细胞）浸润，部分病例有肥大细胞增加，这些即为慢性炎症的典型征象。溃疡未累及区域的细胞间黏附分子-1 表达不增加，仅有部分患者出现血管周围轻微 T 细胞浸润。该实验表明局部的炎症反应是静脉性溃疡的重要因子。为鉴别白细胞激活是静脉性溃疡的原因还是溃疡形成后的一种反应，Powell 等对比研究了 24 例慢性静脉功能不全患者（其中 10 个合并静脉性溃疡）和 15 名健康者，抽取所有对象的血液，检测单核细胞 CD11b 的表达，结果显示慢性静脉功能不全患者的单核细胞 CD11b 的表达明显高于健康者，而慢性静脉功能不全合并溃疡者与无溃疡者间差异无显著性。由此证实单核细胞激活并非静脉性溃疡的结果。Hahn 等为研究白细胞与慢性静脉功能不全之间关系，建立大鼠后肢静脉压增高的动物模型，测定大鼠实验侧肢体皮肤组织中髓过氧化物酶活度（1 单位髓过氧化物酶活度相当于 1×10^6 个白细胞）。与正常肢体相比，实验侧肢体皮肤组织中髓过氧化物酶活度显著增强，表明白细胞在慢性静脉功能不全引起皮肤损伤的机制中起重要作用。这些西医学研究成果促使我们重新认识中医传统外科著作中所提到的四畔理论。

参考文献

［1］刘明，陈会苓."四畔"辨证论治浅述［J］.山东中医药大学学报，2005，29（3）：186-187.

［2］刘明."四畔理论"在静脉性溃疡的应用研究［D］.济南：山东中医药大学，2006.

［3］陈会苓，刘明.臁疮的中医四畔疗法［J］.中华中医药学刊，2007，25（2）：363-365.

［4］刘明，张玥，陈会苓."四畔"理论源流述要［J］.中医研究，2009，22（2）：10-12.

［5］赵亚男.臁疮四畔辨证文献信息的数据挖掘研究［D］.济南：山东中医药大学，2013.

［6］赵亚男，刘明.基于文献整理的臁疮四畔证型研究［J］.环球中医药，2014，7（2）：121-124.

［7］赵亚男，刘明.疮疡四畔用药概述［J］.中医外治杂志，2014，23（1）：53-54.

［8］亓志刚.臁疮四畔证候的临床研究［D］.济南：山东中医药大学，2014.

［9］赵亚男，刘明.四畔理论在臁疮诊治中的应用概况［J］.山东中医杂志，2014，33（10）：864-866.

［10］张幼雯，刘明.基于中医外科文献整理的疮疡四畔辨证施治研究［J］.中医外治杂志，2014，23（5）：3-5.

［11］刘明，赵亚男，亓志刚.臁疮四畔的中医证候与微循环检测［J］.中国中西医结合外科杂志，2015，21（2）：114-117.

［12］张幼雯，刘明.基于文献整理的疮疡四畔用药规律研究［J］.中国医药导报，2015，12（25）：96-99.

［13］张幼雯，刘明.基于文献整理的疮疡四畔用药规律研究［J］.四川中医，2015，33（10）：186-188.

［14］张幼雯，刘明.基于古籍医案外科疮疡四畔用药规律的数据研究［J］.中医药导报，2016，22（8）：36-39.

［15］张幼雯.疮疡外科四畔辨治文献的数据挖掘和四畔辨治规律研究［D］.济南：山东中医药大学，2016.

［16］余丽君，姜亚芳.病理生理学［M］.北京：中国协和医科大学出版社，2001.

［17］Sonnenschein C，Soto AM. Somatic mutation theory of carcinogenesis: why it should be dropped and replaced［J］.Mol Carcinog，2000，29（4）：205-11.

［18］姜润德，李春海.肿瘤研究亟需观念的改变［J］.科学（上海），2003，55（2）：31.

［19］吴孟超，仲剑平.外科学新理论与新技术［M］.上海：上海科技教育出版社，1996.

［20］RM Greenhalgh，J T Powell，Inflammatory and thrombotic problem in vascular surgery［M］. Philadelphia：WB Saunders Company Ltd，1997，409-420.

［21］Hahn J，Junger M，Friedrich B，et al. Cutaneous inflammation limited to the region of the ulcer in chronic venous insufficiency［J］. Vasa，1997，26（4）：277-281.

［22］Powell CC，Rohrer MJ，Barnard MR，et al. Chronic venous insufficiency is associated with increased platelet and monocyte activation and aggregation［J］. J Vasc Surg，1999，30（5）：844-853.

［23］Hahn TL，Unthank JL，Lalka SG. Increased hindlimb leukocyte concentration in a chronic rodent model of venous hypertension［J］. J Surg Res，1999，81（1）：38-41.

［24］张智辉，张皓. 白细胞激活在静脉疾病中的作用［J］. 上海医学，2004，27（4）：281-283.

第三章 中医四畔疗法的历史沿革

在中医学的历代文献中积累了有关四畔的许多丰富的资料，尤其是在中医外科疾病领域。诸多医家从病灶四畔的病因病机、症状和治疗都论述颇丰。我国现存的最早医学方书《五十二病方》就记述了药物围敷病灶四畔的治疗方法。晋代葛洪的《肘后备急方》中首先提出了"四畔"一词。南北朝时期的《刘涓子鬼遗方》对疮疡的四畔描述了其临床表现，并且采用灸法和围药联合应用于四畔施治。宋代的《太平圣惠方》将四畔的表现作为有头疽和发背等疾病的诊断要点。明清时代学术流派纷呈，对病灶四畔的认识进入了繁盛时期，在四畔的辨证和治疗上也充分地反映了医家的学术观点。这些医籍的记述为后世总结四畔的诊治经验、形成四畔理论都有着重要的学术价值。

第一节 东周时期

一、《五十二病方》

《五十二病方》是我国现存最古老的医学著作。该书所载治法多种多样，除了内服汤药之外，尤以外治法最为突出，有敷贴法、药浴法、烟熏或蒸气熏法、熨法、砭法、灸法、按摩法、角法（火罐疗法）等。在多种多样的治法中，就包括四畔疗法。如治疗"脉久（灸）伤（疡）"以"术"等药水煎药浴法，以"骆阮"熏治"牝痔"法，煮"秋竹"蒸气熏治"火烂"的熏法以及蒸葱熨治冻疮的熨法等。此外《五十二病方》中的敷法，根据病情不同，敷贴的范围，方法各异。如治疗"颐痈"云"勿尽傅，圈一寸"。

《牝痔》："牝痔之有数窍蛲白徒道出者方：先道以滑夏铤，令血出。穿地深尺半，袤尺，广三寸，燔炭其中，段骆阮少半斗，布炭上，以布周盖，坐以熏下窍。"

《痂》："治仆纍，以攻脂膳而傅。傅，炙之。三四傅。"

《痈》："颐痈者，治半夏一，牛煎脂二，醯六……勿尽傅，圜一寸，干，复傅之。"

二、《黄帝内经》

《黄帝内经》分《素问》和《灵枢》两部分，是中国最早的医学典籍，传统医学四大经典著作之一。有关对病灶四畔治疗的思想散见于论述中。

《素问·五常政大论》："不上下者从之，治上下者逆之，以所在寒热盛衰而调之。故曰：上取下取，内取外取，以求其过。能毒者以厚药，不胜毒者以薄药，此之谓也。气反者，病在上，取之下，病在下，取之上；病在中，傍取之。"

《素问·玉版论要》："容色见上下左右，各在其要。"

《素问·玉机真脏论》："岐伯曰：脾脉者土也，孤脏，以灌四旁者也。"

《素问·通平虚实论》："霍乱，刺俞旁五，足阳明及上傍三。"

《素问·刺虐》："疟发身方热，刺跗上动脉，开其空，出其血，立寒。疟方欲寒，刺手阳明、太阴，足阳明、太阴。疟脉满大急，刺背俞，用中针，傍五胠俞各一，适肥瘦，出其血也。"

《素问·长刺节论》："阴刺，入一旁四处（按《甲乙经》，阳刺者，正内一，傍内四；阴刺者，左右卒刺之。此阴刺疑是阳刺也）。"

《灵枢·官针》："凡刺有十二节，以应十二经。一曰偶刺，偶刺者，以手直心若背，直痛所，一刺前，一刺后，以治心痹。刺此者，傍针之也。二曰报刺，报刺者，刺痛无常处也。上下行者，直内无拔针，以左手随病所按之，乃出针，复刺之也。三曰恢刺，恢刺者直刺，傍之，举之前后，恢筋急，以治筋痹也。四曰齐刺，齐刺者，直入一，傍入二，以治寒气，小深者；或曰三刺，三刺者，治痹气，小深者也。五曰扬刺，扬刺者，正内一，傍内四而浮之，以治寒气之博大者也。六曰直针刺，直针刺者，引皮乃刺之，以治寒气之浅者也。七曰输刺，输刺者，直入直出，稀发针而深之，以治气盛而热者也。八曰短刺，短刺者，刺骨痹，稍摇而深之致针骨，所以上下摩骨也。九曰浮刺，浮刺者，傍入而浮之，以治肌急而寒者也。十曰阴刺，阴刺者，左右率刺之，以治寒厥；中寒厥，足踝后少阴也。十一曰傍针刺，傍针刺者，直刺傍刺各一，以治留痹久居者也。十二曰赞刺，赞刺者，直入直出，数发针而浅之出血，是谓治痈肿也……凡刺有五，以应五脏……二曰豹文刺，左右前后针之，中脉为故，以取经络之血者，此心之应也。"

第二节 秦汉时期

一、《华佗神医秘传》

《华佗神医秘传》是由汉·华佗撰，唐·孙思邈编集。这部著作对研究祖国医学和指导中医临床有重要参考价值。

《华佗治羊毛疔神方》："初起时头痛发寒热，前心后背有红点，形类疹子。宜先针刺破，取出羊毛，再以明矾末三钱，用青布包紧，蘸热酒于前心疮上一二寸外，周遭擦之，渐见疮眼，其毛即奔至后背，仍根据前法擦于后背部，将羊毛拔置布上，即埋入土中。内用：紫花地丁一两，金银花三两，白矾、甘草各三钱，水煎服。"

《华佗治脑痈神方》："脑痈发于泥丸宫，在头顶之上，倘色如葡萄之紫，疮口不一，或如碎粟，四围坚硬，疮顶色红赤不黑，是为阳痈，尚可医疗。"

《华佗治疔疮不破神方》："蝉衣，僵虫，上等份为末，醋调敷四围，候根出，拔去，再涂即愈。"

《华佗治石疖神方》："疡之小者曰疖，其根硬者曰之石疖。以白菊花叶捣汁，调白蜜敷之，更以渣敷四围，留头不敷。俟毒水流尽，即消。"

二、《史记》

《史记》是公元前104年西汉史学家司马迁撰写的纪传体史书，是中国历史上第一部纪传体通史，记载了上至上古传说中的黄帝时代，下至汉武帝太初四年间共3000多年的历史。

《扁鹊仓公列传》："菑川王病，召臣意诊脉，曰：'蹶上为重，头痛身热，使人烦懑。'臣意即以寒水拊其头，刺足阳明脉，左右各三所，病旋已。病得之沐发未干而卧。诊如前，所以蹶，头热至肩。"

《扁鹊仓公列传》："所以知建病者，臣意见其色，太阳色乾，肾部上及界要以下者枯四分所，故以往四五日知其发也。臣意即为柔汤使服之，十八日所而病愈。"

第三节　魏、晋、南北朝时期

一、《肘后备急方》

晋·葛洪首先提出了"四畔"这一名词。

《卷五·治痈疽妒乳诸毒肿方第三十六》："姚氏，乳痈。大黄鼠粪湿者，黄连各一分，二物为末，鼠屎更捣，以黍米粥清和，敷乳四边，痛即止愈，无黍米，用粳米并得。"

《卷七·治卒蜈蚣蜘蛛所螫方第五十九》："身中忽有处燥痛如芒刺，亦如刺虫所螫后，细疮作丛。如茱萸子状也，四畔赤，中央有白脓如黍粟。亦令人皮急，举身恶寒壮热，极者连起，竟腰胁胸也。治之法，初得磨犀角，涂之，止。"

《卷七·治卒中射工水弩毒方第六十五》："其中人有四种，初觉则遍身体视之。其一种正黑如墨子，而绕四边者人或犯之如刺状。其一种作疮，疮久即穿陷。一种突起如石之有棱。其一种如火灼人肉，起作疮。此种最急，并皆杀人。若见身中有此四种疮处，便急疗之。急周绕遍，去此疮边一寸，辄灸一处百壮，疮亦百壮则瘥。"

二、《刘涓子鬼遗方》

《刘涓子鬼遗方》是我国现存最早的外科专著，在论述多种外科急慢性感染性疾病的发病初期、成脓期、溃后期的辨证要点和治疗时，都提到了"四畔"。

《刘涓子治痈疽神仙遗论》："发背及痈疽皆在背上，不问大小，有疼无疼，或热不热，或冷不冷，但从小至大肿起，至一尺以上者，赤肿焮热，即用紧急收赤肿药围定，不令引开，中心即用抽脓聚毒散贴之，急令散毒外透，内又服排脓缩毒内托汤药。"

《刘涓子治痈疽神仙遗论》："下焦发为留注虚损之候。前阴股两处起如鸡鸭子大，长横折内，初起肿核结块，后四畔浮肿，相并伏硬，色青黑。"

《刘涓子治痈疽神仙遗论》："两曲腋，膀肚下，内外两踝，前有臁刃，两边为里、外廉。此处近骨，结痈难差，宜收毒散外贴四畔，中心用治肉血药贴无害。"

《刘涓子治痈疽神仙遗论》："痈疽疮肿，贴抽脓膏，四畔用收脓散围定方。天南星（二两）、赤小豆（三两）、白及（四两），上三味各为细末，和匀，冷水调，摊上四面肿处，用绢压之。"

《刘涓子治痈疽神仙遗论》："治发背疮口内满难合，宜用胜金散。黄药（三两，去粗皮，炒）、白芷、白及、鸡内金（各五钱），上四味为末，用新水调，敷周围四畔。"

第四节 隋唐时期

一、《诸病源候论》

《诸病源候论》是由巢元方等人编撰，为我国第一部论述疾病病因病机和证候之专著，在论述多种外科疮疡性疾病的辨证要点时，均提到了四畔。

《卷之三十一·鱼脐疔疮候》："此疮头，破之黄水出，四畔浮浆起。狭长似鱼脐，故谓之鱼脐疔疮。"

《卷之三十五·圆癣候》："圆癣之状，作圆文隐起，四畔赤，亦痒痛是也。其里亦生虫。"

《卷之三十五·乌啄疮候》："乌啄疮，四畔起，中央空是也。此亦是风湿博于血气之所变生。以其如乌鸟所啄。因以名之也。"

二、《备急千金要方》

《备急千金要方》是唐朝孙思邈所著，约成书于652年，被誉为中国最早的临床百科全书，该书集唐代以前诊治经验之大成，对后世医家影响极大。

《卷二十二痈肿毒方·疔肿第一》："三曰雄疔，其状疱头黑魇，四畔仰疮疱浆起，有水出，色黄大如钱孔形高，忌房室。"

《卷二十二痈肿毒方·疔肿第一》："四曰雌疔，其状疮头稍黄，向里魇亦如灸疮，四畔疱浆起，心凹色赤，大如钱孔，忌房室。"

《卷二十二痈肿毒方·疔肿第一》："七曰三十六疔，其状头黑浮起，形如黑豆，四畔起大赤色，今日生一，明日生二，后日生三，乃至十，若满三十六，药所不能治，如未满三十六者可治，俗名黑疱。忌嗔怒蓄积愁恨。"

《卷二十二痈肿毒方·疔肿第一》："九曰盐肤疔，其状大如匙面，四畔皆赤，有黑粟粒起，忌食成物。"

《卷二十二痈肿毒方·齐州荣姥丸》："用法以针刺疮中心深至疮根，并刺四畔令血出，以刀刮取药如大豆许纳疮上。"

《卷二十二痈肿毒方·玉山韩光方》："治鱼脐疮，头白肿痛不可忍者方：先以针刺疮四畔，捣白苣汁，滴着疮孔内。"

《卷二十三痔漏方·灸法》："九漏，灸肩井二百壮。漏，灸鸠尾骨下宛宛中七十壮。诸漏，灸瘘周围四畔，瘥。"

《卷二十二痈肿毒方·玉山韩光方》："刺疮头及四畔令汁尽出，捣生栗黄敷上，以面围之，勿令黄出，从旦至午，根拔矣。"

三、《千金翼方》

《千金翼方》是我国历史上重要的中医药典籍之一，是由唐代医学家孙思邈撰写，约成书于 682 年。作者集晚年近 30 年之经验，以补早期巨著《备急千金要方》之不足，故名"翼方"。在论述小儿疾病治疗中提到了"四畔"。

《卷第十一·小儿·补肝丸》："治赤眼不问久远方：飚砂（三两），上一味，以酢浆坩器中漫，日中曝之，三日药着器，四畔干者取如粟米大。夜着两眦头不过三四度永瘥。并石盐石胆等尤佳。"

《卷第十一·小儿·鼻病第四》："治鼻中息肉塞鼻，不得喘息方：取细辛，以口湿之，屈头纳鼻中，旁纳四畔多著，日十易之，满二十日外。"

四、《仙授理伤续断秘方》

《仙授理伤续断秘方》是唐代蔺道人撰于 841—846 年，全书由"医治整理补接次第口诀"及"治损伤方论"两部分组成，是我国现存最早的一部骨伤科专著。

《医治整理补接次第口诀》："凡皮破骨出差爻，拔伸不入，搏捺相近，争一二分，用快刀割些捺入骨，不须割肉，肉自烂碎了，可以入骨。骨入之后，用黑龙散贴疮之四围肿处，留疮口，别用风流散填。所用刀最要快，剜刀、雕刀皆可。"

第五节　宋金元时期

一、《太平圣惠方》

《太平圣惠方》由北宋王怀隐、王祐等奉敕编写。该书汇录两汉以来迄于宋初各代名方 16834 首，首叙脉法、处方用药，以下分述五脏病证、伤寒、时气、热病、内、外、骨伤、金创、妇、儿各科诸病病因证治，及神仙、丹药、药酒、食治、补益、针灸等内容，为我国现存 10 世纪以前最大的官修方书。

《卷第三十三·治眼被物撞打着诸方》："夫眼忽被物撞打着，睛出眼带未断，当时纳入睑中，但勿惊触，可四畔摩膏，及以生地黄，细捣厚敷之，无令外风侵击。"

《卷第六十一·痈疽叙疗诸法》："凡痈疽疖初生，皆只如粟黍粒许大，微似有痛痒，或触破之即焮展，初觉有之，即须速服犀角汤丸，及诸冷等药；取通利，疏畅腑脏，兼以汤水淋射之，涤其壅滞，疮头涂石药，四畔贴熁药，折其毒势。"

《卷第六十一·痈疽叙疗诸法》："若是疽，则审按候其浅深，烧针烙之，于维上涂，止痛引脓，膏维之兼帛贴之，常令开润，勿令燥也，四畔贴熁药。"

《卷第六十一·辨痈疽宜针烙不宜针烙法》："若痈疽广大，脓溃肌骨者，惧一时之痛，不肯四畔多下针烙，唯开三两处而已，欲望其早愈，不亦难乎，常见有开肿者，不原审其浅深，所针烙，或当时无脓，经宿方溃，或下针不出，别处生头。"

《卷第六十一·治痈肿贴熁诸方》："凡疗暴热欲成痈肿者，所贴熁药，初时热猛盛，炎炽难当，肿处若似有头，即当上贴温热膏药，引出其热毒，此乃火就燥之义也，四畔赤焮处，捣生寒药贴熁之，折伏其热势，亦如驱逐邪恶，扑火之义。"

《卷第六十一·治痈肿贴熁诸方》："治痈肿，热毒疼痛，攻蚀肌肉，赤色虚肿，手不可近，欲成脓，及已有脓者，四畔赤肿，宜用寒水石散方……用头醋旋调和，稀稠得所，涂故软布上，贴疮头四畔赤焮处，候干即易之，其疮头别研汲斯青黛，以少许水和，时时以鸟翎敷之，勿令干燥。"

《卷第六十一·治痈肿贴熁诸方》："治痈疽及一切毒肿，坚硬疼痛，攻冲四畔焮肿，抽热毒，散肿气，清水膏方……用芸苔菜，捣取自然汁，以蜜少许相和，调药令稀稠得所，看四畔肿赤处大小，剪生绢上匀摊，可厚一钱，贴之，干即易。"

《卷第六十二·发背论》："于发背者……其候多于背两髀间，初起如粟米大，或痛或痒。四畔作赤色，日渐增长，若不早疗，经数日遂至不救。"

《卷第六十二·发背贴熁诸方》："治乳石气发背，疮赤黑色，宜贴柳木耳饼方……依疮大小贴之，恐药不住。以单帛勒之。病者觉痒及冷应心，则不得以手搔之。如人行三十里一换，须臾痒不可忍，四畔便皱，脓即已也，急去其药，以甘草温汤洗之，用膏药贴之，每日一换，皆须甘草汤洗之，以瘥为度。"

《卷第六十二·治发脑诸方》："夫发脑者……初如黍米，四畔焮赤肿硬，连于耳项，寒热疼痛。若不早疗，毒气伤于血肉，血肉腐坏，化为脓水，从脑中而出，气血渴，必致危殆矣。"

《卷第六十二·治发背淋拓诸方》："夫发背者……其肿起于背胛中，白如黍米，四畔相连，肿赤热而疼痛。或已溃，或未溃，毒气结聚。"

《卷第六十四·治鱼脐疔疮诸方》："夫疮头黑深。破之黄水出，四畔浮浆起，狭长似鱼脐，故谓之鱼脐丁疮也。"

《卷第六十六·治一切瘘诸方》："治一切瘘，天灵盖膏方……用猪膏和令稀稠得所，可涂之四畔，不得侵着疮内。"

《卷第九十·治小儿疽诸方》："治小儿疽毒肿坚硬，疼痛，攻冲四畔焮赤，宜用抽热毒，消肿气消水膏方……调药令稀稠得所，看四畔肿赤处大小，剪生绢，上匀摊，可厚一钱，贴之，干即换之。"

《卷第九十·治小儿毒肿诸方》："治小儿身上毒肿，肉色赤热，宜用贴熁方……如有头，即以膏药当心贴之，四畔使散之。"

《卷第九十一·治小儿鱼脐疮诸方》："夫小儿鱼脐疮者，此疮头黑，深破之黄水出，四畔浆起，狭长似鱼脐，故谓之鱼脐疮也。"

《卷第九十一·治小儿鱼脐疮诸方》："治小儿鱼脐疮：又方，上白莴苣捣绞取汁，先以针刺疮上及四畔，滴汁于疮中即瘥。"

《卷第九十一·治小儿王烂疮诸方》："治小儿王烂疮，初患，一日肉色变，二日胞浆出，或四畔时赤，渐疱浆而一身，即不可疗，其状如汤火烧，宜速用黄连散方。"

《卷第九十九·具列一十二人形共列二百九十六》："百会一穴……针入二分得气，即泻。加灸数至一百五，即停，三五日讫。绕四畔，以三棱针，刺令出血，以井华水淋，淋令气宣通。"

二、《经史证类本草》

《经史证类本草》，简称《证类本草》。该书系将《嘉祐本草》《本草图经》两书合一，予以扩充调整编成，共载药1748种，为宋代本草集大成之作。其资料之富、内容之广、体例之严，对后世本草发展影响深远。

《卷第三·滑石》："杨氏产乳，疗小便不通。滑石末一升，以车前汁和涂脐四畔，方四寸，热即易之，冬月水和亦得。"

《卷第十·乌头》："主瘘疮，疮根结核，瘰疬，毒肿及蛇咬。先取药涂肉四畔，渐渐近疮，习习逐病至骨。"

《卷第十七·犀角》："四畔赤，中央有白脓如黍栗，亦令人皮急，举身恶寒壮热，极者连起竟腰、胁、胸也。治之法：初得磨犀角，涂之止。"

《卷第二十一·白僵蚕》："肘后方，治背疮弥验。以针挑四畔，白僵蚕为散，水和敷之，即拔出根。"

《卷第二十二·蜘蛛》："治背疮弥验方取户边蜘蛛，杵，以醋和。先挑四畔，令血出，根稍露，用药敷，干即易，旦至夜拔根出，大有神效。"

《卷第二十二·蜣螂》："肘后方，若大赫疮已灸之，以蜣螂干者末之，和盐水敷疮四畔周回，如韭阔狭。"

《卷第二十三·安石榴》："百一方，治疔肿，以针刺四畔，用榴末着疮上，以面围四畔灸，以痛为度纳末敷上急裹，经宿连根自出。"

《卷第二十九·白苣》："外台秘要，鱼脐疮，其头白似肿，痛不可忍方：先以针刺疮上及四畔作孔，以白苣汁滴孔中，瘥。"

三、《圣济总录》

《圣济总录》是宋代太医院编，共200卷。分66门，每门又分若干病证，阐述病因病理，详述治法方药，是北宋时期收集较多的医学全书，在记述痈疽、发背等疾病的治疗与辨证时均涉及四畔。

《卷第一百一十三·钩割针镰》："凡目忽被物撞打睛出，但眼带未断者，当时内入睑中，勿令惊触，四畔摩辟风膏，及捣生地黄敷之，其窍内有恶血，以针引之。"

《卷第一百二十八·痈疽门》："痈疽攻疗诸法……即须速服犀角汤丸，及诸冷等药，取通利，疏畅脏腑，兼以汤水淋射，涤其壅滞，疮头用石药，四畔贴爆药，折其毒势，如此将理，觉不退，是热毒稍坚，即停用汤水淋射，精意辨之，定是痈疽，便当上灸之。"

《卷第一百二十八·痈疽门》："若是疽则审按，候其浅深，烧针烙之，于纴上涂止痛引脓膏纴之，兼以膏涂帛贴之，常令开润，勿令燥也。四畔贴爆药，夫血脉喜温而恶寒，若著冷气过理迫之即滞，难瘥。"

《卷第一百三十一·发脑》："论曰发脑者……此皆脏腑蕴积热毒，或乳石发动，毒气上攻于脑，发于皮肤，头如黍米，四畔焮赤肿硬，遍于耳项，寒热疼痛，若不急治，毒气伤于血肉，血肉腐坏化为脓水，从脑中出，血肉既竭，必致危殆。"

《卷第一百三十一·发背》："治发背疮肿方：白面，上一味，取泥拌和，围肿四畔，令童子七人尿围中浸肿处即瘥。"

《卷第一百三十七·诸癣》："治一切久癣，积年不瘥。四畔潜浸，复变成疮，疮色赤黑，痒不可忍，搔之血出。"

《卷第一百四十·箭镞金刃入肉》："虎舌丸方……石脑油为丸，如黍米大，用两头尖角合子盛贮，每出箭头一枚，入箭疮内，即以好酒少许，摩疮四畔，次将红散子摩疮，须臾觉疮极热而痒，其箭头当日内自出，次以生肌金华散，掺疮内，以紫金膏封之。"

《卷第一百四十八·诸虫啮》："治百虫啮，沙虱蛇蝎蛊毒，辰砂丸方……每服一丸，冷水下，良久身上毛旋起处，即是毒所伤，却用水调一丸，于毛旋起处，绕围四畔磨涂，其虱自爆出。"

《卷第一百九十四·治瘰疬痔漏灸刺法》："诸瘘，灸瘘周四畔，瘥。"

四、《千金宝要》

《千金宝要》为宋·郭思编，刊于1124年。该书系取孙思邈《备急千金要方》及《千金翼方》中的简、便、验方及针灸法汇编而成，共分妇人、小儿、中毒等17篇，在记述痈疽等疾病的治疗与辨证时均涉及四畔。

《卷之二·疮疽痈肿第八》："鱼脐疔疮……先以针刺疮上，四畔作孔，捣白苣取汁，滴疮孔内。"

《卷十三·中风大风水气第十二》："凡卒中风口㖞，以苇筒长五寸，以一头刺耳孔中，四畔以面密塞之，勿令泄气。一头内大豆一颗，并艾烧之令燃，灸七壮，即瘥。患右灸左，患左灸右。耳病亦灸之。"

《卷之五·头面手足瘰疬疮漏第十六》："九漏，灸肩井二百壮……绕四畔灸瘥。"

五、《幼幼新书》

《幼幼新书》是南宋刘昉等辑撰。该书汇集整理宋以前儿科学成就，全书按病分为547门，本书取材广博，立论严谨，为宋以前儿科学之集大成者，所引前代资料颇为丰富，且文献均有明确出处，其中不乏后来已佚之医著或其他文献，具有较高的参考价值。

《卷第三·察形色治病第九》："脾属土，其色黄。（中央之应。）王在四季，外应于合，故口四畔黄色如橘者，脾之有积热。"

《卷第三·察形色治病第九》："凡色赤在左颧者，心热。在右颧者，肺热。在两目者，肝热（其色在于两目，眼周围也）。在口四畔者，脾热。在两耳前后者，肾热。凡白色在右颧者，肺气盛。左颧者，微邪干心：口四畔者，气不顺。"

《卷第三·察形色治病第九》："口四畔黄如橘，脾积热。口四畔青色，兼有青筋，主惊。口四畔白色，荣卫气滞。"

《卷第五·初生着噤第十一》："《张氏家传》治新生儿口噤方……婴儿口噤以乳母唾调，涂口唇四畔并牙关后，小儿以舌搅药即是安。"

《卷第三十六·疽第二》："《圣惠》治小儿疽毒肿坚硬，疼痛攻冲，四畔焮赤，宜用抽热毒消肿气青膏方……用芸薹菜捣取自然汁，以蜜少许相和调药，令稀稠得所，看四畔肿赤处大小，剪生绢上匀推，可厚一钱，贴之，干即换之。"

《卷第三十七·鱼脐疮第十三》："张涣，鸡清散方，治身体生疮出黄水，四畔瘭浆起，狭长似鱼脐，上以蛇蜕皮一两，烧灰细研，每用少许，鸡子清调涂疮上。"

《卷第三十七·王灼疮第十四》："治小儿王烂疮初患，一日内色变，二日疱浆出，或四畔时赤、渐长。若疱浆匝身，即不可疗。"

六、《卫济宝书》

《卫济宝书》是宋代东轩居士撰，成书于1170年以前，分为2卷。上卷论述痈疽证形，列五发（癌、瘭、疽、瘤、痈）图说及用药原则和内外治法（包括试疮溃法、长肉、溃脓、针治、骑竹马灸、灸恶疮法等），并载述一些外科器械之使用和制造。下卷为证治，载方40余首，包括丸、散、膏、丹、汤、药饼、药捻等多种剂型。本书较好地体现了疡科辨证论治思想，对研究中医外科诊治有重要参考价值。

《卷上·五曰痈》："大痛不止，先后失序，疗之难愈。假如只一个疮，看四面无头，其头在中，仍不许于中点之，大逆。只于四旁厚涂，依常法。"

七、《三因极一病证方论》

《三因极一病证方论》是南宋陈言撰著。原名《三因极一病源论粹》，简称《三因方》。书中首论脉诊、习医步骤及致病三因，次以三因为据载列临床各科病证的方药治疗。全书论述精审，多有心得发明，所列方药乃由作者精选而成，故此书在理论研究和临床应用上都具有较高的参考价值。

《卷之十五·疔肿证治》："三曰雄疔，疱头黑魇，四畔仰，疮疱浆起，有水出，色黄，大如钱孔，忌房事。"

《卷之十五·疔肿证治》："四曰雌疔，疮头稍黄，向里魇亦似灸疮，四畔疱浆起，如钱孔，心凹，色赤，忌房事。"

《卷之十五·疔肿证治》："七曰三十六疔，头黑浮起，形如黑豆，四畔起大赤色，今日生一，明日生二，三日生三，若满三十六，药所不治，俗名黑疱，忌嗔怒，蓄积愁恨。"

八、《是斋百一选方》

《是斋百一选方》是宋·王璆于 1196 年撰写的医方著作，全书共 31 门，重点介绍各科病证的治疗方剂，包括男、妇、小儿各科病证的成方、单方。

《卷之十六·消毒散》："治一切肿毒，及治肿而疼痛者。滁医魏全方。天南星、郁金、木鳖子（去壳）、草乌头、赤小豆、朴硝（令研细，旋入），上等分，并生用，为细末。如肿赤色，用冷水调敷，扫肿四畔；如不赤色，用温淡醋调敷之。"

九、《集验背疽方》

《集验背疽方》是南宋李迅撰，成书于 1196 年。后人评价本书"凡诊候之虚实，治疗之节度，无不斟酌轻重，辨析中的，使读者了然"。在记述痈疽等疾病的治疗与辨证时均涉及四畔。

《疽疮方》："痈疽初作之时，便合用麦饭石膏四围涂傅，以护其根脚，不可使开，中心却要留痈口如钱大，使毒气出。"

《忍冬丸》："无盐桃末、皂角末、白芷末、荆芥末、草乌头末，上等分，用米醋调贴四围，留中。蜜调亦得。"

《痈疽不可膏药贴合论》："大痛不止，先后失序，疗之难愈。仅如只一个疮面而四面无头，其头在中，仍不许于中点之，大逆。只于四旁厚涂。"

十、《针灸资生经》

《针灸资生经》系宋·王执中（叔权）撰，刊于 1220 年。书中对宋以来文献有所论述，并结合个人临床经验予以补充阐发，增列部分有效单验方，对针灸临床发展有重要指导意义。

《针灸资生经第七·瘰疬》："以艾炷绕四畔周匝，七壮即止，诸恶漏中冷瘜肉出，灸足内踝上各三壮，二年者六壮。"

《针灸资生经第七·疔疮》："疔疮灸法，千金以为神验。亦有先以针刺鱼脐疮上四畔作孔，捣白苣汁滴疮孔者。有刺疮头及四畔令汁出，捣生栗黄敷（以面围之。勿令黄出）。"

十一、《妇人大全良方》

《妇人大全良方》为南宋陈自明所撰，共 24 卷，分为调经、众疾、求嗣、胎教、妊娠、坐月、产难及产后 8 门，每门分列若干病证，以病分论，分述病因、证论、方药，并附部分医案，是一部全面、系统论述中医妇产科学的专著。

《卷之十五·〈古今录验〉方》："疗妊娠卒不得小便……用车前草汁调滑石末，涂脐四畔，方四寸，热即易之。"

《卷之二十二·芎附散》："治产后败血作梗，头痛，诸药不效者，大附子一枚，醋一碗，用火四畔炙透，蘸醋令尽，去皮脐；川芎一两，并为细末。每服二钱，茶清调下。"

十二、《严氏济生方》

《严氏济生方》，又名《济生方》，是南宋严用和撰。分类辑录内、外、妇科方论，持论较谨慎，不轻攻，亦不轻补。

《痈疽疔肿门》："众丁之中，惟三十六丁可畏，其状头黑浮起，形如黑豆，四畔大，赤色，今日生一，明日生二，三日生三，乃至十，若满三十六，药所不治，未满三十六可治，俗名黑疱，忌嗔怒蓄积愁恨。"

十三、《外科精要》

《外科精要》是宋代陈自明著，为中医治疗痈疽之专论。卷中论痈疽之辨证及调护，其辨痈疽之表里阴阳、形证之善恶顺逆，条分缕析，如指诸掌，为后世所遵从。

《卷上·治痈疽用药大纲第十八》："痈疽初作，便宜灼艾，及麦饭石膏涂四围，中留口出毒。如疮小，通敷之；既溃，用神异膏贴之。"

《卷下·洪丞相方用蜞针法第五十五》："治痈瘟疖，用生鹿角尖，于砂石器内同米醋磨浓，涂患处四围，涂一二日，内消。"

十四、《仁斋直指方论》

《仁斋直指方论》是宋·杨士瀛撰于 1264 年。该书将诸科病证分为 72 门，每门之下，均先列"方论"，述生理病理、证候表现及治疗概要，次列"证治"、条陈效方、各明其主治、药物组成及修制服用方法，条理清晰。

《卷之二十二·疔疮方论》："疔曰五疔，类分数种……大抵疮头黑硬如钉，四畔带赤如火，盘根突起，随变焦黑，未几肿大而光，转为湿烂，深孔透肌，如大针穿之状。"

《卷之二十二·疔疮方论》："又有一种疮头黑深，形如鱼脐，破之黄水渗出，四畔浮浆，是曰鱼脐疔疮。"

《卷之二十二·瘰疬证治》："瘰疬四畔红肿多汁，为热证。"

十五、《类编朱氏集验医方》

《类编朱氏集验医方》是南宋朱佐编撰。该书是一部方书，汇集了历代效验医方，以疾病分类，共分为15大门类，包括了内、外、妇、儿、五官临床各科的内容。每一疾病都先立论，后列方，间附效验之医案，内容丰富，颇具实用价值，对学习中医理论，指导临床实践均有很大的帮助。

《卷之十二痈疽门·药方次序》："麦饭石膏、神异膏、血竭膏、牡蛎地黄膏，以上四方，治痈未破肿痛，破后涂角四畔，余肿临时详酌，更换用之。"

《卷之十二痈疽门·灸痈疽法》："宣毒散，初发或灸后，用傅贴消肿，收赤晕围聚。"

《卷之十二痈疽门·治痈疽发背三法》："如疮已聚脓血，则以药傅四畔，只留其头，使之血出，亦以血尽疮口合为度。其疮口或皮肤有破损处，千万不可傅药，痛不可忍。"

《卷之十四中毒门·治蛇啮方论》："治蠼螋妖虫方……又方，用鸡子尖头，剜小窍，取白涂四畔，疮即愈。"

十六、《儒门事亲》

《儒门事亲》是金·张从正编撰的中医著作，成书于1228年。书中前三卷为张从正亲撰，其余各卷由张氏口述，经麻知几、常仲明记录、整理而为完书。全书各卷由诸篇论文汇编而成，每卷含数篇论述，有说、辨、记、解、诫、笺、诠、式、断、论、疏、述、衍、诀等体裁，对疮疡痈疽的记述中涉及四畔。

《卷十一·风门》："凡背疮初发，便可用藏用丸、玉烛散，大作剂料，下脏腑一二十行；次用针于肿处，循红晕周匝内，密刺三层，出血尽，以温软帛拭去血，甚者，百会委中皆出；后用阳起散敷之。不可便服十味内托散，其中犯官桂，更用酒煎。"

《卷十五·疮疡痈肿第一》："生蜜与隔年葱，一处研成膏。上先将疮周回，用竹针刺破，然后用疮药于疮上摊之，用绯绢盖覆，如人行二十里觉疗出，然后以热醋汤洗之。"

十七、《御药院方》

《御药院方》是著名的元代宫廷医家许国祯所著。该书以宋金元三朝御药院所制成方为基础，进行校勘，修改其错误，补充其遗漏，于至元四年（1267）刻板成书，包括内、外、妇、儿、五官、养生、美容等多方面内容，较全面地反映了当时宫廷用药的经验。

《金花散》："消赤肿，止疼痛，散毒气。川大黄、黄柏、郁金、黄连、黄芩（各一两），甘草、朴硝、寒水石（各半两），白及、白蔹（各三钱），糯米粉（三合），上为细末，每用生蜜水调稀，涂鸡翎涂四畔焮赤肿处。"

《外用清毒药》："治诸肿毒坚硬不消。枲粘子、葛根、升麻、地骨皮、黄花地丁、甘草、金银花（各等分），上件为粗末，每用五七钱，水一升，煎十沸，于肿四畔热用，冷则再暖。"

十八、《世医得效方》

《世医得效方》是元代危亦林编撰，为危氏五世家传经验医方，内容包括中医内、外、妇、儿、骨伤、五官等各科疾病231种。每门之下首论病源证候，继则分症列方，并附针灸之法。该书具有重要的考据与临床实用价值。

《卷第七·诸痔》："治诸痔捷效……先用郁金、国丹末，以鹅翎刷于疮四畔围护，恐伤好肉。"

《卷第十二·疮毒》："鱼脐疮方，疮头黑深，破之黄水出，四畔浮浆。上用蛇蜕皮烧存性，细研，鸡子清调敷。"

《卷第十八·紫金皮散》："治一切打仆损伤，金刃箭镞浮肿，用此效。紫金皮（醋炒）、天南星、半夏、黄柏（盐炒），草乌（炮），川芎（茶水炒），川当归（煨），杜当归、乌药、川白芷（盐水炒）、破故纸、刘寄奴、川牛膝、桑白皮（各等分）。上为末，生姜、薄荷汁兼水调，糊肿处或伤处。皮热甚，加黄柏皮、生地黄各五钱。有疮口者，勿封其口，四畔用此料糊之。"

《卷第十九·疮肿科》："心痛者……若陷入里，亦不可恃。如不饮食，急须扶脾；能食，疮已破穿见肉膜，亦未为害，但要洗涤净洁，以生肉药掺四畔，自然而愈。"

《卷第十九·五发形图》："疽发，此疾初发之时，毒气在皮，作热坚硬，百节疼痛，虚渴不已，昏沉不省人事。破后疽出血如蚕，多口出脓汁，七日之后，急用药，有鲜血难治，四畔生牛唇黑硬。"

《卷第十九·秘传十方》："诸般疽发肿赤，痛不可忍，未成角散，已成角破，用至疮口合而止，是名四面楚歌……生地黄自然汁调敷四畔，或苦蘵根汁，肿用商陆根研汁，未溃则满体涂上，或有尖起处，则留出疮口。"

《卷第十九·疮肿科》："贴五发未破：南星、大黄、草乌、白蔹（各半两），蚌粉、大柏皮（各一两），小赤豆（一合），上为末，取芭蕉头研取油，调角四畔。加乳香、没药尤妙。"

《卷第十九·疮肿科》："若丁肿，先用银篦或鹿角，针于疔疮中间及四畔针破，令恶血出，以追毒饼如小麦大，擦入孔中，却以此膏贴之。"

《卷第十九·疮肿科》："草乌（七个），小赤豆（七粒），拒霜叶（一两，阴干），上为末，井花水调涂角四畔留顶，用前敷药亦妙。"

《卷第十九·疮肿科》："治附骨疽久不瘥，脓汁败坏，或骨从疮孔出……凡贴，先以桑白皮、乌豆煎汤淋洗，拭干，煅龙骨为粉掺疮口四畔，令易收敛，却用贴之。"

《卷第十九·疮肿科》："蝉蜕散：治疔疮最有功效，用蝉蜕、僵蚕为末，酸醋调涂四畔，留疮口，俟根出稍长，然后拔去，再用药涂疮。"

十九、《扁鹊神应针灸玉龙经》

《扁鹊神应针灸玉龙经》系元·王国瑞所著，书中载一百二十穴玉龙歌等针灸歌诀多首和其他针灸治法，书中所述王氏家传的针灸经验，颇有独到之处。

《针灸歌》："五痔只好灸长强，肠风痔疾尤为良，肠痛围脐四畔灸，相去寸半当酌量。"

二十、《西方子明堂灸经》

《西方子明堂灸经》是一部灸法著作，共8卷，由元代西方子（姓名不详）撰写，主要论述全身腧穴的灸法主治。

《卷一·正人头面三十六穴·百会》："灸百五壮即停，三五日讫，绕四畔以三棱针刺，令出血，以井华水淋之，令气宣通。频灸拔气上令眼暗。"

第六节　明清时期

一、《医经小学》

《医经小学》为明·刘纯（字宗厚）所著，分本草、脉诀、经络、病机、治法和运气六门，以韵语为文，是学习中医的启蒙书。

《卷之四·病机第四》："诸恶毒肿生疮，大而浅者为痈，小而根深者为疽也，有发脑者，生头上，初如黍米，四畔㷀赤肿硬，遍耳项，或发成痈也。"

二、《普济方》

《普济方》是明代朱橚、滕硕、刘醇等编于 1390 年。该书博引历代各家方书，兼采笔记杂说及道藏佛书等，汇辑古今医方，包括方脉、药性、运气、伤寒、杂病、妇科、儿科、针灸及本草等多方面内容。

《卷二百七十二·诸疮》："治大赫疮此患急宜防毒气入心脏（出《肘后方》），饮枸杞汁瘥，一方灸之，以蜣螂干者末之，和盐水敷疮四畔，周围如韭叶阔狭者。"

《卷二百七十三·诸疔疮》："三曰雄疔，其状疱黑、头靥、四畔仰，疮疱浆起，有水出色黄，大如钱孔，形高，忌房事。"

《卷二百七十三·诸疔疮》："四曰雌疔，其状疮头稍黄，向里压，亦似灸疮，四畔疮浆起，心凹色赤，大如钱孔，忌房事。"

《卷二百七十三·诸疔疮》："七曰三十六疔，其状头黑浮起，形如黑豆，四畔起大，赤色。今日生一，明日二，后日三，乃至十。若满三十六，药所不能治，如未满三十六者可治，俗名黑疱，忌嗔怒，蓄积愁恨。"

《卷二百七十三·诸疔疮》："九曰盐肤疔，其大如匙面，四畔皆赤，有黑粟粒起，忌食咸物。"

《卷二百七十四·诸疔疮》："又方（出《肘后方》），取户边蜘蛛捣，以醋和，先挑四畔，令血出根稍露。用药涂，干即易，从旦至午后，拔根出，大有神效，一方用斑蜘蛛，冷无毒。"

《卷二百七十六·鑪疮》："黄连膏（出圣济总录），治湿鑪积年不瘥，疮汁浸四畔，好肉复变成疮，疮色赤黑，痒不可耐，搔之血汁出者。"

《卷二百七十六·下注疮》："臁疮头黑四畔紫者有虫，疮头白者无虫，有虫者用覆盆子为末，撒在饼上，然后搭在疮上，取出虫为验。"

《卷二百七十八·诸肿》："金花散（出御药院方）消赤肿、止疼痛、散毒气……每用生蜜水调稀，鸡翎涂扫四畔㷊赤肿处。"

《卷二百七十八·诸肿》："广圣散治一切肿毒……脑疽发背，以井花水调涂四畔，外用温酒调服。"

《卷三百六·猘犬啮》："立效散，治疯狗所伤。蒜、杏仁，上各等分，一处捣烂，次用些少消风、急风散一捻在蒜内，连疮口四畔敷讫。将艾炷灸之，次服消风、急风二散，忌鳝鳗发风等物。"

《卷三百六·诸虫伤》："辰砂丸……即是毒所伤，却用水调一丸，于毛旋起处绕围四畔，其虱自爆出。"

《卷三百七·蛇伤》："治蛇伤毒气入腹，闷绝不知人事者，用北细辛为末，或急用细嚼亦可，酒调下，以渣敷疮上，寻四畔有红线路，用滓捍毒气出，须臾，便见疮上如火焰起，乃是毒气出也。"

《卷三百十·清心药方》："紫金皮散（出鲍氏方），治一切打仆损伤……生姜、薄荷汁兼水调糊肿处，皮热甚加黄柏皮、生地黄五钱，有疮口者，勿封其口，四畔用此糊之。"

《卷三百十三·膏药门总论》："玄武膏……若疗肿先用银鎞或鹿角针，于疗疮中间及四畔针破，令恶血出，以追毒饼如小麦大，入孔中，却以此膏贴之。"

《卷三百十三·膏药门》："凡疗疮其患四畔俱赤，中间或青或白或黑或凸或陷者是也，痛如入心彻骨不可忍，身如火热，头如斧劈，昏闷不省不爽。其病三日不疗。病丧身命。"

《卷三百十三·膏药门》："如虚弱人多服内补十宣散数日，疗疮自然坠地，暑月尤速，若脓水不干，用麝香散掺之，四畔长肉膏，但肉满平复如初是也。"

《卷三百二十五·乳痈》："治乳痈初发。（出危氏方），草乌（七个），赤小豆（七粒），拒霜叶（一两阴干），上为末，井花水调涂角四畔空顶，用前敷药亦妙。"

《针灸卷六·头部中行十穴》："百会一穴……疗头风头疼。目眩多睡，无心力，吃食无味，头重，饮酒面赤，如灸数至百五即停，三五日讫。绕四畔，以三棱针刺令出血。以井花水淋之，令气宣通，不得令向火灸，恐拔气上，令人眼暗，忌酒面猪鱼荞麦蒜齑等。"

三、《明医指掌》

《明医指掌》是一部综合性的医书，是明·皇甫中撰注。本书仿效吴恕《伤寒活人指掌图》之体例，歌赋与论述相结合。每证先列歌诀，次载阐论，再记脉法，并附成方，颇多可取之处。

《卷八·痈疽证六》："两边发际发，在颈后两边发际，如核发起，急宜取去病根。如脑心发，看热气上攻于脑四畔边，焮赤肿硬，连于耳项，寒热疼痛，不急治，毒入于血肉，多腐为脓水，不治。"

《卷八·疗毒证七》："众疗之中，惟三十六疗可畏，其状头黑浮起，形如黑豆，四畔赤色，初生一个，日增一个，若满至三十六个，则药所不治，急疗之得生。"

四、《针灸大全》

《针灸大全》，又名《徐氏针灸大全》，由明代徐凤编于1439年，是一部以介绍针灸资料为主的著述。

《卷之五·梓岐风谷飞经撮要金针赋》："四曰赤凤迎源，展翅之仪，入针至地，提针至天，后针自摇，复进其元，上下左右，四围飞旋。"

五、《奇效良方》

《奇效良方》，由明·董宿原撰，方贤编定。刊于 1470 年。该书将临床各科方剂按不同的病证分为 64 门。门下再分小类，每类均先论后方，共载七千余方，尤以宋代至明初的医方收罗最多。

《卷之五十四·回疮锭子》："如有恶疮，透丁不痛无血者，用针深刺至痛处，有血出，以此锭子纴之，上用膏药贴之，疗疮四畔纴之，其疗三二日自然拔出。"

《卷之五十四·清水膏》："治痈疽，及一切毒肿，坚硬肿痛，攻冲四畔，焮肿……用芸薹菜取自然汁，入蜜少许相和，调药令稀稠得所，即看四畔肿赤处大小，剪生绢上匀推，可厚一钱贴之，干即宜。"

《卷之五十四·外用溃毒药》："治诸肿毒，坚硬不消。升麻、葛根、黍粘子、地骨皮、金银花、黄花地丁、甘草（各等分），上为粗末，每用五七钱，水一升，煎十沸，于肿处四畔热用，冷则再暖。"

《卷之五十四·如冰散》："治一切赤肿，但痈毒结未成者，并可消。上用黄蜀葵花子不拘多少，研细，滴水令稀稠得所，将绢帕子裹定，旋挹所余汁，扑肿所四畔，数扑之。"

《卷之五十四·黄连膏》："治一切久癣，积年不瘥，四畔潜侵，复变成疮，疮疱赤黑，痒不可忍，搔之出血。"

《卷之五十五·行针法》："灸后火燥冲双目，四畔刺血令宣通。"

六、《本草品汇精要》

《本草品汇精要》是明代唯一的官修大型综合性本草，也是中国古代最大的一部彩色本草图谱。

《卷之十三·乌头》："先取药涂四畔，渐渐近疮，习习逐病至骨，疮有熟脓及黄水出涂之，若无脓水有生血及新伤肉破，即不可，涂立杀人，亦如杀走兽敷箭镞，射之十步即倒。"

《卷之三十·白僵蚕》："《别录》云：白僵蚕为末，水调服五分，治瘰疬及治背疮，以针挑四畔水调敷之，即拔出根；又炒黄为末敷一切金疮。"

《卷之三十一·蜘蛛》："户边蜘蛛杵以醋调，疗背疮，先挑四畔令血出根稍露，用药敷干，即易旦至夜拔根出有效。"

《卷之四十·白苣》："《别录》云：治鱼脐疮，其头白似肿痛不可忍，先用针刺疮上及四畔作孔，以白苣汁滴孔子瘥；治沙虱毒，以莴苣菜汁敷之瘥。"

七、《外科理例》

《外科理例》为明代著名医家汪机所著，成书于1531年。其辑录宋元明医家关于外科的论述，结合作者的临证心得，系统阐述外科病证的病因病机、治则治法和方药；特别提出"外科必本于内，知乎内以求乎外"，主张脓未成以消散为主、脓成则宜尽早切开。该书持论公允，见解独特，随证变通，学验皆备，对后世外科发展产生了很大影响。

《卷一·论恶肉四十二》："四围仍有肿燉处，用毫针烧赤刺之，约一米深，红肿则缩。"

《卷一·论金银花酒五十三》："金银花生取藤叶一把，磁器内烂研入白酒少许，调和稀稠得宜，涂敷四围，中心留口以泄毒气。"

八、《校注妇人良方》

《校注妇人良方》是明代著名医学家薛己以宋·陈自明《妇人大全良方》为蓝本校注编著的。《校注妇人大全良方》使《妇人大全良方》有了完整的标准版本，使《妇人大全良方》更加贴近临床，辨证论治观点更加鲜明，指导妇产科临床具有十分重要的意义。

《卷二十四·附治验》："一妇人患前症，四畔微赤，作痛重坠，脓水淋漓，胸膈不利，饮食少思，内热口苦，夜间少寐。此部结伤脾血也，用归脾汤，解郁结生脾血，用补中益气加茯苓、半夏补脾气除湿热，寻愈。"

九、《急救良方》

《急救良方》系明·张时彻根据佚名氏《急救方》中的单验方加以增删订正而成，内容以急救为主。

《卷之二·痈疽疔毒第三十五》："治附骨疽久不瘥，脓汁败坏，或骨从疮孔出，用大蛤蟆一个，切碎；乱头发一握，如鸡子大；猪油四两，以猪油煎前药，滤去渣，如膏，先以桑根皮、乌豆煎汤洗，拭干，煅龙骨末掺疮四畔，令易收敛，却用膏贴之。"

《卷之二·痈疽疔毒第三十五》："用蝉蜕、僵蚕为末，酸醋调涂四畔，留疮口，根出稍长，然后拔去，再用药涂疮上。"

《卷之二·痈疽疔毒第三十五》："治鱼脐疮头黑皮破，黄水出四畔浮浆，用蛇蜕烧存性，细研，鸡子清调敷。"

十、《古今医统大全》

《古今医统大全》系明代徐春甫撰。该书包括内、外、妇、儿、骨伤、五官科以及老年病 400 余种，每病载有病机、脉候、治法、方药、易简诸方、灸法、导引法等项。

《卷之八十·疮疡针法总论》："若治咽喉，当用三棱针，若丹瘤及痈疽，四畔赤焮，疼痛如灼，宜砭石砭之去血，以泄其毒，重者减，轻者消。"

《卷之八十八·论色脉》："凡小儿，唇口四畔黄如橘，主口臭，乃脾之积热也。"

《卷之八十八·面部杂病证》："《宝鉴》云，口四畔黄如橘，脾之积热。"

《卷之九十·鱼脐疮》：疮头黑深，破之黄水出，四畔淳浆，用蛇蜕皮烧存性，细研，鸡子渍调敷。"

《卷之九十五·本草虫鱼部》："蜘蛛……发背疮，杵以醋和，先挑四畔，令血出张露，敷之，干即易。"

十一、《医学纲目》

《医学纲目》由明·楼英编，刊于 1565 年。前代医书编写多以病为纲，只作一次划分，至楼氏始以五脏六腑为纲，各脏腑所属疾病为目，一二级类目依次排列，条理井然。这种分纲列目编排病证的方法实为楼氏首创，对后世医学著作的编辑体例有很大影响。

《卷之十五·产后头痛》："芎附散治产后败血作梗，头痛，诸药不效。上大附子一枚，酽醋一碗，用火四畔炙透，蘸醋令尽，去皮脐，加川芎一两，并为细末，每服一钱，茶清下。"

《卷之十八·溃疡》："凡疮肿，以手指从疮旁按至四畔上赤黑者，按之色不变，脓已结成。"

《卷之十八·溃疡》："治发背痈疽，脓尽生肉平满，宜用紧疮口生肌青散子……相和新汲水调摊纸上贴四畔，中心疮口不用贴。"

《卷之十九·痈疽所发部分名状不同》："下焦发为流注虚损候，前阴股两处起如鸡卵大，长横折内，初起肿核结块，后四畔浮肿，相并伏硬，色青黑。"

《卷之十九·痈疽所发部分名状不同》："两曲挂膀肚下，内外两踝前有廉刃，两边为里外廉，上结痈肿。此处近骨，难瘥。宜用收毒散外贴四畔，中心即用活血肉药贴，无害。"

《卷之十九·痈疽所发部分名状不同》："治疔肿。以针刺四畔，用石榴皮末着疮上，调面围四畔，灸痛为度，调末敷上，急裹，经宿连根自出。"

《卷之十九·痈疽所发部分名状不同》："三曰雄疔，其状疱头黑魇，四畔仰，疱浆起有水出色黄大如钱孔形。忌房事。"

《卷之十九·痈疽所发部分名状不同》："七曰三十六疗，其状头黑，浮起形如黑豆，四畔起大赤色，今日生一，明日二，后日三，乃至，若满三十六，药所不能治，俗名黑疱，忌嗔怒蓄积愁恨。"

《卷之十九·痈疽所发部分名状不同》："九曰盐肤疗，其状大如匙面，四畔皆赤，有黑粟粒起。大忌食咸物。"

《卷之二十八·脊痛脊强》："脊膂并腰疼……忌灸，又于四畔紫脉上去血如藤块者不可出血，出血，血不止，令人夭，三里（泻），五枢。"

十二、《古今医鉴》

《古今医鉴》是明·龚信撰的一部综合性医书，作者经 20 年搜辑，上自《黄帝内经》《难经》，下迄明初诸医学文献，首列脉诀、病机、药性、运气四项总论，作为临证的理论基础。

《卷之十五·疗疮》："惟三十六疗最为可畏，其状头黑浮起，形如黑豆，四畔大，赤色，今日生一，明日生二，后日生三，乃至十数，犹为可治。若满三十六，则不可治矣。"

十三、《赤水玄珠》

《赤水玄珠》全称《赤水玄珠全集》，又名《孙氏医书三种》，是明·孙一奎撰的医书。论述内外妇儿各科病证，每门再条分缕析，分述因、证、治方、附诸家治验，该书汇集明代以前诸家之粹，是一部有参考价值的综合性医书。

《第三卷·头风》："芎附散产后败血作梗头痛，诸药不效。大附子一枚，酽醋一碗，用火四畔炙透，蘸醋令尽，去皮脐，加川芎一两，并为细末，每服一钱，茶清调下。"

《第二十八卷·异痘须知》："四围痘若疮起发，根窠四畔，又旋出小痘，攒簇本疮，或发似粟米，不待养浆，即加瘙痒而死。"

《第二十八卷·妇女痘》："铁箍散，治痘后痈毒。凤凰蜕烧灰，醋调围四畔，留头出毒气其佳。"

《第二十九卷·疗疮》："上用膏贴，疗疮四畔纴之，其疗二三日自然拔出。"

十四、《本草纲目》

《本草纲目》是明·李时珍撰于 1552 年至 1578 年的本草著作，此书采用"目随纲举"编写体例，故以"纲目"名书。其总例为"不分三品，惟逐各部；物以类从，目随纲举。"其中以部为"纲"，以类为"目"，计分 16 部（水、火、土、金石、草、谷、菜、果、木、服器、虫、鳞、介、禽、兽、人）60 类。各部按"从微至巨""从贱至贵"，既便于检索，又体现出生物进化发展思想。

《石部第九卷·滑石》："小便不通：滑石末一升，以车前汁和，涂脐之四畔，方四寸，干即易之，冬月水和。（杨氏《产乳》）"

《草部第十七卷·乌头》："瘰疬疮根，结核疬、毒肿及蛇咬。先取涂肉四畔，渐渐近疮，习习逐病至骨。疮有热脓及黄水，涂之；若无脓水，有生血，及新伤破，即不可涂，立杀人。"

《菜部第二十七卷·白苣》："鱼脐疮，其头白似肿，痛不可忍：先以针刺破头及四畔，以白苣取汁滴孔中，良。（《外台秘要》）"

《果部第三十卷·安石榴》："疗肿恶毒：以针刺四畔，用榴皮着疮上，以面围四畔，灸之，以痛为度。仍纳榴末敷上急裹，经宿连根自出也。（《肘后百一方》）"

《果部第三十卷·银杏》："水疗暗疗：水疗色黄，麻木不痛；暗疗疮凸色红，使人昏狂。并先刺四畔，后用银杏去壳，漫油中年久者，捣敷之。（《普济方》）"

《虫部第四十卷·蜘蛛》："疗肿拔根：取户边蜘蛛，杵烂，醋和，先挑四畔血出，根稍露，敷之，干即易。一日夜根拔出，大有神效。（《千金方》）"

《鳞部第四十三卷·蛇蜕》："治鱼脐疮出水，四畔浮浆。用蛇蜕烧存性研，鸡子清和敷。"

十五、《证治准绳》

《证治准绳》又名《六科证治准绳》或《六科准绳》。明·王肯堂撰，刊于1602年。全书以阐述临床各科证治为主。

《卷之五·产后门·头痛》："芎附散治产后败血作梗，头痛诸药不效者。附子一枚，酽醋一碗，用火四畔炙透，蘸醋令尽，去皮脐，加川芎一两，并为末，每服一钱（又作二钱），茶清调下。"

《疡医·卷之四·胫部（十七）·臁疮》："《鬼遗》云：两曲，膀肚下内外两踝前，有廉刃两边，为里外廉。上结痈肿，此处近骨难瘥。宜用收毒散外贴四畔，中心即用活血肉药贴，无害。"

《疡医·卷之五·诸肿》："治一切赤肿，但痈毒结未成者，并可消。上用黄蜀葵花子不拘多少研细。滴水令稀稠得所，将绢帕子裹定，旋挹所余汁，扑肿所四畔数扑之。"

《疡医·卷之四·背部（十二）·发背》："发背疽漫肿，中央色黯，四畔微赤微痛，脉举之浮大，按之微细，左寸短而右寸若无，十余日，肿未全起。"

《疡医·卷之三·头部（一）·癞头疮》："头上生疮，状如葡萄痛甚，久而无脓，何如？曰：名鬓毛疮，治法上同。必须详验其疮，若中陷而四畔高起，色如黄蜡者，广疮也。"

《疡医·卷之二·溃疡·生肌》："疮口浅平，则以散末干上，直至脓净肉满，方用生肌散。四畔轻轻揿之，蹙令渐小，以至于合，则无他患矣。"

十六、《外科启玄》

《外科启玄》是明·申斗垣撰写，刊于 1604 年。卷一至卷三总论疮疡的病候、诊法及治则，共 72 论；卷四至卷九分论外科约 200 种疾病的证治，并绘有图形；卷十附入《痘科珍宝》一卷。卷十一至卷十二为治疗方剂。

《卷之二·明疔疮治法论》："大抵疔疮四围有赤焮肿，名曰有护场，如四围不赤肿，即不是护场，亦不可治也。"

《卷之四·右鬓发》："初起如疖子大，次后渐大，四围黄赤，坚如石，有脓肿，上似猪皮鬃眼。"

《卷之十一·痈疽发背》："如发热者，米醋调涂四围及开处厚些即不走开，或姜汁同醋调尤妙。如发热者，蜜同醋调，或茶卤调涂，枯之立愈……治阴发背满疮面黑烂，四围好肉上用洪宝丹把住，中间以此膏敷之。"

十七、《外科正宗》

《外科正宗》是明代陈实功著，成书于 1617 年。该书首论病因病理，次叙临床表现，继之详论治法，并附以典型病例，是一部明代最具代表性的外科学著作。

《卷之一·痈疽治法总论第二》："如七日之后，疮不大肿高，四边又不焮痛，疮头亦无脓意相粘，此为阴阳相等之症，宜用化腐紫霞膏涂疮顶上……又如疮之四边根脚余肿，其功又在敷药收束根本，庶不开大。初起时，宜用金黄散敷于四边，乃拔毒、消肿、止痛。"

《卷之二·脑疽论第十六》："内服万灵丹或蟾酥丸发其大汗，解散内蕴之毒，次日患上或肿或不肿，或痛或不痛，仍插仍贴，直至患顶肿高，根脚突起四围列缝有脓方住插药。"

《卷之二·瘰疬主治方》："毒气发于脾经者，生为黄鼓疔。其发初生黄泡，光亮明润，四边红色缠绕，其患初生口角、腮颧、眼胞上下及太阳正面之处，发之便作麻痒，绷急硬强；重则恶心呕吐，肢体木痛，寒热交作，烦渴干哕，此等出于脾经之病也。"

《卷之三·乳痈乳岩看法》："已溃脓黄而稠，肿消疼痛渐止，四边作痒，生肌者顺。溃后脓水自止，肿痛自消，新肉易生，脓口易合者顺。"

《卷之三·痔疮主治方》："如漏之四边有硬肉突起者，加蚕茧二十个，炒末和入药中，此及遍身诸漏皆效。"

《卷之三·下部痈毒门·臀痈论第三十五》："初起毒从五脏蕴积者，患必有头红热，坠重如石，内必口干发热，宜内清沃雪汤通利积热，外以膏贴疮顶四边以如意金黄散敷之，拔出瘀脓紫血，内兼托药自愈。"

《卷之四·阴疽论第三十九》："阴中突出如菌子、如鸡冠，四边肿痛者，乃肝郁脾虚所致。"

十八、《神农本草经疏》

《神农本草经疏》,又名《本草经疏》,是明·缪希雍所著,刊于1625年。该书三十卷,卷一、二为《续序例》上、下,论述药物的性味主治等内容,载有医论30余篇,将药物与辨证结合论述,分列诸病应忌药七门(即阴阳表里虚实、五脏六腑虚实、六淫、杂证、妇人、小儿、外科)。

《卷三·滑石》:"杨氏《产乳》,小便不通。滑石末一升,车前汁和涂脐之四畔,方四寸,干即易之,冬月水和。"

《神农本草经疏·卷二十二·蛇蜕》:"《直指方》,鱼脐疮出水,四畔浮浆。用蛇蜕烧存性,鸡子清和傅。"

十九、《简明医彀》

《简明医彀》是明代孙志宏撰于1629年的一部综合性医书。该书所列诸方,多系参酌古今文献、结合个人经验、心得之自订方,虽无方名,但立方缜密,遣药灵活,颇具特色。

《卷之六·痈毒肿结》:"围方(涂一切肿毒),南星、草乌、赤小豆、黄柏(等分),上为末,如红肿以醋调,白肿以姜汁调,围患处四畔。"

《卷之六·诸疮》:"鱼脐疮(头黑,深黄,水四畔流出),蛇蜕烧存性为末,鸡子清调搽。"

《卷之八·桑枝灸法》:"若已腐溃,新肉生迟,宜四畔灸之。瘰疬、流注、臁疮、恶疮久不愈者,亦宜此法。"

二十、《卫生易简方》

《卫生易简方》是由明·胡濙编写,书中分为诸风、诸寒、诸暑、诸湿等145类病证,共396方,多数方剂药仅一二味,且多为易得之品。

《卷之八·手足》:"治甲疽或因割甲伤肌,或因甲长侵肉成疮肿痛,复缘靴窄研损,四畔黄水浸淫,五指俱烂,渐引上脚,如火烧疮,用绿矾五两,置铁板上火煅,矾沸如金汁者良,沸定汁尽去火,待冷按为末,色似黄丹。先以汤洗疮,拭干敷之。"

《卷之八·疔肿》:"又方:用针刺四畔,以石榴皮末着疮上,调面围四畔,灸痛为度。调末敷上急裹,经宿连根自出。"

《卷之九·疔肿》:"治鱼脐疮肿痛不可忍者,先以针刺疮上及四畔作孔,用白萵苣取汁滴入孔中,痛即止。人不可多食,令人昏目。"

二十一、《医灯续焰》

《医灯续焰》由明·王绍隆编撰的一部脉学著作。全书联系各科病证，阐述脉理、治法，内容比较详备。

《卷十三·痈疽脉证第七十四》："若疮肿初生即高起，四畔焮赤，宜捣生寒药贴之，折伏其热势，驱逐其邪恶，扑火之义。"

二十二、《医宗说约》

《医宗说约》为清·蒋示吉撰于 1663 年，系清初一部较通俗之综合性医书。各科皆按疾病分类予以阐述，有论有方，流传颇广。

《卷之五·外科赋》："溃疡外治，更有奇方。脓不尽而腐不脱，红升丹之妙无穷；腐已尽而新不生，八宝丹之功尤大。疮口紫黑而坚硬，桑枝灸甚佳（用葱艾汤洗后，将桑枝燃火吹息，稍近肉取火气灸患片时，日三五次，新肉生迟，宜灸四畔）。"

二十三、《外科大成》

《外科大成》是清代祁坤撰于 1665 年的外科著作。该书辨证详明，治法丰富，是中医外科重要参考书。

《卷之二·脑疽治验》："先隔蒜灸之，次以蟾酥饼贴灸上。四边以吸毒散敷之。收其根。截血膏敷伤处四围，能化血破瘀，止痛消肿。"

《卷之四·跌仆损伤》："如金疮着水，则疮口如番花者，用韭菜汁调敷疮口四围，次以微火灸之。"

《卷之四·夹伤》："再用一二人以笔管于患者脚面上轻轻解之，助通血脉，候伤处凹者突起，四围肿大为度即服琼液散，随饮至醉为度。"

二十四、《本草详节》

《本草详节》是清·闵钺编著、卢煌校正的一部本草类中医著作，载药 699 种，每药首录性味阴阳、有毒无毒、产地、生药形态、归经、相使、相恶、禁忌、炮制等内容；次述功效、主治；末为按语，阐述治病机理、配伍应用及用药宜忌。

《卷之四·草部·草乌头》："附：射罔，味苦，大毒。主恶毒蛇咬，先取涂四畔，渐渐近疮。有新血及新伤破，涂之立杀人。"

二十五、《本草备要》

《本草备要》为清·汪昂所著。书中每药先辨其气、味、形、色，次述所八经络、功用、主治，并根据药物所属之"十剂"，分记于该药之首。

《木部·芙蓉花》："治一切痈疽肿毒有殊功（用芙蓉花，或叶，或皮，或根，生捣或干研末，蜜调涂四围，中间留头，干则频换）。"

二十六、《本经逢原》

《本经逢原》为清代著名医家张璐著，成书于1695年。全书分四卷，记述700余种药物，以临床实用为主。

《卷二·草乌头》："乌喙、射罔至毒之药。虽有治尸疰症坚瘰疮毒肿及蛇咬，先取涂肉四畔，渐渐近疮，习习逐病至骨，疮有热脓及黄水肿者，方可涂之。若无脓水有生血及新伤破，即不可涂，立能杀人。"

二十七、《包氏喉证家宝》

《包氏喉证家宝》是清代包三述所著。

《咽喉七十二证考》："川大黄（穿心者更佳，用纸浸湿重包，炉火煨，厕中浸一宿，取出洗净晒干，研末听用，一两），五倍子（醋炒黑，三钱），白芷（五钱），露蜂房（蜜炙，三钱），芙蓉叶（晒干，二两），羌活（五钱）共研细末，瓷瓶装，每用蜜水调敷肿处周遭，中留一孔出毒瓦斯。岩按：外证红肿亦能治。"

二十八、《张氏医通》

《张氏医通》是清·张璐撰，刊于1695年。该书系一部以杂病为主的综合性医著，以病集方，方有方解，辨析配伍。

《卷十一·产后》："若血虚，四物加参、术。有产后败血上冲头痛，非琥珀黑龙丹不效。又方，治产后败血作梗头痛，诸药不效。用大附子一枚，酽醋一碗，用火四畔炙透。蘸醋令尽，去皮脐，加川芎等分，并为末。每服钱半。或二钱。茶清调下。"

《卷十二·异痘》："疮虽起发，四畔又出小痘，攒簇如粟米，不待长养灌浆，必加搔痒而死。"

二十九、《幼幼集成》

《幼幼集成》是清·陈复正所撰的一本儿科著作。该书总结了前人对小儿生理病理特点的论述，对儿科常见病的证治进行了系统的归纳。

《卷五·痘疹西江月》："既识五般死证，其间吉病如何？疮头饱满作脓窠，任是推磨不破。四畔根盘红活，安眠静卧平和。光壮收靥不蹉跎，管取疹疾勿药。"

《卷五·起发证治歌》："凡痘有中心微起含水色，四畔干枯者，此毒火熏蒸，津液枯竭，急以疗痘之法治之，否则尽枯。又复烦躁叫哭喘渴者不治。"

《卷五·起发证治歌》："凡疮起发，颗粒分明，尖圆磊落者吉，若彼此牵连成一片者凶。如上分气血虚实，用解毒快斑治之。或本痘起发，或于根窠，四畔又旋出小者，攒簇本疮，成丛似粟者，不待养浆，即加瘙痒而死矣。"

三十、《本草纲目拾遗》

《本草纲目拾遗》是清代医学家赵学敏编著，除补《本草纲目》之遗以外，又对《本草纲目》所载药物备而不详的，加以补充，错误处给予订正。

《卷七·消毒散》："治痈疽疔毒及初生多骨疽。《良方汇选》：大黄一两，芙蓉叶晒干为末、五倍子各一两，麝香、冰片各三分，藤黄三钱，生矾三钱，共为末，米醋调成如浓糊，涂于多骨疽之四周，中留一头如豆大，以醋用鹅翎不时埽之，若不埽，任围则无益，一日夜即内消。其余痈疖，亦以此敷之，神效。"

《卷七·篏毒活人方》："五倍子略焙一两，藤黄四两，铜青少许，小粉炒八两，作锭，用时醋磨涂。一切无名肿毒，藤黄五钱，五倍子二两，白蜜、葱头各一两，用米醋调围患处，留顶勿敷。"

《卷十·虫部》："卿子妙方，蟑螂虫其黄紫色甚臭者，取数个，用患者自吐唾沫几口，研烂敷疮四围，顶上露孔，使毒瓦斯从孔出，一日愈矣。"

《卷十·虫部》："邵仲达方，治疔疮，取蟑螂大者七个，去头足壳，将砂糖少许同捣烂，敷疔四围，露出头，昼夜即愈。"

三十一、《针灸集成》

《勉学堂针灸集成》又名《针灸集成》，由清·廖润鸿编，刊于1874年。作者以求实的态度，引录了《黄帝内经》《难经》《甲乙经》《千金方》《资生经》等古代医著中关于针灸论述的精华，并在《铜人经》的基础上，对穴位做了审慎的考证，其中"别穴""讹穴"二节，解决了不少存疑问题。

《卷二·头面部》："头面风瘴发作，一二日赤肿，形如火烂，突起如棒子，或如润，太因渐广大，气息奄奄，急以三棱针乱刺，当处及四畔赤晕不计其数，多出恶血，片时即苏，色变如常，翌日更观未尽处及新量针刺随肿，随针则神效宜临机应变。"

《卷二·诸药灸痈疽法》："白癞先针周匝，当处四畔，无间后即用熟艾按作长条，继作环圆数重于炉灰上，次用信石作末，播其环艾之上，放火于艾端，又以穿孔大瓢覆其上，则烟出瓢孔，即以白癞照熏于其烟，而初不愈，如初针后，又照熏如初，神效。"

《卷三·足太阳膀胱经左右凡一百二十六穴》："又于四畔紫脉上出血，如藤块者不可出血，血不止令人夭（《纲目》）。宜针入一寸半（一云五分），留七呼禁不可灸（《纲目》）。"

《卷四·督脉》："百会在前顶后一寸五分……一曰百病皆治，宜针此二分，得气即泻，若灸至百壮，停三五日，后绕四畔，用三棱针出血，以井花水淋之，令气宣通，否则恐火气上壅令人目暗。"

第四章　中医外科疾病的四畔诊法

第一节　四畔辨病

中医学重视辨证，认为只有辨证，才能抓住疾病的本质，抓住动态变化中的相对静止因素，而后从根本上指导临床施治。而中医外科学强调辨病，如《疡科心得集·疡证总论》中说："凡治痈肿，先辨虚实阴阳（辨证）。《经》曰：诸痛为实，诸痒为虚，诸痛为阳，诸疽为阴。又当辨其是疖，是痈，是疽，是发，是疔等证（辨病）。"早在《灵枢·痈疽》就列举了人体不同部位的 17 种痈疽疾病，对其各自的临床特点做了扼要的阐述，并对痈疽进行了鉴别。所谓辨病，就是辨识具体的疾病，任何疾病都有一定的临床特点，其发生、发展及转归、预后也有一定的规律。辨病的目的在于掌握疾病发生、发展的规律，和与之相关疾病的鉴别诊断。例如均为疔疮，但疫疔、手足疔疮、颜面疔疮的症状表现、施治方法和预后转归等是不同的。因此，中医外科学的辨证特点：首先，强调辨病与辨证相结合，先辨病后辨证。其次，是全身辨证与局部辨证相结合，尤以局部辨证为主。最后，在局部辨证中，辨病灶和辨病灶四畔相结合。这三者紧密结合才能对疾病有全面准确的认识。如臁疮是发生于小腿臁骨部位的慢性溃疡，最常见的引发臁疮难愈的原因是存在慢性静脉功能不全，尚需诊察患者是否还存在动脉闭塞性疾病、血管炎、代谢性疾病等其他可能引发伤口不愈合的疾病。而辨臁疮局部时不仅需注意溃疡的大小、形态、色泽等，还要注意溃疡四畔的症状和体征的改变。流痰发病缓慢，局部不红不热，化脓也迟，溃后脓稀薄如痰，不易收口，以阴阳辨证来辨属阴证。但结合全身症状来辨，疾病后期，如日渐消瘦、精神萎顿、面色无华、形体畏寒、心悸、失眠、自汗，舌淡红、苔薄白，脉细或虚大者，属气血两亏；如午后潮热、夜间盗汗、口燥咽干、食欲减退，或咳嗽痰血，舌红少苔，脉细数者，则属阴虚火旺。所以临床辨病须按以下程序进行：

一、详询病史

主要是从本次发病的原因或诱因开始，细致而有重点地询问发病的过程、疾病的变化，从中抓住可以决定或提示诊断的关键线索，为辨病提供依据。对过去的病史（包括个人生活史）、做过的诊断、治疗的经过和效果，亦应加以询问，以资参考。例如：有足癣的患者，突然出现下肢红肿，多数为丹毒。

二、全面体检

在询问病史的同时，对每位患者均进行全面体检，既可以了解患者的一般状况，又可以全面搜集临床体征，以提供分析、判断的资料，避免漏诊或误诊，从而达到准确辨病的目的。如对乳房肿块的患者，细致诊察全身和乳房局部情况及区域浅表淋巴结的变化，有助于乳癖和乳岩的鉴别。

三、注重局部和四畔

外科疾病的最大特点是局部症状与体征，不同的疾病局部表现各异，同一种疾病不同阶段也表现不一，因此重点诊察局部特征是辨病的关键，而四畔理论尤其重视局部特征，对于病变周围区域的描述更加详尽具体，对确定是否属于外科病、是哪种疾病、处于哪一阶段都是至关重要的。同时，详查局部又可积累外科临床经验、验证疗效。

四、辅助检查

新技术是四诊的发展和延伸，并可提供疾病微观状态不同侧面的真实情况，因此合理选用新技术来辅助检查对辨病和辨证是必要的。当然有些新技术的特点是有创伤性、价格昂贵，而且需要具备一定的条件等，因此临床选用时必须了解新技术的原理、目的、适应证、注意事项、不良反应等。

五、综合分析

辨病时运用望、闻、问、切四诊的方法，取得临床第一手资料，这些资料的完整、全面、准确与否，直接影响辨病的准确性。全面分析、准确辨病是一种能力，是受医学知识、临床经验、思维方法影响和制约的，只有在这三方面刻意锻炼，才能最终提高辨病水平。

第二节　四畔辨证

四畔辨证是指围绕病灶四畔的特征进行中医证候辨识的的诊断方法。宋·陈自明《外科精要》中谓："疮疡用围药，如肿痛热渴，症属纯阳……若似肿非肿，似痛非痛，似溃不溃，属半阴半阳……若微肿微痛，或色黯不痛，或坚硬不溃，症属纯阴。"元·齐德之《外科精义》也非常重视在痈疽、疮瘤、疔疮、阴疮等疾病中的四畔辨证和治疗。

近现代医家对外科疾病的辨证论治中也隐含了大量四畔辨证的观念。张广利应用箍围疗法治疗脱疽，并认为脱疽初期，患肢发凉怕冷、酸胀麻木、足部皮色紫绀、汗毛脱落等，治宜温经活血、通络止痛，方选回阳玉龙膏，药为细末，麻油调敷患处；脱疽中期，患肢局部红肿，热痛较重，遇热痛甚，遇凉痛缓，治宜清热养阴、散瘀止痛，方选如意金黄散，药为细末，陈醋调敷患处；脱疽后期，患肢剧痛，日轻夜重，喜凉怕热，足部紫绀、肿胀、渐变紫黑、溃破腐烂，气味臭秽，治宜清热解毒、化瘀通络，方选清热提毒散，药为细末，蜂蜜调敷患处；且敷药时，敷药范围略超过病变范围。张翠月等认为在治疗脱疽时，若患肢创面周围红肿明显，表明瘀热较盛，治宜清热散瘀、消肿止痛，用金黄膏或金黄散以箍围收疮；如组织坏死界限不清时，外用抗生素纱布湿敷加金黄散水调箍围足背，待坏死界限清晰后，坏死区用红油膏纱布，周围加金黄散薄敷。

由此可见，无论是在中医古籍还是近现代文献中，四畔辨证在外科疾病的诊治中均占有重要的地位。在临床实践中，应用四畔疗法时必须首先进行四畔辨证。

一、阴阳辨证

（一）阴阳辨证的具体内容

阴阳辨证是八纲辨证的总纲。《疡医大全》载："凡诊视痈疽、施治，必须先审阴阳，乃医道之纲领。阴阳无谬，治焉有差！医道虽繁，可以一言蔽之者，曰阴阳而已。"因此，外科疾病的辨证必须首先辨清它的阴阳属性。而中医外科疾病的阴阳辨证重点在于局部症状，在局部辨证时，不仅要辨别病灶局部的阴阳，而且也要注重病灶四畔的辨证，进行四畔辨证时首先应进行四畔的阴阳辨证，要点如下：

1. 四畔皮肤色泽

四畔颜色红活焮赤的属阳，紫暗或皮色不变的属阴。

2. 四畔皮肤温度

四畔皮肤灼热的属阳，不热或微热的属阴。

3. 四畔肿胀形势

四畔皮肤肿胀形势高起的属阳，平塌下陷的属阴。

4. 四畔肿胀范围

四畔皮肤肿胀局限，根脚收束的属阳；肿胀范围不局限，根脚散漫的属阴。

5. 四畔皮肤质地

四畔皮肤软硬适度的属阳；四畔皮肤坚硬如石或柔软如棉的属阴。

6. 四畔疼痛程度

四畔组织疼痛比较剧烈的属阳，不痛、隐痛、酸痛或抽痛的属阴。

（二）阴阳辨证的注意事项

1. 局部辨证与全身辨证相结合

外科疾病的阴阳划分既要着眼于局部表现，又要依据全身症状，以及舌苔脉象，全面地分析、判断，才能得出正确的结论。阴证阳证的辨别，应着眼于疾病的全过程，要对疾病发生发展规律及其性质有一个概括性的了解，把握患者在某个阶段出现的局部症状与全身反应的主次关系，只有从整体出发，全面辨证，才能准确无误。

2. 创面辨证与四畔辨证相结合

外科疾病的四畔辨证是局部辨证的一部分，是对疮面辨证的补充，是对局部辨证的完善。但在临床辨证的具体过程中，不能拘泥于其中一点，而是要进行综合分析，既要互相结合，又要辨别真假。临床中有很多疾病可能会出现创面属阳、四畔属阴，或创面属阴、四畔属阳的情况，深入分析，辨别真假十分重要。只有在临床中细致、全面地分析，才能使疮疡的局部辨证更加准确。

3. 掌握阴阳的消长转化

阴阳转化，既有疾病自身的转化，又有治疗后发生的转变。概括地讲，正气由衰转强时，证型要由阴转阳；邪气由盛转衰时，阴证亦可转为阳证；阳证由于正气衰弱亦可转为阴证。所以临床的关键，在于抓住正邪的盛衰，扭转阴阳的转化，使阴证转为阳证，防止阳证转为阴证。阴阳辨证的真正实用价值正体现在从阴阳的转化中，提示疾病的本质和趋向，通过临床施治，最终取得阴阳平衡，使疾病痊愈。

二、部位辨证

传统的部位辨证是针对病灶所居人体的上、中、下三个部位的证候特点的归纳，从严格意义上讲，是对疾病发生部位不同而带来的不同中医证候特点的辨识。这种中医证候随着发病部位而不同的特点，不仅反映在病灶局部，也同样反映在病灶周围（四畔）方面，所以在进行四畔辨证时，要参考进行。清·高锦庭在《疡科心得集》例言中云："盖疡科之证，在上部者，俱属风温风热，风性上行故也；在下部者，俱属湿火湿热，水性下趋故也；在中部者，多属气郁火郁，以气火之俱发于中也。其中间有互变，十证中不过一二。"病位辨证，以上、中、下三个部位，作为探讨其共同规律的出发点，与其他辨证方法相互补充，相互联系，但对临床应用具有极其简洁而有效的指导作用。

（一）上部辨证

1. 发病部位

头面、颈项、上肢。

2. 病因特点

风邪易袭，温热多侵，故病因多为风温、风热、风火。

3. 发病特点

一般来势迅猛。

4. 常见症状

发热恶风，头痛头晕，面红目赤，口干耳鸣，鼻燥咽痛，舌尖红，苔薄黄，脉浮数；局部红肿宣浮，忽起忽消，根脚收束，肿势高突，疼痛剧烈，溃疡则脓黄而稠。

5. 常见疾病

头面部疖、痈、疔诸疮；皮肤病如油风、黄水疮等；颈项多见痈、有头疽等；上肢多见外伤染毒等。

6. 证型特点

常见有风热证、风温证。实证、阳证居多。

（二）中部辨证

1. 发病部位

胸、腹、腰、背。

2. 发病原因

气郁、火郁所致，"气火俱发于中，而后达于四肢"。此部的外科疾病，绝大多数与脏腑功能失调关系密切。

3. 发病特点

常于发病前伴有情志不畅的刺激史，或者素体性格郁闷，病发于不易察觉之时，一旦发病，情志变化影响症状的轻重与变化。

4. 常见症状

中部症状极其多样复杂，由于影响脏腑功能，症状表现轻重不一。

（1）情志不畅，呕恶上逆，腹胀痞满，纳食不化，泛酸嗳气，大便秘结，小便短赤，舌红，苔白，脉弦数。

（2）初觉疼痛灼热，继则红肿起疱，或流滋水；或局部高肿，触之硬痛，脓腔深在，脓液稠厚，或伴鲜血；或局部肿物，随喜怒消长等。

5. 常见疾病

乳房肿物、腋疽、肋疽、背疽、急腹症、缠腰火丹以及癥瘕积聚等。

6. 证型特点

初多气郁、火郁，属实，破溃则虚实夹杂，后期正虚为主，其病多及肝胆。

（三）下部辨证

1. 发病部位

臀、前后阴、下肢。

2. 发病原因

寒湿、湿热多见。多由湿邪所成，或从寒化，或从热化。

3. 发病特点

起病缓慢，初觉沉重不爽，继则症形全现，病程缠绵不愈，反复发作。

4. 常见症状

患部沉重下坠不爽，二便不利，或肿胀如棉，或红肿流滋，脓出清稀，创面时愈时溃。

5. 常见疾病

臁疮、脱疽、股肿、子痈、子痰、水疝等。

6. 证型特点

初起多为阴证，后期虚证为主，多兼夹余邪，病变涉及肺、脾、肾三脏。

三、局部辨证

四畔作为疮疡四周的组织，既不是坏死的，也不是健康的，而是处于病理状态的组织。这一区域是痈疽疮疡病理过程中邪正相争的主战场，其发展变化常预示着外科疾病的发展方向。疮疡四畔包含较丰富的信息，疮疡四畔的表现常常可反映病情的轻重。疮疡四畔局部辨证的要点如下。

（一）四畔皮肤色泽

四畔皮色能在一定程度上反映疾病邪正交争的盛衰、局部组织的血运情况等。若四畔区域皮色较正常皮肤出现轻度改变，如表现为略苍白或略暗红，则疾病程度较轻；若四畔区域皮色出现中度改变，如表现为潮红、较苍白等，则疾病程度稍重；若四畔区域皮色出现重度改变，表现为苍白或紫红、暗黑等，则病变程度往往较重。

（二）四畔皮肤温度

四畔皮温可以反映局部组织的血运、炎症反应的程度等。若四畔区域出现轻度皮温改变，表现为皮温稍低或稍高，则病情多较轻；若四畔区域出现中度皮温改变，表现为皮温升高或降低，则病情多稍重；若四畔区域出现重度皮温改变，表现为皮肤冰凉，则病情多较重。

（三）四畔皮肤质地

四畔的皮肤质地可以反映局部组织的营养状态。若四畔皮肤质地轻度改变，表现为皮肤稍硬或皮肤稍干燥，则病情多较轻；若四畔皮肤质地中度改变，表现为皮肤较硬或皮肤干燥、脱屑，则病情多稍重；若四畔皮肤质地出现重度改变，表现为皮肤硬韧或皮肤光薄，则病情多较重。

（四）四畔肿痛程度

四畔的肿痛程度可以反映局部组织的炎症状态等。若四畔表现为轻度肿胀触痛，则病情较轻；若四畔表现为中度肿胀触痛，则病情稍重；若四畔表现为重度肿胀触痛，则病情多较重。

（五）四畔浅静脉充盈状态

四畔浅静脉充盈状态可以反映局部组织的血液循环状态。若四畔浅静脉轻度瘪陷，即平卧时略瘪陷，站立时可充盈；或四畔浅静脉轻度曲张，则表示动脉供血略差，或静脉淤血稍轻，病情较轻。若四畔浅静脉中度瘪陷，即平卧时瘪陷，站立时充盈差；或四畔浅静脉曲张明显，则表示动脉供血较差，或静脉淤血较重，病情稍重。若四畔浅静脉重度瘪陷，即站立时仍不能充盈；或四畔浅静脉曲张严重，则表示动脉供血很差，或静脉淤血严重，病情较严重。

（六）四畔营养障碍征

营养障碍征阳性即包括皮肤干燥、光薄、弹性差、干裂，肌肉萎缩，趾（指）变细，趾（指）甲增厚、变形，汗毛稀疏等，多由局部组织供血不良导致。若病灶四畔表现为轻度营养障碍，则病情多较轻；若四畔表现为中度营养障碍，则病情多稍重；若四畔表现为重度营养障碍，则病情多较重。

（七）四畔泛红试验（指压试验）

四畔泛红试验即检查者以手指压迫患者局部皮肤或趾（指）甲1分钟，使皮肤变苍白，解除压迫后，皮肤在1～3秒内颜色可恢复正常；若超过4秒，则提示组织缺血。若坏死区四畔泛红试验轻度延长（≥4秒，但＜8秒），则病情较轻；若四畔泛红试验中度延长（≥8秒，但＜10秒），则病情稍重；若四畔泛红试验重度延长（≥10秒），则病情较重。

（八）坏死组织与周围组织的分界线

对于有肢端坏死的疾病，坏死区与周围组织有无分界线、分界线是否清晰均为判断该病预后的重要方面。坏死区与周围组织有无分界线、分界线是否清晰均为判断该病预后的重要方面。若分界线清晰，线状溃疡形成且肉芽新鲜，则预后较好。若分界线清晰，但线状溃疡处肉芽不新鲜者，预后稍差。若分界线不清晰者，多预后不良。若无分界线，且坏疽有蔓延趋势者，预后较差。

（九）四畔有无护场

护场是中医学描述"疔疮"病灶周围组织（四畔）出现红肿热痛等体征的概念。出自明·王肯堂《证治准绳》，原文载："疔之四围赤肿，名曰护场，可治……疔之四围无赤肿，名曰不护场，不可治。"原文是对疔疮四畔护场的辨识，现已发展成疮疡疾病均可适用，即疮疡四畔红肿局限，为四畔有护场，说明正气充足，疾病易愈；反之，说明正气不足，预后较差。

四、预后辨证

判断外科疾病的转归预后好坏的一种方法即辨善恶顺逆，如"五善七恶""顺逆吉凶"，在外科疾病的辨证过程中具有一定的重要性。《外科精义·辨疮疽善恶法》说："疮疽证候，善恶逆从，不可不辨。"善、恶、顺、逆均是指病理过程而言，其中的"善"和"顺"并不指生理功能的正常情况。

（一）辨善恶

所谓善证就是好的现象，恶就是坏的现象。善证表示疾病转归良好，恶证表示疾病转归凶险。辨善证恶证，是以观察分析外科疾病的全身症状变化为主，用来判断其转归预后的一种学说。

1. 五善

五善即脏腑没有因毒邪侵犯而功能失常。

（1）心善：精神爽快，言语清亮，舌润不渴，寝寐安定。

（2）肝善：身体轻便，不怒不惊，指甲红润，二便通利。

（3）脾善：唇色滋润，饮食知味，脓黄而稠，大便和调。

（4）肺善：声音洪亮，不喘不渴，呼吸均匀，皮肤润泽。

（5）肾善：并无潮热，口和齿润，小便清长，夜卧安静。

2. 七恶

七恶即脏腑功能受到毒邪侵犯而功能紊乱。

（1）心恶：神志昏糊，心烦舌燥，疮色紫黑，言语呢喃。

（2）肝恶：身体强直，目难正视，疮流血水，惊悸时作。

（3）脾恶：形容消瘦，疮陷脓臭，不思饮食，纳药呕吐。

（4）肺恶：皮肤枯槁，痰多音暗，呼吸喘急，鼻翼扇动。

（5）肾恶：时渴引饮，面容惨黑，咽喉干燥，阴囊内缩。

（6）脏腑败坏：身体浮肿，呕吐呃逆，肠鸣泄泻，口糜满布。

（7）气血衰竭（阳脱）：疮陷色暗，时流污水，汗出肢冷，嗜卧语低。

（二）辨顺逆

顺，即正常现象；逆，即反常现象。顺证是指外科疾病在其发展过程中按顺序出现应有的症状者，表示疾病发展过程顺利，能取得好的结局；逆证是凡不以顺序而出现不良症状者，表示疾病发展经过不顺利，转归凶险。顺证和逆证主要从局部症状进行辨析，其中包含疮疡的四畔辨证。

1. 顺证

（1）初起：由小渐大，疮顶高突，四畔焮红、灼热、疼痛，四畔红肿范围局限。

（2）已成：顶高根软，皮薄光亮，易脓易腐，四畔红肿范围局限。

（3）溃后：脓液稠厚黄白，色鲜不臭，腐肉易脱，四畔红肿消退、范围缩小，四畔疼痛减轻。

（4）收口：创面红活鲜润，新肉易生，疮口易敛，四畔皮色、皮温、感觉逐渐恢复正常。

2. 逆证

（1）初起：形如黍米，疮顶平塌，四畔皮温不高，四畔皮色如常，四畔根脚散漫。

（2）已成：疮顶软陷，肿硬紫暗，不脓不腐，四畔根脚散漫。

（3）溃后：皮烂肉坚无脓，时流血水，肿痛不减，四畔根脚散漫。

（4）收口：脓水清稀，腐肉虽脱，新肉不生，色败臭秽，疮口经久难敛，创面不知痛痒，四畔根脚散漫。

善证和顺证是人体在感受病邪后发生的一系列局部和全身症状，但由于正气未衰，气血充足，能与病邪相争，而且正气占优势地位，正能胜邪，毒邪不易扩散，不易侵犯内脏，也无明显全身症状，预后良好；恶证和逆证，是因人体感受病邪后，由于正气虚衰，气血不充，在相争过程中，正不胜邪，而以病邪占优势地位，致使毒邪扩散，内侵脏腑，则恶证频现。在临证中，见到善证和顺证不能疏忽，见到恶证和逆证亦不能轻易放弃，应及时治疗，如治疗恰当亦可转为善证和顺证。

参考文献

［1］陈红风. 中医外科学［M］. 北京：中国中医药出版社，2016：17-28.

［2］刘明."四畔理论"在静脉性溃疡的应用研究［D］. 济南：山东中医药大学，2006.

［3］刘明，陈会苓."四畔"辨证论治浅述［J］. 山东中医药大学学报，2005，29（3）：186-187.

［4］尚德俊. 新编中医外科学［M］. 济南：济南出版社，1995：24-53.

［5］张幼雯，刘明. 基于中医外科文献整理的疮疡四畔辨证施治研究［J］. 中医外治杂

志，2014，23（5）：3-5.

［6］张广利．脱疽病外治体会［J］．中医外治杂志，2007，6（3）：48-49.

［7］张翠月，高征．脱疽的中医内外辨治体会［J］．中国实验方剂学杂志，2011，17（9）：289-291.

第五章　中医四畔的外治技术

第一节　箍围疗法

一、概述

箍围疗法是将具有截毒、束毒和拔毒作用的箍围药与各类赋形剂调敷，用于病灶四畔，从而促使肿疡初起轻者可以消散；即使毒已结聚，也能促使疮形缩小，趋于局限，达到早日成脓和破溃；就是在破溃后，余肿未消者，也可用它来消肿，截其余毒，具有箍集围聚、收束疮毒作用的一种外治疗法。古称"贴法""贴熁""围药""敷贴"。

二、发展史

箍围疗法起源甚早，最早见于《五十二病方·痈》，在治疗颐痈时"勿尽傅，圆一寸，干，复傅之，而以汤洒去其药"的论述，开创了箍围疗法的先河。

唐·孙思邈的《备急千金要方》中，对本疗法有了相当翔实的载述："凡用药贴法，皆当疮头处，其药开孔，令泄热气……凡痈，无问大小，亦（已）觉，即取胶（膏）如手掌大，暖水浸令软纳纳然，称大小，当头上开一孔如钱孔大，贴肿上令相当，须臾干急。若未有脓者，即定不长；已作脓者，当自出。若以锋针当孔上刺至脓，大好。至瘥，乃洗去胶。"该书中还列举了许多确有疗效的箍围验方。

宋代《太平圣惠方》则专篇论述"治痈肿贴熁诸方"，并将其具体操作方法、换药方法及其寒温贴熁辨治方等做了全面的介绍。

明·陈实功在《外科正宗·卷之一·痈疽门·痈疽治法总论第二》中云"疮之四边根脚余肿，其功又在敷药收束根本庶不开大"，明确阐明了箍围法的应用部位和功用。

清·吴尚先《理瀹骈文》称"其功用，一是拔，一是截。凡病所聚结之处，拔之则病自出，无深入内陷之患；病所经由之处，已截之则邪自断，无妄行传变之虞。"陈士铎在《洞天奥旨》中明确指出外治法中最主要的为箍围法，并明确地将肿疡、溃疡分为阳火、阴火、半阴半阳之毒，并针对不同病机采用不同的贴敷法，充分体现了中医辨证论治的精髓。徐大椿集前人对箍围法的观点并补充自己的认识，对箍围进行了总结性的论述。《医学源流论·围药论》中说："外科之法，最重外治；而外治之中，尤重围药。凡毒之所最忌者，散大而顶不高……惟围药能截之，使不并合，则周身之火毒不至矣。其已聚之毒，不能透出皮肤，势必四布为害，惟围药能束之使不散漫，则气聚而外泄矣。如此则形小顶高，易脓易溃矣。"就是因为本疗法施用得当，确有初起者令其消散，已坚者促其破溃，溃脓者拔其余毒之效。

三、理论基础

箍围疗法是借助于箍围药调敷于病灶四周，以箍束疮毒，消散痈肿的一种敷贴方法。这种疗法的特点是施术用药于病灶周围，而不是仅仅着眼于病灶用药。中医外科疾病的辨证是全身辨证和局部辨证相结合，以局部辨证为主。而局部辨证中，更关注病灶的局部症状，很容易忽视病灶周围的变化。在浩如烟海的古籍中，对病灶周围的形态以及治疗有着散在的描述。刘明教授通过系统的整理挖掘提出四畔理论。尤其是对于疮疡四畔，指出四畔是脓腐与正常组织之间的区域。这一区域的组织，既不是坏死的，也不是健康的，而是处于病理状态的组织。这一区域是痈疽疮疡病理过程中邪正相争的主战场，它的发展变化预示着外科疾病的发展方向——向愈、恶化、慢性迁延。失治、误治，毒邪炽盛则四畔腐败并向里发展，表现为疔疮走黄或溃疡加深；治疗得当，正盛邪衰，则四畔气血流通，脉络通畅，托毒外出，脓腐自脱，新肉渐长，创面修复，病变组织转化为正常组织。王肯堂所著《证治准绳》在对疔疮进行辨证时首先提出"辨护场"的理论，称："疔之四周赤肿，名曰护场，为可治，疔之四周无赤肿，名不护场，不可治。"这是应用疔疮的四畔有无"护场"来判断疾病预后的特例。但无论是四畔理论还是护场理论，均将围药的使用即箍围疗法放在了重要位置，正如清代名医徐大椿在《医学源流论》中设《围药论》专篇论述，其具有一定的代表性，曰："外科之法，最重外治；而外治之中，尤重围药。"箍围疗法与四畔疗法是相辅相成的，将药物外敷于病灶四周（四畔），在成脓期能够促使脓肿局限；脓溃后围贴可以收散余毒，使余毒随脓而出，因此箍集、围聚、截毒、束毒、拔毒使毒邪集聚或外出，促使护场形成，不至感染扩散、肿势扩大。

四、功用

（一）收束局部疮毒使之不扩散

明·王肯堂在《证治准绳（四）·疡医证治准绳·卷之一·肿疡十六·敷贴温药》

中论述："乌龙膏（一名乌金散），治一切肿毒，痈疽，收赤晕。以水调，稀稠得所。敷疮四围，中留顶出毒气；或用醋调亦得。""宣毒散，初发或灸后敷贴，消肿收赤晕，围聚。"表明箍围法可以缩小红肿范围，围聚毒气。

清·华岫云在《种福堂公选良方·卷四·围药》中明确提出箍围法的作用机理是防止毒邪弥漫外散："将军铁箍散：治诸毒疮红肿突起，用药四围箍之，不令滋蔓走注毒气。"说明应用将军铁箍散可以将毒邪"禁锢"在一定范围之内而不令其蔓延。

（二）保护局部不受体内其他部位邪气影响

箍围除了使局部的疮毒不扩散外，还有阻止机体其他部位的邪气蔓延到疮疡局部的作用。徐灵胎在《医学源流论·围药论》中论述箍围药物的作用时云："盖人之一身，岂能无七情六欲之伏火，风寒暑湿之留邪，食饮痰涎之积毒？身无所病，皆散处退藏，气血一聚而成痈肿，则诸邪四面皆会。维围药能截之，使不并合，则周身之火毒不至矣。"局部的症状可以有全身的反应，身体其他部位的邪热痰瘀等也会加重局部的症状表现，而应用箍围法则将局部与身体其他部位的邪气分割开来，使得两边的邪气不致相互为用加重病情。

五、适应证

一切疮疡，无论阳证、阴证、半阴半阳证，无论初起、已成、溃后，凡数肿势散漫、界限不清，无局部硬块的肿疡，或溃疡周围红肿，有扩散趋势者，均可采用。

六、使用方法

总的原则是将箍围药粉与各种不同的液体调剂制成糊状的制剂。

（一）调敷赋形剂

根据患者病情性质与病变阶段，箍围药可选择各种液状赋形剂调配，以增强其药效作用。常用的赋形剂有醋、酒、蜂蜜、葱汁、姜汁、麻油、各种新鲜草药汁等。如箍围药与醋调敷，能增强其解毒祛瘀软坚等作用；以酒调敷，可促使药性散发，并增强其活血通络等作用；以金银花、蒲公英等汁调敷，则取其清热解毒之性；以葱、姜、韭、蒜等汁调敷，则取其辛香散邪之长；以菊花汁、丝瓜叶汁、银花露调者，取其清凉解毒，而其中用丝瓜叶汁调制的玉露散治疗暑天疖肿效果较好；以鸡子清调者，取其缓和刺激；以油类调者，取其润泽肌肤。如上述液体取用有困难时，则可用冷茶汁加白糖少许调制。总之，阳证多用菊花汁、银花露或冷茶汁调制，半阴半阳证多用葱、姜、韭捣汁或用蜂蜜调制，阴证多用醋、酒调敷。目前临床上对阳证及半阴半阳证常以凡士林调制成油膏使用，尽管有配制和使用方便等优点，但总不如按照患病情况采取不同的赋形剂调敷来得针对性更强一些。

（二）箍围敷贴方法

先根据病情选用合适的赋形剂，将箍围药调和至干湿适中的药糊。如果箍围药物自身含有汁液，如鲜仙人掌、鲜芙蓉叶等，则可捣烂成糊状后直接敷用。患者取能够充分暴露敷贴药物患处的体位，医生将患处洗净擦干，有创口者则应清创消毒后，把箍围药敷贴于患处。有些部位在敷药后可能污染衣物或容易脱落，则应用纱布或胶布包扎固定。

贴敷箍围药时，如果是痈疽、疮疖初起，或肿势散漫者，可满敷其患处；若其毒已结聚，或破溃后余肿未消，宜敷贴其四周，中间留一小孔，以便箍围拔毒。涂抹箍围药时，其范围一般应略超出其肿起外缘。

七、方剂举隅

（一）如意金黄散

【方源】《外科正宗》。

【组成】大黄、黄柏、姜黄、白芷各 2500g，天南星、陈皮、苍术、厚朴、甘草各 1000g，天花粉 5000g。

【功能】清热解毒，消肿止痛。

【适应证】痈疽发背、诸般疔肿、跌仆损伤、湿痰流毒、大头时肿、漆疮火丹、风热天泡、肌肤赤肿、干湿脚气、妇女乳痈、小儿丹毒，外科一切诸般顽恶肿痛。

【用法】上药共为细末，贮瓶备用。凡遇红赤肿痛，发热未成脓者，及夏月火令时，用茶汤同蜜调敷；如微热微肿及大疮已成，欲作脓者，用葱汤同蜜调敷；如漫肿无头，皮色不变，湿痰流毒、附骨痈疽、鹤膝风症等病，用葱酒煎调；如风热恶毒所生，必皮肤亢热，红色光亮，形状游走不定者，用蜜水调敷；如天泡、火丹、赤游丹、黄水漆疮、恶血攻注等症，俱用大蓝根叶捣汁调敷，加蜜亦可；如汤泼火烧，皮肤破烂，用麻油调敷。

（二）束毒金箍散

【方源】《外科正宗》。

【组成】郁金、白及、白蔹、白芷、大黄各 120g，黄柏 60g，轻粉 15g，绿豆粉 30g。

【功能】清热解毒，消肿止痛。

【适应证】疔疮针刺之后，余毒走散作肿。

【用法】上为细末，酸米浆调箍四边。夏热甚者，蜜水调。

（三）敷药铁箍散

【方源】《证治准绳》。

【组成】芙蓉叶、黄柏、大黄、五倍子、白及。

【功能】凉血解毒，消肿止痛。

【适应证】疮疖，痈疽。

【用法】上药为末，用水调搽患部四围。

（四）铁桶膏

【方源】《外科正宗》。

【组成】铜绿 15g，明矾 12g，胆矾 9g，五倍子 30g，白及 15g，轻粉 6g，郁金 6g，麝香 0.9g。

【功能】拔毒消肿。

【适应证】发背将溃已溃时，根脚走散不收束。

【用法】上为极细末，用陈米醋一碗，杓内慢火熬至一小杯，候起金色黄泡为度，待温，用上药一钱搅入膏内，每用炖温，用新笔将膏涂疮根上，以绵纸盖其疮根。自生皱纹，渐收渐紧，再不开大为效。

（五）将军铁箍膏

【方源】《普济方》。

【组成】天南星 30g，草乌 9g，川乌 15g，雄黄 9g，大黄 30g，盐霜白梅 30g，苍耳根 30g，白及 15g，防风 15g，白蔹 15g。

【功能】消肿敛疮。

【适应证】诸疮，恶毒疮，红肿突起。

【用法】上为细末。先用苍耳根、盐梅捣烂，和余药调成膏；如干，入醋调得所。

（六）青宝丹

【方源】《青囊秘传》。

【组成】大黄 500g，姜黄 240g，黄柏 240g，白芷 180g，青黛 120g，白及 120g，天花粉 60g，陈皮 120g，甘草 60g。

【功能】箍毒托肿。

【适应证】痈疖疔毒，焮红肿痛。

【用法】上药研细末，如毒红肿者，野菊叶捣汁，或淡茶叶泡汤候冷，或加蜜水或甜菜汁，或丝瓜叶汁，或甘露根汁，皆可调敷，随症选用。或用鲜芙蓉叶捣汁，或夏枯草泡汤调敷。

（七）箍瘤膏

【方源】《理瀹骈文》。

【组成】大黄 60g，海藻 60g，昆布 60g，芫花 60g。

【功能】初起箍之可消，已成箍过百日可不再大。

【适应证】主瘤之初起者。

【用法】上以青炭灰水加醋熬，入半夏、五倍、南星末各 1 两，石灰（炒红，研）2 两收。

（八）日用应酬围药

【方源】《疡科心得集》。

【组成】生南星 250g，生半夏 120g，当归 120g，大黄 120g，陈小粉（炒黑）5000g。

【功能】散瘀消肿。

【适应证】肿疡初起未破者。

【用法】火盛者用芙蓉汁，寒盛者用葱头汁调糊，敷于疮周或敷贴疮上。

（九）阳铁箍散

【方源】《疡科心得集》。

【组成】细辛 250g，川乌 250g，官桂 250g，白芥子 20g，川椒 90g，降香末 500g，陈小粉 5000g（炒黑研末）。

【功能】祛寒，消肿，止痛。

【适应证】阴证之肿疡。

【用法】研细末后混匀，用葱头汁调敷肿疡四周。

（十）阴铁箍散

【方源】《疡科心得集》。

【组成】降香末 250g，大黄 1500g，乳香 120g，赤小豆 1500g，没药 120g，黄芩 240g，土木鳖 500g，生南星 120g，山慈菇 120g，陈小粉 5000g（炒黑研末）。

【功能】清热解毒，消肿止痛。

【适应证】阳证疮疡。

【用法】上药研细末，混合均匀，用陈醋调敷疮疡四周。

八、注意事项

1. 在运用箍围疗法前，应根据患者的病情选用合适的箍围药和赋形剂。就其基本原则而言，阳热证不得选用以温热药为主组成的箍围药，以免助长火毒；阴寒证不得选用以寒凉药为主组成的箍围药，以免导致寒痰凝瘀不化。

2. 调配箍围药时，要注意掌握好药物的干湿程度，以既不至于流淌，又不至于脱落为适宜。敷贴之后，箍围药应保持湿润，如果药已变干或脱落，则应随时更换，使其药力持续作用于患处。

3. 糊剂使用前应先将药物制成粉末备用，随用随调，尤其如姜汁、葱汁、醋、酒、银花露等辛香易挥发的基质，不可久贮，以免药力散失或减弱。

4. 糊剂更换时，"肿处皮厚者宜干换"，待其干燥剥落；"肿处皮薄者宜湿换"，先将药物淋湿再除去，以免发生不必要的损伤与痛苦。

第二节　围针灸疗法

一、概述

围针灸疗法是围针法和围灸法的合称，是指采用毫针、三棱针、艾炷、艾条等特定医疗器械在中医经络理论指导下，对病灶周围进行针刺或围灸刺激，进而起到解毒散结、通络止痛、扶正补虚、调和气血等作用，是常用的中医外治法，应用范围广泛，在中医外科领域，在"消、托、补"三法基础上，对疮疡初起、酿脓期毒势深重和脓溃后日久不愈均能起到良好的治疗作用。

二、发展史

围针刺法是一种多针刺法，通常在某一穴位或某一病变局部进行多针单层或多层包围性针刺，针刺多较浮浅，又称为围剿针法。围刺针法是对古代十二刺法中的"齐刺、扬刺、傍针刺、豹文刺等"的继承与发展，《灵枢·官针》记载："凡刺有十二节，以应十二经……四曰齐刺，齐刺者，直入一，傍入二，以治寒气小深者……五曰扬刺，扬刺者，正内一，傍内四，而浮之，以治寒气之搏大者也。十一曰傍针刺，傍针刺者，直刺傍刺各一，以治留痹久居者也……豹文刺，豹文刺者，左右前后针之，中脉为故，以取经络之血者，此心之应也。"这段文献详细记载了不同的针法不仅通过病灶而且通过在病灶周围施针以达到治病的目的，可以说是围针疗法最早的医疗实践。唐代《龙门方》记载："以针刺疮四畔，至痛际，作孔，鬼伞烧灰纳孔中疗疔疮。"这是现存最早记载通过针刺疮周治疗外科疾病的文献。围灸法是通过用艾条、灯心草等在病灶周围施灸，以达到温经通络、祛湿逐痹、拔毒消瘀、扶正补虚、调和气血等作用。早在唐·孙思邈的《备急千金要方·卷二十三痔漏方》中就有"诸漏，灸瘘周围四畔，瘥"的记载，是围灸疗法治疗外科疾病较早的记述。宋元时期是四畔针灸疗法迅速发展的时期，《太平圣惠方》有载："先以铍针，于疮四边出血，即用药封之。"《疮疡经验全书》记载："因寒湿流注于足胫，生疮形如牛眼，四畔紫黑色，常出脓血水，先用三棱针刺周围，待血出尽后，用金丝万应膏贴之，吸出脓毒腐肉，后以紫金膏贴之即愈。"宋·唐慎微的《经史证类本草·卷第二十三》曰："治疗肿，以针刺四畔，用榴末着疮上，以面围四畔灸，以痛为度纳末敷上急裹，经宿连根自出。"是治疗疗肿的围针灸疗法的联合应用。宋·王执中编撰的《针灸资生经第七·瘰疬》中记载："以艾炷绕四畔周匝，七壮即止，诸恶漏中冷瘰肉出，灸足内踝上各三壮，二年者六壮。"金代名家张从正《儒门事亲》有载："用针于肿处，循红晕周匝内，密刺三层，出血尽。"《景岳全书》又载，"膏粱之变，足生大疗……其治之法，急以艾炷灸之。若不觉痛者，针疗四边，皆令血出……疏下之为效。"《普济方》记载："治背疮……先针四畔令血出。"不难看出在当时，针灸四畔已经成为治疗外科疮疡的重要治疗手段。明清两代是中医外科围针疗法繁荣发展的鼎盛时期。汪机在《外科理例》亦记载用豆豉饼灸法治疗"疮疡肿硬不溃，及溃而不敛，并一切顽疮、恶疮……如已有疮孔，则将疮孔留出，四布豉饼列艾其上灸之。"《医学纲目·卷之十五产后头痛》记载："芎附散治产后败血作梗，头痛，诸药不效。上大附子一枚，酽醋一碗，用火四畔灸透，蘸醋令尽，去皮脐，加川芎一两，并为细末，每服一钱，茶清下。"《外科发挥》记载用"针疮四畔去恶血"。《外科准绳》记载："凡疗疮必有红丝络，急用针于红丝所至之处出血，凡刺疗头四畔出血。"可以看到历代医家均对围针灸疗法有着丰富的认识和记载，灵活运用多种治疗手段对病灶四畔进行针灸治疗，并开始有意识归纳总结其适应证和应用规律，取得了良好的治疗效果和指导意义。

三、理论基础

围针法，又称围剿刺法、围刺法。源于扬刺法。《灵枢·官针》曰："扬刺者，正内一，傍内四而浮之，以治寒气之博大者也。"是以病变部位或者穴位为中心，行多层或一层包围性针刺，且针刺较为浮浅。与其他针法不同在于：一是多针刺，即每一穴区或部位的针数均超过4根，多则数十根，从而达到经络传感快、刺激强、治疗范围广等优点，可弥补单针或者针刺针细小而导致的刺激量不足的缺点；二是围刺，即以病变部位（或穴区）为中心，进行一层或多层包围性针刺。围针法可疏通局部气血，畅通局部经络间的相互联系，扩大针感传导的广度与深度，使肌肤经络畅通，并且可以泻热排脓、促进局部炎症消退、阻止邪气扩散，加速组织修复。围刺针法属于腧穴主治特点中的近治作用，故常用于治疗局部病痛。围刺针法可根据疾病需要，配合中药、艾灸、拔罐、放血、推拿等传统疗法以及微波电针等现代物理疗法，扩大围刺在临床中的疗效和应用范围。

围灸法是指在中医经络理论指导下采用艾炷、艾条、灯心草等，对病灶周围进行温热灸刺激，进而起到温经通络、祛湿逐痹、拔毒消瘀、扶正补虚、调和气血等作用。

如《神灸经纶》所言："夫灸取于火，以火性热而至速，体柔而用刚，能消阴翳，走而不守，善入脏腑，取艾之辛香为炷，能通十二经、入三阴、理气血，以治百病。"疮疡乃为火毒生，艾灸法不仅适用于寒性病变，同样也可应用于疮疡火毒病变。明·李中梓《医学入门》云："虚者灸之，使火气以助元气也；实者灸之，使实邪随火气而发散也；寒者灸之，使其气复温也；热者灸之，引郁热之气外发。"而明·陈实功《外科正宗》亦说："艾火拔引郁毒，透通疮窍，使内毒有路而外发，诚为疮科首节第一法也。"说明灸法治疗疮疡可引热邪外发，使郁火内毒有路外达，具有泻热解毒的作用。另一方面，围灸法与单纯灸法相比，扩大了对病变的施术范围，更加疏通了病灶和四畔经络间的相互联系，从而达到温经通络、调理气血的功效。

总之围针灸疗法即可直捣病灶，有效阻断邪气的扩散，又可围而歼之，攻补兼施，既清热散瘀又温通经脉，调和气血，透达经络，扶正祛驱邪，标本兼治，可更有效地祛除病邪，促进病灶的恢复。

四、功用

（一）围针法

1. 消散疮毒，清热消肿

围针刺可以泄热排脓，促进局部炎症消退、阻止邪气扩散，加速组织修复。如《疮疡经验全书》记载："因寒湿流注于足胫，生疮形如牛眼，四畔紫黑色，常出脓血水，先用三棱针刺周围，待血出尽后，用金丝万应膏贴之，吸出脓毒腐肉，后以紫金膏贴之即愈。"围针可减少炎症物质对周围组织的刺激作用，发挥收束箍毒的作用。

2. 通经活络，化瘀止痛

《景岳全书》曰："足生大疔……其治之法，急以艾炷灸之。若不觉痛者，针疗四边，皆令血出……疏下之为效。"围刺能疏通局部气血，使肌肤疏泄功能得以调畅，起到激发经气、疏通经脉、宣散气血、松解粘连、促进气血运行、改善循环，调整全身气血阴阳，起到通经活络作用。

（二）围灸法

1. 温经散寒，理气拔毒

《千金翼方》记载灸法治疗阴肿应"灸足大趾下理中十壮，随肿边灸之，神验"。《外科正宗》认为"灸乃开结破硬之法，盖火性畅达引拔内毒，有路而发外也"。艾灸可以开结拔毒，通彻内外，消肿通络。相较于直接温灸患处，围灸法施治四畔，可以加强病灶和四畔经络间的相互联系，温通经络，行气活血，进而起到消散毒邪的作用。

2. 扶正补虚，调和阴阳

痈肿疮疡成脓溃后，宜尽早排脓去腐，以生肌收口，但部分溃疡或因病久邪深，或因正气亏虚，无力托毒外出，去腐生肌，终成阴证。从经络辨证的角度来看，此证多责之气血亏虚，经络瘀堵，犹以疮周四畔经气运行不畅为著，治疗上应施以补法。《简明医彀》载桑枝灸时曰："若已腐溃，新肉生迟，宜四畔灸之。瘰、流注、疮、恶疮、久不愈者，亦宜此法。未溃，解毒止痛消瘀；已溃，补气、散余毒、生肌肉。阳证初起，用此即出毒水内消。"证实围灸法可以补气活血，调和阴阳，促进创面愈合。

五、适应证

外科痈肿疮疡，无论其初起、成脓亦或溃后，均可采用围针法、围灸法进行治疗。

六、使用方法

围针灸疗法的使用原则主要包括选择合适的器具，选取相关的经络及穴位，以及应用合适的治疗手法。

（一）围针法

按照疾病性质的不同，围针刺治疗器具的选择也不尽相同。目前常用的针具有铍针、喉针、火针、银针、三棱针、梅花针、电针等。如铍针常用于针点刺放脓，除其恶血，开通疮窍；银针常用于点破脓疮，托毒排脓；三棱针常以刺络放血；对大面积的热证疮疡以梅花针散刺泄热。电针是针灸领域的新发明，有研究证实以电针围刺难愈性臁疮可以改善细胞缺氧状态，刺激新生上皮细胞增生，缩短创面愈合时间。针刺的手法也因病情各异而有所差别，包括点刺法、挑刺法、扬刺法等，其具体内容将在下文"技法举隅"中进行详细论述。

（二）围灸法

与针法相同，灸法也有器具、取穴以及操作手法的要求。器具方面，可分为艾炷灸、艾条灸、豆豉饼灸、附子饼灸、桑枝灸等，如艾灸能够"拔毒散结"，附子饼灸能够"温经散寒"，桑枝灸"补气、散余毒、生肌肉"等。围灸法的部位取穴与围针法基本相同，不再赘述。灸法的技法主要分为直接灸和间接灸两大类，又详细分成雀啄灸、隔蒜灸、回旋灸、雷火神针等特殊技法。

七、技法举隅

（一）点刺法

【操作方法】点刺法是最基本的针刺法，以特定针具点刺疮疡四畔，深至痛处，取三至四孔，使脓液流出，待脓尽后，再施以灸法或丸药。或迅速刺入病灶周围皮下浅层静脉，立即出针，压挤出数滴血液。

【功效】清泄毒邪，托脓排毒。

【主治】脓疱症、脑疽、背阴症、项疮、耳后疽、脱疽、粉瘤、乳岩、囊痈等症。

（二）挑刺法

【操作方法】挑刺法以左手固定治点，右手持针，将针横刺刺入病灶周围的皮肤，纵行挑破 0.2～0.3cm 皮肤，然后将针深入表皮下挑，挑断皮下白色纤维样物数根，以挑尽为止。挑刺后可根据具体情况并施以区灸或丸药。

【功效】收束毒邪，解毒，泄热。

【主治】红丝疔、流注、阴虱等症。

（三）扬刺法

【操作方法】扬刺法是指在病灶或穴区边缘皮区刺入，针尖可呈 15～45 度角斜向中心，每针距离宜依据症情相隔 0.5～3cm；进针深度，在 0.3～1 寸之间，以得气为佳。留针 15～30 分钟。针后可根据具体情况施以灸法或丸药。

【功效】收束毒邪，解毒清热，补气活血，通络止痛。

【主治】神经性皮炎、斑秃、偏头痛、急性结膜炎、乳腺增生病、带状疱疹、股外侧皮神经炎、腱鞘囊肿、疖肿、淋巴结核、腮腺炎等。

（四）散刺法

【操作方法】散刺是重要的四畔用针手法，是指在疮疡边缘皮区。以短针、三棱针或梅花针刺入表皮，迅速出针，重复操作，多在十次以上，针后可根据具体情况施以灸法或丸药。

【功效】消肿散结，活络止痛。

【主治】皮癣、急性化脓性扁桃体炎、羊毛疔等。

（五）傍针刺法

【操作方法】先在患部痛点正中（或某一腧穴）直刺 1 针（主针，可为多穴），得气后施捻转提插手法 1 分钟；再在该针旁 0.5～1 寸处向痛点中心斜刺 1 针（辅针），以针尖接近主针为佳，得气后施捻转提插手法 1 分钟，留针 20～30 分钟，隔 5～10 分钟行针 1 次，以促进针感扩散传导；待针下松滑空虚后出针。

【功效】活血化瘀，通经活络，除湿散寒，舒筋止痛。

【主治】用于压痛明显、病位局限、病灶较小、缠绵难愈的痹证及某些顽固性疾病、肛周湿疹。

（六）豹文刺法

【操作方法】豹文刺法是一种以所刺穴位为中心，左右前后针之，即在其周围多针散刺，中脉为故，以取经络之血者，刺时以中经络为佳，可适当加用摇摆针柄等手法，以促其得气，出针后见血为好，勿须用棉球按压止血，类似梅花针的点刺重叩法，或三棱针的多点丛刺法。

【功效】泻火解毒，调和气血，疏通经络。

【主治】急性乳腺炎、下肢静脉曲张、带状疱疹、神经性皮炎、臁疮、疔疮痈肿、小腿慢性溃疡。

（七）火针法

【操作方法】火针法又称焠刺，分为深刺与浅刺两种，可与散刺、点刺等手法相互配合使用。深刺须用长针，以右手持针，左手固定疮疡周遭皮肤，将针在酒精灯上自针身向针尖逐渐烧红，对准穴位，迅速刺入，稍停，随即退出，浅刺则多用装有木柄的多针针具，在酒精灯上烧红，轻轻地叩刺疮疡四畔皮肤表面。针后可根据具体情况施以灸法或丸药。

【功效】散结，解毒，托脓，通络。

【主治】风湿痛、淋巴结核、象皮肿、神经性皮炎、痣、疣等。

（八）直接灸

【操作方法】病灶周围涂少量的大蒜汁，以大小适宜的艾炷置于腧穴上，用火点燃艾炷施灸。每壮艾炷必须燃尽，除去灰烬后，方可继续易炷再灸，待规定壮数灸完为止。或将大小适宜的艾炷，置于疮周皮肤点燃施灸，当灸炷燃剩五分之二或四分之一而患者感到微有灼痛时，即可易炷再灸。

【功效】散结，拔毒，温通经络。

【主治】疮疡初起尚未成脓，或溃疡日久难愈等虚寒阴证。

（九）隔物灸

【操作方法】隔物灸属间接灸的一种，是指将蒜片、生姜片、豆豉饼、附子饼等物置于疮疡四畔皮肤上，点燃艾炷，待其燃尽后易炷再灸，直至规定壮数。是目前最常用的区灸法。

【功效】不同隔物灸的功用有所区别，如豆豉饼灸可散结解毒，附子饼灸可温阳通络等。

【主治】隔蒜灸多用于疮疡初起未成脓，隔姜灸多用于阴疽症，豆豉饼灸多用于疮疡日久酿脓，附子饼灸则用于溃后日久难愈。

（十）悬起灸

【操作方法】将艾卷悬放在距离疮疡四周皮肤一定高度上进行熏烤，而不使艾卷点燃端直接接触皮肤。因操作手法不同又分为温和灸、回旋灸、雀啄灸等。

【功效】固脱补虚，行气活血，温通经络。

【主治】水肿、腹痛、阳痿、疝、外科阴疽、瘰疬、瘿瘤等。

（十一）实按灸

【操作方法】即太乙针灸和雷火针灸。将药艾条点燃一端，用布数层（一般为7层）包裹之后，然后立即紧按于疮疡四周皮肤，进行灸熨。灸冷则再燃再熨，如此反复7～10次即可。

【功效】行气活血，消肿散结，温通经络。

【主治】水肿、腹痛、阳痿、疝、外科阴疽、瘰疬、瘿瘤等。

（十二）桑枝灸

【操作方法】特殊灸法之一，以桑科植物桑树枝条代替艾条，具体操作手法与实按灸相同。目前已不常用。

【功效】排脓，解毒，祛腐肉，生肌肉。

【主治】背痈、阴疮瘰疬、流注、臁疮、顽疮等。

八、注意事项

1. 运用围针灸疗法治疗时首先应在经络辨证的基础上，整体辨证与局部辨证相结合，做到四畔辨证与病灶辨证的有机结合，严格遵守操作原则，根据适应证选择恰当的器具、部位及手法。围针刺治疗时还需根据病灶及四畔的范围、深浅、寒热、虚实，确定针刺的多少、进针的深浅、针刺的补泻，以使针刺感应直达病所，从而更有效地激发经气从而达到活血化瘀、软坚散结、消肿止痛等诸多功效。

2. 虽然历代医家均认为针灸可治疗一切痈疽疮疡，但针灸治疗仍有其禁忌证。如手指不宜灸，瘿瘤、结核之类不能在局部针刺等。临床应用时应加以注意。

第三节　放血疗法

一、概述

放血疗法又称刺血疗法、刺络疗法、泻血疗法。是根据患者不同的疾病，用三棱针、小针刀、皮肤针等器具，在一定穴位或浅表血络施以针刺，放出适量血液，以达到治疗疾病目的的一种外治方法。

二、发展史

早在远古时期，人们经过大量的实践发现，不同部位的皮肤放血能治疗不同的疾病，人们把这种刺破血管的石头称为"砭石"，而放血疗法也称为"砭法"。这也是放血疗法的起源。长沙马王堆汉墓出土的帛书《脉法》中即有"以砭启脉"的记载，砭即砭石。《说文解字》云："砭，以石刺病也。"《素问·针解》言"菀陈则除之者，出恶血也。"所谓的出恶血，便是刺之使出血，即放血疗法。《素问·阴阳应象大论》言"血实宜决之"，"决"在《汉语大字典》中解释为"开凿壅塞，疏通水道"，意思是对瘀血为患的宜活血通瘀，包括用刺血疗法来达到活血化瘀作用。《素问·长刺节论》曰："治腐肿者刺腐上，视痈小大深浅刺，刺大者多血，小者深之，必端内针为故止。"这是刺血疗法治疗痈脓的体现。

中医的放血疗法最早的文字记载见于《黄帝内经》，如"刺络者，刺小络之血脉也""菀陈则除之，出恶血也"。并明确地提出刺络放血可以治疗癫狂、头痛、暴喑、热喘、衄血等病证。

晋·葛洪《肘后备急方》中记载了舌下割治出血治疗"肤黄病"。后晋·刘昫《旧唐书》记载，侍医秦鸣鹤刺高宗百会穴出血治疗其头重。

唐宋时期，孙思邈著有《千金要方》《千金翼方》，记载了"刺脉出血"以及刺病灶局部出血，治痈、疽、疔、犬啮、蜂、蛇等毒虫所螫等外科疾病。王焘所著《外台秘要》中治痈疮"以刀弹破所角处，又煮筒子重角之，当出黄白赤水，次有脓出"，较早记载了刺血拔罐疗法。陈自明所著《外科精要》中也有放血疗法的相关记载。《新唐书》记载唐代御医用头顶放血法，治愈了唐高宗的"头眩不能视症"。宋代已将放血疗法编入针灸歌诀"玉龙赋"，当时的放血疗法已成为中医大法之一。

金元时期，刘完素创造了"八关大刺"治疗实热病。张子和著有《儒门事亲》，其中记载了30例放血疗法医案，指出"出血之与发汗，名虽异而实同"。泄血除热，是攻邪最快捷的方法。李东垣著有《脾胃论》，其中记载的足阳明胃经放血疗法治疗痿证的医案，开创了"治痿独取阳明"的先例。朱丹溪著有《丹溪治法心要》，其中有放血疗法治疗腰疼、霍乱等的记载。《太平圣惠方》最早记录了三棱针名称及可以刺出血的五个输穴：上星、百会、少商、攒竹、前顶。

衍至明清，放血疗法在内、外、儿、五官、外、妇等各科病证方面均积累了许多的经验。这个时期针具得到了发展，三棱针分为粗、细两种，一次性点刺针的出现也使放血疗法更适合临床应用。明代杨继洲《针灸大成》较详细地记载了针刺放血的病案。明代《疮疡经验全书》曰："因寒湿流注于足胫，生疮形如牛眼，四畔紫黑色，常出脓血水，先用三棱针刺周围，待血出尽后，用金丝万应膏贴之，吸出脓毒腐肉，后以紫金膏贴之即愈。"薛己的《外科心法》、王肯堂的《证治准绳》等诸多医著都记述了放血疗法的应用。王肯堂在《外科准绳》中指出："凡疗疮必有红丝络，急用针于红丝所至之处出血，凡刺疗头四畔出血。"均反应了四畔疗法中放血疗法的应用。清·吴谦的《医宗金鉴·外科心法要诀》记载："疗疮……如项以下生者，三阴受毒，即当艾灸以杀其势，灸之不痛，亦须针刺出血，插蟾酥条，旁肿以离宫锭涂之。如旁肿顽硬，推之不动，用针乱刺顽硬之处，令多出恶血，否则必致走黄。""马汗驴涎入疮：溃疮误犯马汗伤，掀痛紫肿疮四旁，急砭肿处出紫血，乌梅嚼烂涂敷良。""内发丹毒：急向赤肿周围，砭出紫黑血，以瘦牛肉片贴之（羊肉片亦可），其毒即可减半。"清代叶天士用放血疗法治愈了喉科疾病；赵学敏和吴尚先收集了许多放血疗法编入《串雅外编》《理瀹骈文》中；妇科专家傅青主也对放血疗法的应用与研究做出了一定贡献。

中华人民共和国成立以后，放血疗法在临床应用更为广泛，中医及针灸类杂志也有大量相关文献记载，关于放血疗法的专著更是层出不穷：针灸医家贺普仁著有《三棱针疗法图解》，放血疗法医家王秀珍、郑培、孟雷著有《刺血疗法》，刘先瑞著有《中国民间刺血疗法》，王峥著有《中国刺血疗法大全》等。

三、理论基础

放血疗法作用于疾病反应点或者病灶周围，可改善局部血液循环，排除体内毒素、瘀血等病邪，从而促进整体疾病向愈，很好地反映了中医外科学局部与整体相结合的治疗原则。刘明教授通过系统的挖掘整理，认为四畔是疾病病理变化的枢纽，治疗时，通过对四畔的施治，作用于经络，以达到调和气血的目的，使邪去正安，疾病向愈。四畔的气滞血瘀为慢性难愈性溃疡的病理本质，通过放血疗法可使局部气血调和，促进疾病的好转。《素问·阴阳应象大论》曰："病之其始也，可刺而已；其盛，可待衰而已。"《灵枢·逆顺》曰："方其盛也，勿敢毁伤，刺其已衰，事必大昌。"均反映了因势利导、导邪外出的思想。

四、功用

放血疗法可调整阴阳、疏通经络、调和气血，改善经络中气血运行不畅的病理变化，从而达到消瘀、解毒、消肿、泄热等目的。

（一）祛邪解表

《素问·离合真邪论》曰："此邪新客，溶溶未有定处也……刺出其血，其病立已。"张从正的《儒门事亲·目疾头风出血最急说》亦认为："出血之与发汗，名虽异而实同。"发汗与放血有异曲同工之妙，均能引邪外出。

（二）泄热开窍

《素问·刺疟》曰："疟发身方热，刺跗上动脉，开其空，出其血，立寒。"记载了放血疗法治疗热证。《灵枢·热病》中"取之脉"为放血疗法泄热治热病惊狂癫。

（三）祛瘀通络

《素问·缪刺论》曰"人有所堕坠，恶血留内"，《灵枢·寿夭刚柔》曰"久痹不去身者"，皆为经络受损、气滞血瘀之证，均采用放血法治疗，说明该法能够活血化瘀、通络止痛。

（四）排脓消肿

局部肿胀疼痛，多因气滞血瘀、经络壅塞所致。针刺痈、肿等病灶局部，放出部分血液、脓液可使局部伤处气血畅通，则肿痛自可消除。放血疗法通过放血可排出血液中有害物质以及局部脓液等病理产物，使健康的血液携带营养物质补充进来，从而可促进人体新陈代谢，改善微循环，促进局部病证的好转。

五、适应证

放血疗法适用于急性阳证疮疡，如下肢丹毒、红丝疔、疖疮痈肿初期、外伤瘀血肿痛、痔疮肿痛等。

六、使用方法

（一）常用器械和材料

1. 针具

三棱针、一次性输液针头（头皮针）、采血针、梅花针、火针等。

2. 器械

镊子、止血钳、方盘、腰盘、止血带、毛巾、火罐等。

3. 材料

消毒棉球、无菌纱布、一次性无菌手套、火柴（或打火机）、生理盐水、95% 酒精、75% 酒精等。

（二）部位

头部、四肢末端、病变局部的穴位。

1. 充盈、胀满的静脉，浅表的细小动脉。

2. 病灶周围（四畔）。

（三）刺血方法

1. 络刺

"络刺者，刺小络之血脉也。"即浅刺体表瘀血的细小络脉使之出血，适用于高热、中风、咽痛、天赤火眼等。

2. 赞刺

"赞刺者，直入直出，数发针而浅之出血，是谓治痈肿也。"即进出针较快，浅刺直入出血，以助消散痈肿。

3. 豹文刺

"豹文刺者，左右前后针之，中脉为故，以取经络之血者，此心之应也。"即以病变部位为中心散刺，如点豹纹，以刺中络脉放血为度。适用于痈肿、疖疽、痹证。

4. 毛刺

"毛刺者，刺浮痹皮肤也。"是多针浅刺，使局部皮肤渗血，适用于治疗皮肤病和病邪浅表、邪在肺卫的某些疾病。

5. 大泻刺

"大泻刺者，刺大脓以铍针也。"意为用小针刀样工具刺破脓肿，以排脓血。由于针具类刀样，故破面较大。除刺脓肿外，也适用于放血较多者。

6. 缪刺

《素问·缪刺论》曰："帝曰：愿闻缪刺，以左取右，以右取左奈何？……故络病者，其痛与经脉缪处，故命曰缪刺。有痛而经不病者缪刺之，应视其皮部有络者，尽取之，此缪刺之数也。"一般认为缪刺是左右交刺，浅刺络脉出血，以治络病。

（四）操作方法

1. 患者采取坐位、立位或卧位。

2. 给患者做好解释工作，保持周围环境安静。

3. 必要时使用止血带、毛巾等进行压迫、以增加出血量，使血管充盈。

4. 使用 75% 酒精或碘伏对放血部位进行消毒。

5. 检查针具是否锋利、有倒钩，必要时进行更换。

6. 以一定角度及深度进针。

7. 出针。

8. 观察出血量、出血速度、血液质地稀薄或稠厚，颜色淡或紫暗等。

9. 待血流停止或达到目标出血量后进行按压止血。

10. 用生理盐水棉球或纱布擦净血迹，对出血处进行消毒、上药、包扎等处理。

（五）出血量的把握

出血量应依病症特点、放血部位、体质强弱及时间（季节）等而定。一次放血量小于 200mL，大多数患者一次放血量为 30 ～ 50mL，放血治疗的时间间隔为 3 ～ 5 天。

七、注意事项

1. 凡体弱、贫血、低血压、妇女妊娠或产后等慎用，过饥过饱、醉酒、过度疲劳者，不宜使用本疗法。

2. 患有血小板减少症、血友病等有出血倾向疾病的患者以及晕血者，血管瘤患者，一般禁止用本疗法。

3. 应使用一次性针具，非一次性用品使用前应经过严格消毒处理，防止感染。

4. 进针不宜过深，创口不宜过大，以免损伤其他组织，切不可割断血管。

5. 用于急症时，应待病情缓解后找到病因，并进行相应治疗。

第四节　熏洗疗法

一、概述

熏洗疗法是将药物煎汤，乘热在皮肤或患处进行熏蒸、淋洗和浸洗的治疗方法，是中医外治疗法的重要组成部分。熏洗疗法又有广义和狭义之分，广义的熏洗疗法包括烟熏、蒸汽熏和药物熏洗三种方法，狭义的熏洗疗法仅指药物熏洗的治疗方法。这里主要介绍狭义上的熏洗疗法。

二、发展史

熏洗疗法在《山海经》中就有黄藋"浴之已疕"的文字记载，也就是黄鹳用洗浴治疗疥疮。《礼记·曲礼》中有"头有疮则沐""身有疡则浴"的论述。关于熏洗疗法目前的最早记载，起源于《五十二病方》，明确提出用中药煎煮的热药蒸气熏蒸治疗疾病，其中有熏蒸洗浴八方，该书还记载了用熏洗疗法治疗癫证、痔瘘、烧伤、瘢痕、干瘙、蛇伤等多种病证。其中在治疗小腿外伤及烧伤方面，亦有巧妙之处，首先煎汤于容器中，汤内置可以滚动的木踏脚，患者置足于药汤中洗浴熏蒸时，足踩木踏脚，可以随意滚、滑动位置，容器也可以随时加温，使药汤始终保持适宜的温度。此当为熏洗疗法药用器械的最早文字记载。

秦汉时期，熏洗疗法逐渐从临床实践到理论实践探索。《黄帝内经》中有"摩之浴之"之说，将熏洗疗法与常用的治法、治则相提并论，为熏洗疗法奠定了初步理论基础。西汉淳于意治疗济北王的侍者韩女腰背痛时"窜以药，旋下，病已"。这个"窜"有人认为是"熏洗疗法"，这也是熏洗疗法的最早医案治疗。东汉张仲景的《伤寒杂病论》中记载用雄黄熏治狐惑病蚀于肛者、狼牙汤浸洗治妇人阴中蚀疮烂者、苦参汤熏洗阴部治狐惑病、矾石汤浸脚治疗脚气冲心，百合方洗身治疗全身，熏洗疗法的治疗不仅可以治疗局部病证，还可以治疗全身病证，另外书中还记载"阳气拂郁在表，当解之，熏之"。通过使用熏法疗法达到助阳解表，为现代汤药熏蒸治病之先导。东汉时期另外一名医家华佗的治中风发热神方，用大戟、苦参各四两，白醋、浆一斗煮沸洗之。华佗的治小儿寒热神方，用雷丸、大黄、黄芩等煮水浴儿，浴讫以粉粉之，勿厚衣，一宿复浴。华佗治发臭神方，佩兰叶煎水沸洗之，可除发臭；或煮鸡苏为汁，或烧灰淋汁，沐之，均有效，更把熏洗疗法用于肠胃的外科手术。《后汉书》记载："若疾发结于内，针药所不能及者，乃令先以酒服麻沸散，既醉无所觉，因刳破腹背，抽割积聚。若在肠胃，则断截湔洗，除去疾秽，既可缝合，傅以神膏，四五日创愈，一月间皆平复。"

晋代与南北朝时期葛洪的《肘后备急方》记载了"治卒心腹烦满，又胸胁痛欲死，以热汤令灼灼尔，渍手足，复易秘方"，用熏洗疗法治疗急症，另外有"治霍乱心腹胀痛，烦满短气……浓煮竹叶汤五六升，令灼已转筋处"，还有"洗眼汤，以当归、芍药、黄连等分，以雪水煮浓汁，乘热，冷即温再洗，甚益眼目"等有关熏洗疗法的描述。

唐宋时期熏洗疗法应用广泛，在《千金翼方》《外台秘要》中，熏洗疗法已推广应用于痈疽、瘾疹、白屑、丹毒、漆疮、烫伤、冻疮、手足皲裂以及妇科、眼科等疾病。《千金要方》载有"儿生三日，宜用桃根汤浴……令儿终身无疮疥"，将熏洗疗法应用到小儿的"未病先防"领域。宋代《太平圣惠方》有熏洗方163首，其中眼科24首，阴疮阴部湿疹 24 首，扭伤骨折 11 首。

金元时期将熏洗疗法进一步推广应用。《外科精义》进一步总结前人熏洗疗法经验，有溻渍疮肿法专论。《疮疡经验全书》中对熏洗疗法的论述十分详细。如"阴中极痒之蚀䘌疮，用大蒜捣碎洗之"。现已证实对妇女滴虫性阴道炎有显著效果。张从正的《儒门事亲》将熏蒸归于"汗法"，认为对宜解表或者汗者皆宜之。

明清时期，熏洗疗法逐渐趋向成熟，《普济方》和李时珍编所著《本草纲目》均记载了数百首熏洗方剂，为后世对熏洗疗法的应用和研究提供了非常宝贵的参考资料。《串雅外编》将熏洗疗法分为熏法门、蒸法门与洗法门，所记载的方剂精简、效验，切合临床应用，如"手汗，黄芪一两，葛根一两，荆芥三钱，水煎汤一盆，热熏而温洗，三次即无汗"。"小儿咳嗽，生姜四两，煎浓汤沐浴即愈"。程鹏程的《急救广生集》，又名《得生堂外治秘方》，是我国第一部外治专著，该书大致总汇了清代嘉庆前千余年的外治经验和方法，其中熏洗疗法的内容颇多，如"迎风流泪并眼目昏花，霜后桑叶煎水频洗，神效"，"脚汗，白矾、干葛煎汤洗"，"治痢仙方，茜草一握煎水，洗两足底即愈"等。清代吴师机所著《理瀹骈文》中记载了熏洗疗法的理论基础、作用机制、辨证施治、药物选择、使用方法、主治功效、适应病证、注意事项等。张锡纯的《医学衷中参西录》记载了用鲜蒲公英（名蒲公英汤）煎汤两大碗，温服一碗，余一碗趁热熏洗，能够治疗一切虚火实热眼疾之症，并将其列为眼科第一方。

三、理论基础

《医宗金鉴·外科心法要诀》曰："洗涤之法，乃疡科之要药也。"可见熏洗疗法对于外科的重要，熏洗疗法利用药力和热力，透过皮肤、黏膜作用于肌体，促使腠理疏通、脉络调和、气血流畅，从而达到预防和治疗疾病的目的。根据西医学理论体系，熏洗疗法的作用机理主要为药物的有效成分被人体吸收后所引起的整体效应和药物对病灶局部的效应。龚庆宣《刘涓子鬼遗方》记载："痈疽肿毒……四畔用收脓散围定方"，阐述了四畔疗法通过围固四畔处中药促进排脓的外治方法。熏洗疗法与四畔疗法有异曲同工之处，熏洗疗法作用于创面，除了直接接触病灶，还对病灶"四畔"发挥了作用。熏洗疗法的药物作用于疮疡四畔，扶正祛邪，使得正盛邪败，托毒排脓，祛腐生肌，使病变组织转化为正常组织。另外通过四畔区域的皮色、皮温、肿胀形势及范围、有无触痛及疼痛的性质等不同表现，来判断疮疡的阴阳、虚实，进而选择准确的中药方剂进行熏洗治疗，能够起到良好的效果。

四、功用

（一）局部作用

药物的局部作用是指中药对病灶局部发挥的治疗和保健作用。从西医角度而言，熏洗疗法通过不同方法将药物作用于局部组织，使局部组织内的药物浓度显著高于其他部位，故局部疗效明显，而且取效迅捷。从中医角度而言，不同的药物作用于局部具有清热解毒、凉血消肿、活血排脓、敛疮生肌、祛风燥湿、杀虫止痒等功效。

（二）整体作用

药物的整体作用是指药物作用于全身以发挥其药理作用。从西医角度而言，药物完全可以透过皮肤而被吸收，其途径主要通过表皮角质层细抱、细胞间质及汗腺、毛囊、皮脂腺等。从中医角度而言，熏洗疗法透过皮肤腠理、孔窍、进入经脉、血络，输布全身，达到了调阴阳、和脏腑以及升清降浊的功效。

五、适应证

熏洗疗法作用于体表及官窍，尤其在外科疾病、骨科疾病、周围血管病和皮肤病等体表病变中应用最为普遍。

六、使用方法

熏洗疗法按照在具体实施中药熏洗时，根据操作流程的不同，可将熏洗疗法分为熏洗法、淋洗法、溻渍法。

（一）熏洗法

将药物放入容器内，加水煎煮，过滤去渣后，将药液倒入容器中（脸盆、水桶、浴盆或浴缸），将患病部位置于药物蒸气上直接熏蒸。为了保持疗效，多在熏蒸部位之外加上塑料薄膜或布单，以避免药物蒸气散失和温度降低过快导致熏蒸效果降低。待药液温度降低（以不烫为度）时，将患部浸入药液中洗浴或淋洗患部。熏洗完毕后，迅速用干毛巾拭去身体或患部上的药液或汗液，用适宜物品盖住患部或身体。此法多用于治疗全身疾病。

（二）淋洗法

将药物放入容器内加水煎汤，过滤去渣后，趁热装入小喷壶或小嘴茶壶内，连续不断地淋洗患处，或用消毒纱布蘸药汤连续淋洗患处。淋洗时，可用手轻轻按伤口四周，用镊子持消毒棉球擦拭伤口的脓液，使脓液及坏死组织随药汤而出，以淋洗干净为度。淋洗完毕后，根据伤口情况进行常规换药。此法多用于治疗疖、痈破溃流脓或创伤感染、皮肤溃疡等，尤其是发生于腹部及腰背部者。

（三）渍渍法

将药物放入容器内，加水煎煮，过滤去渣后，将药液倒入盆中，于盆上放置带孔横木架，将患肢放在横木架上，外盖布单或毛巾，不使热气外透，进行熏蒸，待药汤不烫时，再用消毒纱布、干净布或干净毛巾，蘸药汤热渍患处，稍凉时再换热汤，连续乘热渍渍患处。此法多用于治疗四肢或头面部的疾患。

七、方剂举隅

（一）猪蹄汤洗方

【方源】《刘涓子鬼遗方》。

【组成】猪蹄一只，白蔹60g，白芷60g，黄连30g，野狼牙60g，芍药60g，黄芩、独活、大黄各30g。

【功能】清热消痈，止痛生肌。

【适应证】痈疽及恶疮。

【用法】上九味以水三斗，煮猪蹄一斗五升，去蹄内诸药煮，煮五升洗疮，日四次，甚良。

（二）涤痔散

【方源】《圣济总录》。

【组成】白矾15g。

【功能】清热解毒，消肿止血。

【适应证】脉痔，下部如虫啮，痒痛出血。

【用法】上一味，取小便三升，入矾末，乘热洗之。

（三）熏痔汤

【方源】《圣济总录》。

【组成】苦桃皮、李根皮、萹蓄、苦参各30g。

【功能】清热解毒。

【适应证】脉痔生疮，痒痛、下部如虫齧，亦治肠痔。

【用法】上锉碎。以水六升，煎至四升。去滓。乘热熏洗。

（四）五根熏洗方

【方源】《医林绳墨大全》。

【组成】韭根、艾根、楮根、菖蒲根、枸杞根。

【功能】清热解毒。

【适应证】痔疮初起及已成形。

【用法】用水 3 瓢，煎至 2 瓢半，置坛内。先熏，候水温，再洗 1 次。

（五）熏洗方

【方源】《仙传外科集验方》。

【组成】桑白皮、白芷、赤芍、乌药、左缠藤、荆芥、橘叶、藿香、柏叶根。

【功能】清热解毒，消肿止痛。

【适应证】一切痈疽发背诸疮，打破伤损骨断，未破或未断而肿痛者。

【用法】随证加减。每药 1 两重，用水 2 碗煎，温温用瓶斟洗。如伤损遍身，重者，可于小房内无风之处，用火先烧红大砖数片，先用热药汤熏洗，如气息温，又用红砖逐旋，淬起药气令热，得少汗出为妙。

（六）秘传熏洗方

【方源】《松崖医径》。

【组成】防风、荆芥、川芎、白芷、连翘、苍术、黄芩、艾叶、何首乌、皂角刺、白鲜皮、地榆、威灵仙、金银花、苍耳草各等分。

【功能】祛风清热，解毒敛疮。

【适应证】梅毒疮。

【用法】上方用水 5 升煎，乘热先熏后洗。

（七）蛇床子汤

【方源】《外科正宗》。

【组成】蛇床子 15g，当归尾 15g，威灵仙 15g，苦参 15g。

【用法】水五碗，煎数浓。入盐内，先熏，待温漫洗。

【功能】祛风除湿，清热止痒。

【适应证】肾囊风，湿热为患。疙瘩作痒，搔之作疼。

（八）洗痔熏硝汤

【方源】《疡医大全》。

【组成】大黄 120g，芒硝 40g。

【功能】清热泻火，消肿止痛。

【用法】先用水十二碗煎大黄，再入芒硝，倾桶内熏洗。

【适应证】痔疮肿痛。

（九）博金散

【方源】《外科精义》。

【组成】白矾、密陀僧各 15g，白垩 6g，黄丹、轻粉各 3g，乳香 1.5g，麝香 0.2g。

【用法】为细末。用槐柳枝、葱白、盐、甘草熬汤，淋渫洗患处，擦干。掺药粉少许。或敷患处。

【功能】燥湿消肿，化腐生肌。

【适应证】下疳，臭烂肿痛。

（十）葱归渫肿汤

【方源】《医宗金鉴》。

【组成】独活、白芷、当归、甘草各 9g，葱头 7 个。

【功能】疏通腠理，通调血脉。

【适应证】痈疽初期未溃。

【用法】取药液乘热熏患处，待药液变温时，以纱布随汤外洗患部。每日 1 次，洗后常规换药。

八、注意事项

1. 在选择熏洗的中药时，对皮肤有刺激性、腐蚀性的药物不宜使用，如生半夏、鸦胆子等；作用峻猛或有毒性的药物应根据病情，如乌头、附子等，严格控制用量、用法。未提及可内服的中药，一律禁口服，并且防止药液溅入口、眼、鼻中。

2. 注意药物煎煮方法：煎药的过程中，需注意不同的中药在煎煮方法上有一定的差别。

3. 保暖避风：熏洗治疗时，冬季应注意保暖，夏季要避免风吹。

4. 温度适宜：熏洗的具体温度应按熏洗部位、病情及年龄等因素而定。一般以不烫为宜，不可太热，以免发生皮肤烫伤。

5. 饱食、饥饿时，以及过度疲劳时，均不宜洗浴。

6. 急性传染病、重症心脏病、高血压病、动脉硬化症、肾脏病等患者，忌用熏洗疗法。妇女月经期间不宜进行洗浴或坐浴。

7. 若患者无效或病情加重，则应立即停止熏洗，并改用其他治疗方法。若患者出现皮肤过敏，应立即停止熏洗，并给予对症处理。在全身熏洗过程中，若患者发生不适时，应停止洗浴，让患者卧床休息，必要时上医院就诊。

第五节 热熨疗法

一、概述

热熨疗法是将药物或多种药物混合物加热后置于人体相应部位，并借助药物的温热之功，将药物的活性成分通过皮肤渗透到经络之中，从而达到温通经脉、活血化瘀、行气止痛等功效的一种治疗方法。古代称"汤熨""熨引"。

二、发展史

热熨疗法最初起源于原始时代的烘火取暖，以后又加用药物，逐渐形成比较完整的治疗方法。

热熨疗法的相关记载最早可追溯至西汉。《五十二病方》是我国最古老的医学方书，《五十二病方·诸伤》中已经有"治齐（脐）"疗法的记载，其作用原理与热熨疗法相似，熨脐疗法是将炒热的药末热敷于肚脐上以治疗风寒湿痹，这是较早记载脐疗的文献，也是对热熨疗法的一大补充。

"药熨""熨引"之词首见于《黄帝内经》，《素问·血气形态》曰："行苦志乐，病生于筋，治之以熨引。""刺布衣者以火焠之，刺大人者以药熨之。"

《史记·扁鹊仓公列传》载："扁鹊曰：疾之居腠理也，烫熨之所及也。"也提及五分之熨这种热熨之法，治疗虢太子尸厥的病例。

唐·王焘的《外台秘要·卷二十七》曰："小儿脐着湿，暖盐豉熨方。盐、豉，上二味捣作饼如钱许，安新瓦上炙热，用熨脐上瘥止，亦用黄柏末以粉之妙。"便记载了可以用热熨疗法产生的温热用来治疗儿童感受湿邪，阐明了具体的热熨方法，提出用烧烤过的瓦片作为热熨工具，属于间接熨的范畴，由此推动了热熨法向多个方向发展。孙思邈倡导更为简便的热熨使用方法，《备急千金要方》中"蛇床子一升，布裹炙熨之。亦治产后阴中痛"便是将蛇床子贮于布囊中，敷于患处后间接熨烫，来治疗产后阴挺、阴中痛的。

明·李时珍的《本草纲目》中也有很多关于热熨法的描述。《外科枢要》应用"葱熨法"治疗流注、骨痛、附骨疽、鹤膝风和肢体肿硬等疾病，指出："先以隔蒜灸，而余肿未消，最宜用熨以助气血，而行壅滞，其功甚大。又为跌仆损伤，止痛散血消肿之良法。"并应用热熨法，促使疮口死骨脱落，指出："多骨疽……外以附子饼、葱熨法，祛散寒邪，补接荣气，则骨自脱，疮自敛也。"

清代《验方新编》记载："治瘰疬、流注、肿块，或风寒袭于经络，结肿作痛并效。

用香附为末，酒和，量疮毒大小作饼，覆患处，以热熨斗熨之，未成者内消，已成者自溃。若风寒湿毒，宜用姜汁和作饼。"便是将药物研成细末，再用水、酒、食醋等制作成大小不等的药饼，放置在患处，最后将熨斗、热壶等置于药饼上烫熨以治疗疾病。此处所用的香附药饼熨法，可以用来治疗疮疡肿毒，操作简便，且将药物做成饼状，提高了药物的可使用性与可重复利用性。

三、理论基础

热熨疗法是基于中医整体观念、辨证论治思想指导，在中医基础理论、针灸经络学说基础上发展起来的的一种外治法。经络外联肢节，内属脏腑，沟通内外上下，行气血，滋润全身，协调全身发展。热熨疗法的作用部位在皮肤，属于经络学中的皮部，穴位为脏腑之气输注体表的部位。通过温热之力和药力，由表及里，连经络、通脏腑，达到行气活血、调整阴阳目的。《素问·至真要大论》曰："从内之外者，调其内；从外之内者，治其外。""内者内治，外者外治。"清·吴尚先也提出："外治之理即内治之理，外治之药亦即内治之药，所异者法耳。医理、药性无二，而法则神奇变幻。"同时，从西医学角度看，该治疗方法属于物理疗法，作用于皮肤表面，刺激体表神经、神经末梢，通过热刺激达到扩张血管、改善微循环、消除水肿、减轻炎症反应以及提高免疫力等目的或作用。目前新兴的远红外线热熨袋或者聚能瓷罐则通过红外线起作用，红外线是目前已知太阳辐射所有电磁波中唯一无害的，与生物生长有密切关系，能缩小水分子团使其活性化，同时能造成分子之间的共振效果，活化组织细胞，促进血液循环，增进新陈代谢，提高免疫力；同时有除湿等效果。热熨疗法不是热的单独作用，而是热和药的相互协同，相互影响。在给药途径方面，该法从皮肤给药，现代药理研究认为药物经皮肤吸收，过程主要是包括两方面：透吸收，透过皮肤表面结构到达细胞外间质；相吸收，药物通过皮肤微循环，到血液循环。另外西医学研究表明，热熨疗法作为一种温热刺激作用于体表，通过神经调节，使机体产生一系列生理变化：①引起血管扩张和血液循环增加；②组织代谢加强；③降低感觉神经兴奋性；④降低骨骼肌、平滑肌和纤维结缔组织的张力；⑤增强免疫功能；⑥中枢神经系统整体调节作用。热敷疗法除了直接作用于病灶外，还对病灶四畔发挥着重要的治疗作用。

四、功用

（一）平衡阴阳

阴阳的相对平衡维持着人体正常的生命活动，阴阳失调是对人体各种功能、器质性病变的病理概括，是疾病发生、发展变化的内在依据。一旦阴阳失衡就会出现阴阳偏衰、偏盛等病理变化。热熨疗法主要针对阴盛阳衰导致的虚寒性疾病，通过温热之力及药力起到温阳散寒，调整阴阳的作用，使之阴平阳秘，精神乃治。

（二）扶正祛邪

正气的强弱是疾病发生与否的关键性因素，《素问·刺法论》指出"正气内存，邪不可干"，《素问·评热病论》曰"邪之所凑，其气必虚"，因此扶正祛邪尤为重要。热熨疗法可以提高免疫力，提升正气，抵御外邪，增强体质。

（三）行气活血

人体的经络具有行气血、通内外和调节脏腑的作用，经络以通为用，通则气血畅通，滞则百病丛生。热熨疗法通过温热之力可以疏通经络、活血化瘀，临床疗效显著。

（四）祛风除湿

风湿之邪指营卫失调，感受风寒湿邪，痹阻经络，气血不畅所导致的，热熨疗法具有温通经络、行气活血、散寒除湿的作用，经络通则气血行，故能够祛风除湿。

五、适应证

热熨疗法适用于发生于四肢关节、体表的疾病，如肿块、结节等虚寒性疾病。

六、使用方法

根据选用材料的不同，可分为酒熨法、盐熨法、药物熨、麦麸熨等。

（一）盐熨法

本法适用风寒腹痛，小腹冷痛，慢性腹泻，风湿腰痛，关节酸痛。用食盐放锅内用文火炒至极热，取一半装入布袋内，扎住袋口，放患者疼痛局部热敷，待冷后换另一半热盐袋，每次热熨1小时，每日1～3次，直至痊愈。

（二）麦麸熨法

本法适用于食积胃痛，胸膈胁痛，将麦麸1～2斤，炒热，热熨，方法同上。

（三）葱盐熨法

本法适用于肚腹寒痛，小便癃闭，腹泻，痛经，产后腰背痛，轻症跌打损伤等。用葱一斤，盐一斤，葱切成细末后放锅内微炒热，装布袋内热熨。

（四）生姜熨法

本法适用于心胸痞满，胃气虚寒，痰饮积滞，消化不良，呕吐腹泻，寒湿痹痛。用老姜 500g，捣烂装布袋内，放病灶部，上置热水袋熨 1～2 小时。

（五）艾葱熨法

本法适用于子宫寒冷，白带增多，风寒痹痛。艾叶、鲜葱各一斤，捣烂炒热装袋放患处，上用热水袋热熨 1～2 小时。

（六）韭菜熨法

本法适用于跌打损伤后红肿胀痛，方法同上。

（七）吴茱萸熨法

本法适用于吐泻腹痛，疝气癥瘕。将吴茱萸 60g 研细，与食盐同入锅炒热，装袋热熨脐部，冷则加热水袋续熨 1～2 小时。

（八）菊花熨法

本法适用于头昏眩晕，风疹瘙痒，胁痛腹胀。将野菊花 500g，蒸热后装袋，热熨于胸背四肢，冷则用热水袋加温。

（九）葱椒盐熨法

本法适用于小便癃闭不通，腹胀欲裂。盐、葱各 250g，花椒 60g，装袋热熨。

（十）露蜂房熨法

本法适用于风湿性关节炎，乳腺炎，无名肿毒。用蜂房 200g 装袋热熨。

（十一）酒糟熨法

本法适用于四肢酸痛，胸腹胀满，饮食停滞，大便溏泄。酒糟 1500g 炒烫，装袋热熨。

（十二）酒熨法

本法适用于气滞不舒，胸腹胀满。患者平睡，将毛巾平铺于病灶处，把热酒洒匀在毛巾上，再用热熨斗在毛巾上来回热熨 30 分钟。

（十三）蚕沙熨法

本法适用于遍体风疹，皮肤痒痛，吐泻腹痛，将蚕沙、盐各半斤炒热，装袋熨腰背胸腹四肢。

（十四）黄蜡熨法

本法适用于风寒湿痹，关节强直冷痛，肢体酸困。将黄蜡 500g 熔化，用净布投入蜡液中浸透，用镊子夹出一块，待温度适合时围绕病灶关节周围热熨。

（十五）药物热熨法

本法适用于寒痹。中药可用汉防己、威灵仙、苍术各 30g，马钱子、生川乌、生草乌、天南星各 10g，生姜 40g，当归、木瓜、川牛膝、樟脑、红花、防风各 30g，生半夏 7g，生附子 6g，桂枝 35g，共研末，用酒拌湿，装袋，摊围关节一周，缠扎，外用热水袋热熨 30 分钟。

（十六）蚯蚓熨法

适用于气管炎、哮喘。将鲜荆芥 500g，鲜曼陀罗花 20g，蚯蚓 20 条，共捣烂，平摊于第 1～7 胸椎，加热水袋熨 30 分钟。

随着科学技术的发展，热熨的方法不断完善，更趋合理，创造了新型的热熨疗法，如红外线热熨袋、日本聚能瓷罐等，弥补了传统热熨法热度不均、不持久等不足之处。

根据操作方式的不同，可分为直接熨（将热的物体直接敷在皮肤表面）、间接熨（将物体敷在患处，再把加热的物体置于上面的疗法）两种。

七、方剂举隅

（一）坎离砂

【方源】《中药制剂手册》。

【组成】防风 50g，透骨草 50g，川芎 50g，当归 35g，生铁屑 10g，米醋适量。

【功能】散寒止痛。

【适应证】由感受风寒引起的四肢麻木，腰腿作痛，筋骨疼痛及小肠疝气，阴寒腹痛。

【用法】将防风等四味药碎断，用方中米醋加水煎煮二次，过滤浓缩。将生铁屑煅红，趁热倾入药液。不停搅拌，至药液吸尽为度，特其自然冷却后。取上药一两装袋备用。每用一袋置大碗内。用米醋迅速拌匀，装入布袋中，俟药物发热后，熨敷患处，避风。

（二）灵宝化积膏

【方源】《串雅内编》。

【组成】巴豆、蓖麻子各 50g，五灵脂 120g，阿魏、当归各 30g，两头尖、穿山甲、乳香、没药各 15g，麝香 4g，松香 750g，麻油 150mL。

【功能】清积化坚。

【适应证】积滞肿痞。

【用法】除乳香、没药、麝香、松香、阿魏外，余俱切片。入麻油内浸三日，砂锅煎药至焦黑色，去渣，入松香再煎，以桃枝、柳枝搅，待化再入乳香、没药、阿魏、麝香，然后倾入水中冲洗，以金黄为度，用狗皮摊贴患处，并每日外熨，使药气深入。

（三）神应万验膏

【方源】《疡医大全》。

【组成】桃枝、柳枝、杏枝、桑枝、槐枝各 60g，血余、穿山甲各 45g，象皮 15g，栀子 150g，炒黄丹、囟砂、血竭、儿茶各 6g。

【功能】清热解毒，溃坚消肿，生肌止痛。

【适应证】无名肿毒。大疮恶疽，已破未破均可。

【用法】先净麻油小火整开，分次将各枝入油中炸枯成炭，滤去渣。入血余炸化，再入穿山甲炸枯，继入象皮炸化。后将栀子逐个捻破入油内，离火浸一炷香时。用微火澈一炷香时，再用大火炸成炭，取起冷定，滤去渣，放净锅内秤准，每油二两，入黄丹一两，熬至满水成珠，离火一刻。再入余药末，搅匀，坐冷水中，稍凉收起，用水湿手扯捻百余下，使各药和匀，埋土内五日去火毒。用时凉水浸半日，捻成片。放布上热熨化，贴患处。

（四）仙人掌葱白洗剂

【方源】《吉林中医药》。

【组成】仙人掌、葱白各 10g，韭菜 5g，生姜 50g，白酒 50mL。

【功能】清热解毒，活血化瘀，通络通乳，消炎止痛。

【适应证】急性乳腺炎。

【用法】热敷患处，每日 2～3 次。一般热敷 2～3 日可使乳房红肿消失、变软，挤之有乳汁溢出而愈。

（五）经验方

【方源】《中国中医药科技》。

【组成】五加皮、白芷、归尾、赤芍、血竭、桑寄生、艾叶、川芎、千年健、追地风、透风草、羌活、独活、乳香、没药、续断。

【功能】活血化瘀，解毒散结，通络止痛。

【适应证】乳腺增生病。

【用法】将药袋用黄酒浸湿，放入锅内蒸 20 分钟，热敷乳腺增生疼痛肿块部位，再用热水袋置入布袋上，每次 30 分钟，每袋药用 1 周，2 周为 1 个疗程。

八、注意事项

1. 热熨时，要防止局部烫伤。开始时温度过高，应采用起伏放置式熨烙，或者加厚垫布。

2. 热熨后，患者可于室内散步，但暂时不得外出，要注意避风，防止着凉。

3. 凡热性病、高热、神昏、谵语、神经分裂症患者，以及患有出血性疾病，如血小板减少性紫癜、月经过多、崩漏等症者，不宜使用本法。

第六节　溻渍疗法

一、概述

溻是饱含药液的纱布或棉絮湿敷患处，渍是将患处浸泡在药液中。溻渍法是通过湿敷、淋洗、浸泡患处的物理作用，以及不同药物对患部的药效作用而达到治疗目的的一种方法。

二、发展史

（一）渍法

渍法，相当于泡洗和浸渍。最早见于《刘涓子鬼遗方·痈疽发病论》，其曰："夫痈坏后有恶当者，以猪蹄汤洗其秽……"。《医灯续焰·痈疽脉证》有"用时以猪蹄汤洗去脓血……鹅翎蘸膏涂敷四围……"。《外科心法要诀》载猪蹄汤"诸毒流脓者，熬好洗之"，可达到"助肉气，消肿散风，脱腐止痛"的功效。均有猪蹄汤外洗治疗疮疡的记载。

北宋以前，外洗汤剂均被作为针石、膏药，或内治法的辅助方法，其中王璆的《是斋百一选方·专治脚疽》中治足疮的记载颇具代表，"宣黄连（碾细），密陀僧（别研），上二味等分，和匀，每用时，先以葱盐煎汤洗疮上，然后敷药"。把外洗法作为敷药之前的准备工作。至北宋末年及金元之际，汤剂外洗开始成为独立的疮疡治疗方法。《太平圣惠方》记载"或毒气初结，或已脓溃，并可用药煮汤淋射，以散热毒之气"。金元以后，医家们真正将"溻"法与"渍"法结合起来，更好的发挥中药汤剂外洗优势。

（二）渍法

渍法，相当于湿敷和外敷。最早如东晋南北朝间医家陈延之所著《小品方》即记述了升麻膏、黄芪膏外敷治疗缓疽。《张氏医通·疮疡门》记载："外敷寒凉之药，则热毒自消；外敷辛热之药，则阴毒自解。"指出疮疡敷药应根据阴阳虚实选择合适的外用药物。后世的外敷膏药疗法，不胜枚举。再如《外科精要》载"疽疾既成，先服取毒制药，外敷麦饭石膏"。而最早记述以中药药液湿敷见于《刘涓子鬼遗方》，用以治疗痈已成脓可破之时，文曰："治痈疽，升麻薄极冷方：升麻（一两）、大黄（一两）、白蔹（六分）……上十味筛，和以猪胆，调涂布敷之痈上，燥易之。"但此方与后世常论的中药汤剂有一定区别。

（三）渍渍法

元·齐德之的《外科精义·内消法》云："初觉气血郁滞，皮肉结聚，肿而未溃，特可疏涤风热，通利脏腑一二行，徐次诸汤渍渍，即得内消矣。不然，则治之稍慢，毒热不散，反攻其内，致令脓血之聚也。"将渍法与渍法合为一种治疗方法，主要用于肿疡初起未溃，而气血凝滞、毒邪壅盛之时。并载："夫渍渍疮肿之法，宣通行表，发散邪气，使疮内消也。盖汤有荡涤之功……此调疏导腠理，通调血脉，使无凝滞也。"指出渍渍法的作用原理，并认为本法要把患处浸泡于药液中，适用于四肢远端的疾患。

明代《普济方·诸疮肿门》记载了渍渍法的具体操作方法："疮肿初生，一二日不退。四肢者渍渍之……如药二两，用水二升为则，煎取一升半，以净帛或新绵蘸药水，稍热渍其患处，渐渐喜渍，淋浴之，稍凉则急令再换……"渍渍逐渐成为中医外治法中不可或缺的门类，清·顾世澄《疡医大全》总结前人成就，将"渍渍法"及"渍渍门主方"两卷专门论述，是对中药渍渍法的进一步总结。

三、理论基础

渍渍疗法通过对患处进行湿敷、淋洗、浸泡等物理作用，使药液依靠肌肤毛窍、经络、穴位、腠理等部位发挥药效，达到治疗目的。渍渍疗法中药物主要是其挥发性成分经皮吸收，使血管通透性和血液循环增加，且药物积聚在患处局部，浓度高，作用时间长，对于炎症因子的吸收、机体免疫力的提高作用显著。此外，渍渍疗法能显著改善患处的肌肉痉挛和关节活动度、降低神经兴奋性。

清代医家吴师机在《理瀹骈文》中谓"熏蒸渫洗之能汗，凡病之宜发表者，皆可以此法"，其基本作用在于"枢也，在中兼表里者也，可以转运阴阳之气也"，即其主张"通内治之理行外治之法"和"外治之理，即内治之理"，渍渍等诸外治法同样具有"调阴阳""和五脏""升清降浊"的功用。

现代研究认为渍渍疗法是药液在组织中由低浓度向高浓度流动过程中，基于湿敷和渗透压的双重作用，使皮肤末梢血管收缩，皮损处渗液和出血现象均减少。此外湿敷能够抑制患处末梢神经，减轻由炎症反应产生的灼热感，起到消炎、镇痛、止痒等作用。

四、功用

根据患肢的病变情况不同进行辨证论治，选择合适的药物浓度、温度、溻渍时间及疗程等，达到不同的治疗效果。如苦参汤有祛风除湿、杀虫止痒之功，黄柏洗剂有清热解毒的作用，适用于疮疡溃后，脓水淋漓或腐肉不脱，疮口难敛者等。

五、适应证

溻渍疗法用于疮疡溃后脓水淋漓或腐肉不脱，皮肤病瘙痒、脱屑，内、外痔的肿胀疼痛等。临床用药时，皮损的性质及部位决定着溻渍方法的选择：冷溻法适用于局部急性感染初起但未化脓者或皮肤出现急性渗出现象等疾病；热溻法适用于局部慢性化脓性感染及慢性无渗出性等皮肤病；浸渍法类似于熏洗、熏蒸、药浴等疗法，一般适用于四肢或局部等大面积病证。

六、使用方法

（一）操作方法

1. 冷溻法

用生理盐水或医用碘伏消毒清洗患处，采用 6 ～ 8 层医用无菌纱布充分浸泡在药液中，稍稍拧干，以不滴药液为宜，湿敷患处，20 ～ 30 分钟更换 1 次，药液温度为 10 ～ 20℃。

2. 热溻法

热溻法与冷溻法操作大致相同，但药液需要加热至一定温度，药液温度多控制在 40 ～ 60℃，每次溻渍持续时间 30 分钟左右，趁热溻敷患处，可采用红外线灯等维持药液温度，或稍凉即换。

3. 浸渍法

治疗时将病变部位皮肤浸泡在药液中，以能完全覆盖患处为宜，浸渍时间以 10 ～ 20 分钟为宜，大多选择药液温度为 30 ～ 45℃。

（二）溻渍温度

溻渍过程的温度控制大多根据患者溻渍部位及局部皮肤的状态选择相应的溻渍温度。骨科疾病用药温度一般为 40 ～ 60℃，湿疹类皮肤科疾病等用药温度为 30 ～ 40℃，其他的选择煎煮或浸泡过的药材进行直接布袋装渍溃患处的药液温度多为 50 ～ 70℃。具体渍溃温度的确定需要根据患者体质状态，对温度的耐受程度，患者病情及不同的渍溃疗法予以确定，以保证患者皮肤给药处的舒适度为适当温度。针对老年、婴幼儿、肢体感觉障碍等对温度感觉不太敏感的患者，在用药时需要适当降低药物温度，大多控制在 37℃左右。

（三）渍溃时间

渍溃时间过短药液无法充分发挥疗效，渍溃时间过长，极易导致局部组织的渗透性水肿或烫伤等。冷渍时间一般为 10 ～ 20 分钟，热渍时间一般选择 30 分钟或 ≥ 30 分钟为宜，浸渍时间一般为 10 分钟。在实际操作过程中需根据患者实际情况，对渍溃时间进行适当调整，一般每隔 5 ～ 10 分钟更换 1 次药液，或使敷布重新浸渍药液以保证疗效。对于婴幼儿渍溃时间略短，多为每次 5 分钟。

（四）渍溃频率

渍溃疗法的用药频率大多集中在每天 1 次和 2 次，皮肤科及周围血管类疾病等的渍溃频率多为每天 1 次。部分急性疾病，如急性湿疹，或较为严重的疾病，如湿热毒蕴型丹毒等渍溃频率和时间稍微较长，多为每天 2 次。

（五）渍溃疗程

皮肤科疾病如婴儿湿疹、急性湿疹、肛周湿疹等疗程多为 14 天，慢性湿疹渍溃疗程大多 28 天，肢体肿胀、下肢丹毒等疗程多为 7 天；消化科疾病如肝腹水硬化、脂肪肝、慢性胆囊炎等疗程多为 28 天；周围血管类疾病如下肢静脉曲张、静脉炎等渍溃疗程为 28 天左右；骨科疾病如腰椎间盘突出等渍溃疗程多为 10 天；对于短期内难以治愈的病情，则根据具体情况调整渍溃疗程，直至病情痊愈。疗程＞ 7 天者，宜在第 7 天停用 1 天，让局部得以休息。

七、方剂举隅

（一）猪蹄汤

【方源】《刘涓子鬼遗方》。
【组成】黄芩、甘草、当归、赤芍、白芷、蜂房、羌活各等分，猪前蹄 1 只。
【功能】消肿散风，脱腐止痛。
【适应证】痈疽毒，已溃流脓者。
【用法】上七味，共为粗末，看证之大小，定药之多少。先将猪前蹄一只，用水六碗，煮蹄软为度，将汁滤清，吹去汁上油花，即用粗药末一两，投于汁中；再用微火煎十数沸，滤去渣，候汤微温，即用方盘一个，靠身于疮下放定，随用软绢蘸汤淋洗疮上，并入孔内，轻手捺尽内脓，庶败腐宿脓，随汤而出，以净为度；再以软帛叠七八重，蘸汤勿令大干，覆于疮上，两手轻按片时，帛温再换，如此再按四五次，可以流通血气，解毒止痛去瘀也。洗讫用绢帛挹干，即随证以应用之药贴之。

（二）升麻淜肿汤

【方源】《外科精义》。

【组成】升麻、黄芪、防风、川芎、生地、细辛各等分。

【功能】消肿止痛。

【适应证】治疮肿初生，经一二日不退者。

【用法】上药㕮咀。用药 60g，水二升，煎十沸，稍热淋淜，内消如神。

（三）木香淜肿汤

【方源】《外科精义》。

【组成】木香、犀角、大黄、栀子仁、升麻、黄芩、黄连、射干、黄柏、白蔹、炙甘草、朴硝、紫檀、羚羊角各 30g。

【功能】消肿止痛。

【适应证】诸疮疽始发，肿焮增长热痛。

【用法】上㕮咀，入生地黄汁五合（如无，只用生干地黄五两锉碎）和匀。每用药五两，水一斗，煎至七升，加麝香 15g，净帛蘸药淜肿上，一日二三次，冷即再换。

（四）浴毒汤

【方源】《外科精义》。

【组成】木通、藁本、贯众、白芷、荆芥、甘松、薄荷各等分。

【用法】用药 60g，水五升，入芒硝 15g，煎至三升，热洗浴疮。

【功能】止痒止痛。

【适应证】小肠风，阴疮痒痛。

（五）硝黄液

【方源】《山西中医》。

【组成】大黄 30g，芒硝 15g，冰片 0.4g。

【功能】软坚止痛。

【适应证】乳腺囊性增生病。

【用法】每 2 日 1 剂，水煎 1 次取汁 200mL、纱布浸湿后外敷于乳癖处，每次 40 分钟，每日 2～3 次，可加温至 40～50℃。

（六）艾黄洗药

【方源】《尚德俊外科心得录》。

【组成】艾叶、蒲公英各50g，黄芩、丹参、白蔹各30g。

【用法】加水煎汤，乘热浸洗患处或创口，每日1～2次，洗再常规换药。

【功能】清热解毒，生肌敛口。

【适应证】下肢静脉疾病、闭塞性动脉疾病并发慢性溃疡，创口久不愈合者。

（七）润肤洗药

【方源】《尚德俊外科心得录》。

【组成】当归、黄柏各25g，甘草、败酱草各50g。

【用法】煎汤乘热熏洗或冷湿敷患处，每日2次。

【功能】燥湿敛疮，消肿润肤。

【适应证】急性湿疹、过敏性皮炎等皮肤糜烂、渗液、瘙痒者，下肢溃疡继发感染，灼伤、冻疮等。

（八）温脉通洗药

【方源】《尚德俊外科心得录》。

【组成】当归、川芎、赤芍、艾叶、羌活各20g，川椒、白芷、生附子、生南星、干姜、红花、甘草各10g。

【用法】加水煎汤，乘热熏洗患处，每日2次。

【功能】温经散寒，活血通脉。

【适应证】慢性肢体动脉闭塞性疾病（阴寒证），肢体明显发凉怕冷，遇寒冷肢体缺血加重，或引起疾病发作（雷诺综合征）等。

（九）椒橘洗药

【方源】《尚德俊外科心得录》。

【组成】花椒10～20g，橘皮1个，葱白2个（连须根）。

【用法】加水先煎花椒、橘皮15分钟，后入葱白，煎3～5分钟，乘温热浸洗患处，或冷温敷患处，每日3次。

【功能】解毒消肿，宣通止痒。

【适应证】下肢静脉曲张、下肢深静脉血栓形成等并发瘀血（湿疹）性皮炎等。

（十）四黄洗药

【方源】《尚德俊外科心得录》。

【组成】大黄、紫花地丁各50g，黄芩、黄柏、赤芍各30g，黄连10g。

【用法】加水煎汤，熏洗患处，或冷湿敷患处，每日 1～2 次。

【功能】清热解毒，消肿止痛。

【适应证】外科急性化脓性感染性疾病丹毒，慢性肢体动脉急性闭塞性疾病，并发肢体感染者，下肢静脉曲张并发瘀血炎症、溃疡等。

八、注意事项

1. 溻渍治疗前应先用温水清洗溻渍部位，必要时可选择医用酒精或碘伏予以消毒处理，若患者有皮肤过敏，或患处具有皮损、溃烂或水疱等情况，一般禁止采用中药溻渍疗法，或在用药前进行详细评估。

2. 溻渍药液应均匀涂抹于药垫或医用纱布上（或将药渣等过滤完全），避免中药残渣或颗粒物对皮肤产生直接刺激。纱布或药垫、脱脂棉等的厚薄应适中，可根据患病部位及溻渍药液进行相应调整。一般敷贴面积大于患处边缘 1～2cm²，并在外层覆盖保鲜膜，维持药液湿度，减少污染。贴敷部位 24 小时内应避免使用刺激性物质或冷水擦洗，皮肤微微出现红晕、发痒及微热等均属正常现象。热溻疗法时需控制好溻渍温度，如调整好红外线灯或 TDP 仪与患处皮肤间的距离，一般以 20～30cm 为最佳距离，避免烫伤患者皮肤。此外皮肤科患者在治疗期间应尽量避免穿紧身衣，以免对患病部位摩擦挤压，导致皮损或水疱等情况发生，影响疗效。

第七节　贴敷疗法

一、概述

贴敷疗法是以中医基础理论为指导，将中草药制成适宜的制剂形式，施于皮肤、孔窍、腧穴或病变局部的治疗方法。贴敷疗法有很好的活血化瘀、生肌收口的功效，可改善病灶局部及其周围的淤滞状态，促进局部组织的新陈代谢，为伤口愈合提供充足的氧和营养物质，属于中医外治法的范畴。古称"外敷""外贴"。

二、发展史

贴敷疗法发展历程漫长，早在千年前的甲骨文时期，就有中医外治相关经验体会的记载。《周礼天官》中就有相关论述："疡医掌肿痛，溃疡、拆疡、金疡、祝药刮杀之齐。"其中的"祝药"即指敷药。我国现存最早的医方著作《五十二病方》中有"傅、涂、封安"的疮口外敷法记载。《黄帝内经》记载"桂心渍酒，以熨寒痹"，也有"豕膏"治痈的记述，"痈发于嗌中……合豕膏，冷食，三日而已……涂以豕膏，六日已"，被后世誉为膏药之始。周秦时期已经逐渐形成中医药贴敷治疗思想。

《伤寒杂病论》中载有"烙、熏、外敷、药浴"等数种中医药外治法，并较为完整记述了五养膏、玉泉膏等各种贴敷方的适应证、方药组成及制作使用方法。《神医秘传》中有用甘草（大量）贴敷治疗脱疽"……麻油调敷极厚，逐日更换，十日而愈"的记载。

中医药贴敷疗法在两晋南北朝时期逐步得到推广运用。《刘涓子鬼遗方》中载皮肤病以水银制膏外治。《肘后备急方》中记载生地黄或栝楼根捣烂外敷治伤，软膏贴敷治疗金疮，并载录了续断膏、丹参膏、雄黄膏等大量外用膏药方和具体制用方法。《肘后备急方》中记载："熬粢粉令黑，鸡子白和之。涂练上以贴痈，小穿练上，作小口泻毒气。"

晋、唐之后，随着中医药理论和外治方法的不断发展进步，把贴敷疗法和经络腧穴的特殊功能结合起来的穴位贴敷法等开始出现，中医药贴敷疗法和其他学科相互渗透结合运用，疗效逐步提高。

宋至明期间，中医药外治法不断发展进一步带动了中医药贴敷疗法的发展和应用。《太平圣惠方》载有"治疗腰腿脚风痹冷痛有风，川乌头三个去皮脐，为散，涂帛贴，须臾即止"，记述了贴敷治疗风痹冷痛效果，并说明了药物及制备使用之法。《圣济总录》言："膏取其润，以祛邪毒，凡皮肤蕴蓄之气，能消之，又能摩之也。"说明膏之润滑特性及作用机制。《普济方》中有"鼻渊脑泻，生附子末，葱涎和如泥，罨涌泉穴"的记述。《本草纲目》归纳总结前人穴位贴敷等中医药贴敷疗法，"以赤根捣烂，入元寸，贴于挤心，以帛束定，得小便利，则肿消"治大腹水肿，"吴茱萸贴足心"治疗口舌生疮等部分经典药贴至今仍在沿用。

明清时期贴敷疗法已发展为民间广泛应用的一种外治疗法。《急救广生集》《理瀹骈文》等中医药外治专著中有较为完整的理论体系阐述，成为中医药贴敷疗法成熟的标志。《急救广生集》记载了中医药贴敷疗法在各种疾病治疗中的应用，并有药用引节要、用药戒、制剂法等附录六篇，是当时外治法之集大成者。《理瀹骈文》是吴师机对外治法系统整理和分析探索而著成，载膏药等疗方1500余首，将中医药贴敷疗法在内、外、妇、儿、皮肤、五官等各科推广应用，认为外治法可"统治百病"。其用法多是贴敷于痈疽疮疡患处及其周围（四畔），对于那些已溃者，要开窗留头。清·吴谦的《医宗金鉴·外科心法要诀》曰："马汗驴涎入疮：溃疮误犯马汗伤，焮痛紫肿疮四旁，急砭肿处出紫血，乌梅嚼烂涂敷良。""蝼蛄疖……有因疮口开张，日久风邪袭入，以致疮口周围作痒，抓破津水，相延成片，形类黄水疮者，宜用败铜散搽之，忌鱼腥发物。""内发丹毒……急向赤肿周围，砭出紫黑血，以瘦牛肉片贴之（羊肉片亦可），其毒即可减半。"在四畔疗法方面总结为："痈疽总论治法歌：痈疽疮疡初如粟，麻痒焮痛即大毒。不论阴阳灸最宜，灸后汤洗膏固护，内用疏解与宣通，外宜敷药四围束。轻证神灯照三枝，平榻须急补不足，高肿不可过于攻，内热毒盛须消毒。""神灯照法歌：痈疽轻证七日时，神灯照法最相宜，未成自消已成溃，即发即腐实称奇。油浸灼火周围照，初用三根渐加之，照后敷药贴患上，有脓汤洗不宜迟。""桑柴火烘法歌……法以桑木烧作红炭，以漏杓盛之，悬患上，自四围烘至疮口，或高或低，总以疮知热为度。每日烘后，再换敷贴之药。盖肌肉遇暖则生，溃后烘法，亦疡科所不可缺也。"《外科证治全生集》曰："大腿患一毒……此石疽也……四围发肿，内作疼痛……外以阳和膏，随其根盘贴满，独留患孔，加以布捆绑。"

中华人民共和国成立后，中医药贴敷疗法在理论、实验以及临床等方面的研究与应用都得到了长足发展。众多学者结合现代科学技术对中医药贴敷疗法的药物、剂型、剂量、用法、疗效等多方面进行了大量跨学科联合研究，并取得了一定成绩，促进了贴敷疗法的全新发展。

三、理论基础

贴敷疗法是在中医药理论指导下，将中草药制剂应用于人体表皮肤、腧穴孔窍及病变局部等部位的防病治病方法。中医学认为，外科疾病总的发病机制为气血凝滞，营气不从，经络阻塞。四畔是指脓腐与正常组织之间的区域，存在于各种痈疽疮疡及其整个病程中，是外科疾病的共性。其病理变化是痈疽疮疡病理变化的枢纽，它的发展变化预示着外科疾病的发展方向。在疾病的诊断过程中，不能仅注意病灶局部，更要重视与病灶紧密相邻的"四畔"部位的证候特征。

贴敷疗法具有悠久的历史，并广泛的应用于临床各学科中，常用的方法是将药物贴敷与痈疽疮疡患处及其周围，对于已溃者要开窗留头。四畔辨证是中医外科疾病诊断的重要内容，就病灶局部的辨证内容而言，相对于疮面坏死组织、脓液性质、肉芽生长状况等的辨证，四畔辨证更具有中医外科学特色。我国现存最早的外科专著《刘涓子鬼遗方》就提出了治疗臁疮"宜收毒散外贴四畔，中心用治肉血药无害"的疮面用药与疮周四畔用药相结合的独特疗法。西医学认为，局部给药，可使局部组织内的药物浓度显著高于血液中的浓度，明显提高疗效。而贴敷疗法虽然不是单纯施药于疮周，但它用药的范围包括疮周，有时为了增加药物在疮周的吸收，还要结合针刺疗法等，正如《疮疡经验全书》卷之四中"金丝万应膏"所述："因寒湿流注于足胫，生疮形如牛眼，四畔紫黑色，常出脓血水，先用三棱针刺周围，待血出尽后，用金丝万应膏贴之，吸出脓毒腐肉，后以紫金膏贴之即愈。"明代《外科启玄》谓："疮毒已平，脓水未少，开烂已定，或少有疼痛，肌肉未生，若不贴其膏药，赤肉无其遮护，风冷难以抵挡，故将太乙膏等贴之则煨脓长肉。"清·程钟龄的《外科十法》云："用膏贴顶上，敷药四边围。凡肿毒之大者，将以成脓，用乌金膏贴疮头上，然后用万全膏贴之，四旁用芙蓉膏敷之。贴膏处取其出脓，敷药处取其消散。并能箍住根脚，不令展开。其作三层敷围法。第一层用乌金膏贴疮头。若漫肿无头，以湿纸贴上，先干处是疮头也。第二层万全膏贴之。第三层芙蓉膏围之。然予尝用万全膏遍覆肿处，连根脚一齐箍住，其中消处自消，溃处自溃，竟收全功。"所以，根据四畔的病理变化，合适的选择贴敷疗法，可使气血流通、邪祛正安，脓腐自脱，新肉渐长，收到事半功倍的治疗效果。

四、功用

（一）药达病所，投之可至

贴敷疗法有较好的黏着性和扩展性，渗透性较强，且易于保存，作用持久，用法简便。将药物贴敷于患部，通过局部组织皮肤黏膜的吸收，药物直达病所，使局部血管扩张，改善局部血液循环，起到活血化瘀、清热拔毒、消肿止痛、止血生肌、消炎排脓、改善周围组织营养的作用，增加抗病能力。

（二）固护病灶，延缓药效

贴敷药物于病灶局部及周围，可以较好地固定患部，限制活动，减少对病灶周围组织的进一步损害，并能保护疮面，减少外来刺激感染。还可以使药物缓慢释放，延长药效，缓和药物的毒性，可促初期肿疡消散，使已聚毒疮形缩小局限，促脓成早溃，消溃后肿毒。

五、适应证

一般溃疡、外科肿疡等病证都可以使用本法。但是值得注意的是在使用时应该根据患者疾病类型、性质及病情发展阶段，针对性选择用药。

六、剂型及使用方法

（一）散剂

散剂是贴敷疗法中最基本的剂型，是将不同药物研末，根据药物功效和制方规律配伍成方，使用时可掺布于膏药或油膏上，也可直接掺布于病变部位，或粘附在纸捻上插入疮口内等。该剂型剂量灵活，随证加减药物；接触面较大，疗效迅速；比较稳定，储存方便。散剂在外科疾病中应用广泛，肿疡、溃疡等均可使用。应用时要根据疾病的性质和发展阶段具体选择用药，可奏清热消肿散毒、提脓祛腐平胬、止血生肌收口、收涩止痒解毒之效。常用散剂如丁桂散、桂麝散、四生散等。

（二）膏剂

1. 软膏

软膏是将药物与凡士林、液蜡、硅油等油脂性或聚乙二醇水溶性基质调制成膏状的制剂，也称药膏。有渗透性较强，药物作用迅速，适用于外科肿疡、溃疡、皮肤糜烂等病证，对人体凹陷折缝病灶或大面积溃疡颇为适宜。早在《五十二病方》中就载有35种方药膏剂，如温经通络药膏等。现常用软膏如金黄膏、生肌玉红膏等。

2. 硬膏

硬膏是以植物油浸泡按配方选取的药物，反复煎熬，去渣存油，药油再加热煎熬至滴水成珠，添加黄丹再煎至凝结成块的制剂，亦称薄贴。硬膏易于保存且作用持久，用法简便。适应证广泛，肿疡、溃疡等疾病各个阶段均可应用。常用的膏药有狗皮膏、万灵膏、化坚膏、太乙膏等。

3. 丸剂

丸剂是将单味药或配方药物研磨成细粉，或药物的提取成分，以蜜、水、面糊等赋形黏合剂调制成的球形或类球形固体制剂。丸者缓也，丸剂可使药物缓慢释放而产生比较持久药力，发生较长治疗作用。丸剂贮存和使用均比较便利。因贴敷使用需要，一般选择小丸剂，如穴位贴敷中使用白芥子小丸剂等。

4. 饼剂

饼剂是将药物细末和适量的面糊等赋形黏合剂调匀压制成饼状，笼蒸半小时左右即可，温度稍凉后直接贴敷病变局部或穴位，具有黏腻性的药物可直接捣融成饼，根据病情轻重和贴敷范围决定饼剂的重量大小。

5. 锭剂

锭剂是将药物粉末与适量面糊、蜂蜜等制成，形状多样，晾干储藏，用时磨粉，以水、酒或醋调匀，涂敷于穴位或病变局部。本剂型取用方便，可随时磨粉应用。常见的有太乙紫金锭、蟾酥锭等。

七、方剂举隅

（一）愈疡灵软膏

【方源】山东中医药大学附属医院经验方。

【组成】紫草、地骨皮、黄柏、当归、血竭、冰片、象皮粉、甘草、麻油、蜂蜡。

【功能】清热凉血，活血散瘀，养血生肌。

【适应证】用于疮疡，久不收口者，如静脉性溃疡、糖尿病溃疡、血管炎性皮肤溃疡及消化性溃疡等。

【用法】外用。取适量膏药涂抹患处或摊于纱布上贴患处，1日1次，涂药宜薄。

（二）生肌散

【方源】《疡医大全》。

【组成】象皮 60g，白芷 30g，没药 30g，乳香 30g，血竭 30g，炉甘石 15g，麻油 500g。

【功能】解毒祛腐，补虚生肌。

【适应证】疮疖久溃，肌肉不生，久不收口。

【用法】取适量药粉撒在患处，用纱布贴敷患处，1 日 1 次，涂药宜薄。

（三）生肌玉红膏

【方源】《外科正宗》。

【组成】紫草 6g，当归、白蜡各 60g，麻油 500g，轻粉、血竭各 12g，甘草 6g，白芷 15g。

【功能】活血祛腐，解毒生肌。

【适应证】痈疽、发背等疮，溃烂流脓，以及疔疮、疔根脱出需长肉收口者。

【用法】先用当归、甘草、紫草、白芷四味入油内浸三日，大勺内慢火熬至微枯色，用细绢滤清，将油复入勺内煎滚，下血竭使化尽，次下白蜡，微火化开。先用茶盅 4 枚，预顿水中，将膏分作四处，倾入盅内，候片时，下研极细轻粉，每盅内投和 3g，搅匀，候一昼夜取起。用时先用甘草煎汤，甚者用猪蹄 1 只，先水煎至软，去蹄及浮油，温洗患处，软绢挹净，挑膏于掌中，撩化，搽新腐肉上，外以太乙膏盖之。大疮，早晚洗换二次，兼服大补脾胃暖药。

（四）大青膏

【方源】山东中医药大学附属医院经验方。

【组成】大青叶 60g，芙蓉叶、黄连、黄柏、大黄、乳香、没药、铜绿、白矾、胆矾、樟丹、五倍子各 30g。

【功能】清热解毒，消肿散结，凉血止痛，祛瘀通络。

【适应证】一切化脓性感染疾病，局部红肿热痛者。

【用法】摊于消毒纱布上，外敷患处，每日或隔日换敷 1 次。

（五）太乙膏

【方源】《外科正宗》。

【组成】玄参、白芷、归身、肉桂、赤芍、大黄、生地、土木鳖、阿魏、轻粉、柳槐枝、血余炭、铅丹、乳香、没药、麻油。

【功能】消肿清火，解毒生肌。

【适应证】适用于一切疮疡已溃或未溃者。

【用法】隔火炖烊，摊于纸上，随疮口大小敷贴患处。

（六）金黄膏

【方源】《外科正宗》。

【组成】天花粉、姜黄、白芷、苍术、南星、甘草、大黄、黄柏、厚朴、陈皮、黄丹。

【功能】清热解毒，散结消肿，止痛。

【适应证】疮毒红肿疼痛、痈疽发背，丹毒乳痈及无名肿毒等。

【用法】外用，取适量摊于纱布上，厚薄均匀，确保药物的面积大于病灶，敷于患处，每日换药1次。

八、注意事项

1. 选择合适的药物剂型

贴敷疗法中药物要施用于病灶局部及周围的皮肤，因此要根据患者病情及皮肤有无损害以及损害的性质，选择合适的药物剂型。一般对于皮肤完整，没有明显皮肤损害者，可应用膏药、围敷等剂型；若疮口有脓，或有少许坏死组织者，可先用洗药熏洗疮口，再将散剂、或膏剂用于病灶局部及周围。

2. 注意用药安全，保证药效持久

在贴敷时，应注意掌握好药物的用量，根据患者的病灶及周围皮肤组织状态，明确贴敷大小，保证贴敷后药物不易掉落，能较好地发挥其功效。并时刻关注贴敷部位，若渗液较多或药物脱落，应及时更换，保证药力持续作用于患处。贴敷疗法所用药物中，均可因患者体质不同而引起刺激或过敏反应，在临床应用过程中要密切观察，一旦发生，应及时更换药物和剂型，必要时应用抗过敏治疗。切记外用药物，不可入口。

第八节　挑治疗法

一、定义

挑治疗法是以三棱针或特殊针具刺破腧穴皮肤，或挑断穴位或阳性反应点皮下纤维组织，产生物理治疗信息，以刺激皮部，引发经气，疏通经络气血，清热解毒，化痰散结，调整脏腑功能，提高免疫力，增强抗病修复能力，达到养生保健、治疗疾病的目的。又称"挑刺法"。

二、发展史

三棱针系《灵枢·九针十二原》中所载"锋针"，而挑刺法挑断皮下纤维，其法当属"五刺法"中之"半刺"，如《灵枢·官针》所言，"一曰半刺；半刺者，浅内而疾发针，无针伤肉，如拔毛状，以取皮气，此肺之应也"，挑刺法当由此发展而来。有关挑刺法的记载，初见于《肘后备急方》，"岭南人初有此者，即以茅叶细细刮去……已深者，针挑取虫子"。挑刺法在古代医籍中的记载相对较少，却一直以其操作简单便捷及疗效显著而广泛流传于民间。现高等中医院校所授各版《针灸学》《刺法灸法学》等教材中，挑刺法均被归于三棱针法中。挑刺法基本操作为局部消毒后，押手按压施术部位两侧，或捏起施术部位皮肤，刺手持针迅速刺入皮肤 1～2mm，随即倾斜针身挑断皮肤，可使之出少量血液或黏液。也可再将针深入皮下 5mm，倾斜针身使针尖轻轻挑起，挑断皮下部分纤维组织，然后出针，覆盖敷料保护创口。对于一些畏惧疼痛者，可先用 2% 盐酸利多卡因注射液局部麻醉后再挑刺。挑刺部位可选用经穴、奇穴、局部阿是穴，或一些阳性反应点。由于挑刺法在高校的教学中涉及较少，故其欠缺统一的标准化、规范化操作及量化指标，临床操作多根据不同医者的经验而自行总结并改良。通过查阅文献，我们发现关于挑刺法的称谓并不固定，临床中尚有"挑针疗法""针挑疗法""挑治法""钩锋针疗法""截根疗法"等称谓。很多医者的操作自成一派。但是很多相关文献所记载的挑刺法的操作实际混淆了挑刺法的概念，根据国家标准《针灸技术操作规范第 4 部分：三棱针》，所谓挑刺法，应区别于针刺及三棱针点刺疗法，重点在于"挑"，挑破皮肤或挑断皮下纤维，可有少量出血，但并非为以出血为目的点刺。

三、理论基础

挑刺法治疗作用的理论依据与叶天士所创"络病理论"关系密切。络脉属气血津液运行之通道，络脉分阴阳，阳络浮于表，阴络隶属脏腑，络脉通过由表及里的层次逐级形成立体网络，网络表里，沟通体表与内在脏腑。故络脉不仅是邪气内传的通道，又是治疗作用内传的通道。挑刺法的作用部位为皮肤、黏膜及皮下纤维，在体表寻找反应点，将其挑破，尚可深入皮下挑断皮下白色纤维以加强刺激。挑刺所产生的刺激通过络脉所形成的网络体系逐层深入，透过体表向内传递，达于脏腑深部。

四、功用

挑刺法不仅能通过疏通局部气血以治疗局部经筋劳损疾病，更能通过其作用于内部的刺激而调理脏腑，调节阴阳，从而治疗相应的脏腑病证。

五、适应证

针挑疗法对各种痛证、变应性疾病、内脏功能紊乱、妇科及某些眼病都有很好的疗效。我们常用针挑疗法治疗痤疮、荨麻疹、变应性鼻炎、哮喘、乳腺增生、月经不调、痛经、围绝经期综合征、自主神经功能紊乱、癫痫及神经痛等。

六、使用方法

（一）选择针具

大号缝衣针、三棱针、圆利针、美容针、特制的针挑针均可。以高压蒸汽消毒灭菌或 2% 戊二醛消毒液浸泡 24 小时以上备用。其他用品：碘伏、消毒棉签、2% 盐酸利多卡因注射液、创可贴等。

（二）患者体位

为避免晕针的发生，临床上常用卧位。项、背、腰、骶、臀部及下肢后侧的治疗点可选俯卧位，胸、腹、下肢前侧的治疗点可选仰卧位，身体侧面的治疗点可选侧卧位。

（三）确定挑点

根据患者的病情及皮肤异常反应点选择针挑点。一般每次选择 2 ～ 10 个针挑点，并以棉签棒按压标记。

（四）皮肤消毒

患者充分暴露治疗部位，医者充分消毒双手，用碘伏对针挑点消毒，以针挑点中心向外绕圈擦拭。

（五）基本操作

将针柄置于右掌，右手中指、环指及小指自然握住针柄，拇指与示指捏紧针尖上方（针尖露出约 1cm），医者以左手固定挑点皮肤，右手持针快速刺进挑点，针尖上下挑提牵拉，将挑点的痰脂、毒血及白色筋丝（纤维）挑出、挑断，再用碘伏消毒挑治过的部位，然后用创可贴贴敷挑点。

（六）治疗次数

急重患者，每日挑治 1 ～ 3 次；一般病证，每隔 2 ～ 4 天挑治 1 次；慢性病，5 ～ 7 天挑治 1 次。5 ～ 10 次为 1 个疗程。如未愈，疗程结束后休息 3 ～ 5 天再行下一个疗程。

七、注意事项

1. 对初次接受针挑治疗者，要做好解释，消除紧张和思想顾虑，以取得患者的合作，防止晕针。痛觉敏感者可在挑点点刺后外涂 2% 盐酸利多卡因注射液以减轻疼痛。

2. 治疗后 48 小时内避免洗浴，治疗部位保持干燥清洁。

3. 严重心脏病、孕妇、瘢痕体质、血友病及血小板减少患者不宜应用针挑治疗。

第九节　四畔疗法的注意事项

一、强调辨证论治

如《外科启玄·明疮疡宜敷药论》曰："如赤肿焮甚……寒性药敷之。如不变色而肿势深暗者，宜玉龙膏性温之药敷之；如不热不凉，以冲和膏……以敷之，使脓易熟而毒不走，乃易于消散矣。"应避免一味寒凉冰伏其邪，正如《外科理例·外施贴药》所说："外施贴药，正是发表之意。经曰：'发表不远热。'大凡气得热则散，得冷则凝，庸医敷贴冷药，岂理也哉！"所以在应用四畔疗法时，应注意选用行气疏风、活血散瘀之剂，并适当结合熏洗、热熨等疗法。

二、与病灶用药有机结合

四畔用药应与疮面用药（如掺药、捻剂、火针、切开、砭镰疗法）紧密结合的。如《医宗金鉴·外科心法要诀·痈疽总论治法歌》曰："痈疽疮疡初如粟，麻痒焮痛即大毒。不论阴阳灸最宜，灸后汤洗膏固护，内用疏解与宣通，外宜敷药四围束。轻证神灯照三枝，平塌须急补不足，高肿不可过于攻，内热毒盛须消毒。二便秘结宜通利，脏腑宣通方为福，十日以后疮尚坚，铍针点破最宜先，半月之后脓若少，药筒拔提脓要黏。疮已溃烂腐不服，当腐剪破开其窍，能令脓管得通流，自然疮头无闭塞。频将汤洗忌风吹，去腐须当上灵药，生肌散用将敛时。"这是将灸法、熏洗、内服、围药、烟熏、针刺、药筒、掺药等诸多疗法有机结合的范例。

三、注意皮肤过敏等不良反应

四畔所用药物中，赋形剂和治疗药物均可因患者体质不同而引起刺激或过敏反应，在临床应用过程中要密切观察，一旦发生，应及时更换药物和剂型。

四、选择合适的药物剂型

四畔疗法中药物施用于病灶周围的皮肤，根据皮肤有无皮肤损害以及皮肤损害的性质，要选择合适的药物剂型，一般对于皮肤完整，没有明显皮肤损害者，可应用膏药、围敷、酊剂等剂型；若皮肤出现水肿、红斑、丘疹、水疱或渗出时，应选用水溶液及掺剂控制急性炎症后，再施用四畔疗法。

参考文献

［1］于秀辰.学习古代文献，拓展治疗糖尿病足的思路［J］.北京中医药大学学报（中医临床版），2013，20（3）：5-9.

［2］朱晓丹，安超，李泉旺，等.中医外科学护场理论的沿革与发展［J］.新中医，2014，46（2）：7-10.

［3］于秀辰，杨慧鑫，陈圆圆.箍围法与护场的关系探讨［J］.现代中医临床，2016，23（3）：45-46+49.

［4］刘明，张玥，陈会苓."四畔"理论源流述要［J］.中医研究，2009，22（2）：10-12.

［5］马继兴.马王堆古医书考释［M］.长沙：湖南科技出版社，1992.

［6］龚庆宣.刘涓子鬼遗方［M］.北京：人民卫生出版社，1986.

［7］周甜甜，张虹，熊凡捷，等.围刺加灸法治疗粉刺性乳痈验案1则［J］.湖南中医杂志，2021，37（1）：79-80.

［8］梅立鹤.社区推广围刺法对膝关节炎患者疼痛症状的干预观察［J］.贵州医药，2021，45（1）：112-113.

［9］刘文君.电针围刺法结合活血散瘀汤熏蒸治疗卒中后肩手综合征对疼痛及上肢运动功能的影响［J］.实用中医药杂志，2020，36（12）：1550-1551.

［10］卢文.刺血的古代文献与理论研究［D］.南京：南京中医药大学，2010.

［11］陈庚.《内经》刺络放血理论与应用［J］.吉林中医药，2008（6）：461-462.

［12］刘明."四畔理论"在静脉性溃疡的应用研究［D］.济南：山东中医药大学，2006.

［13］王本正.实用放血疗法［M］.北京：中医古籍出版社，2009.

［14］吕中茜，公一囡，郭义，等.基于多维证据体刺络放血疗法适宜病种的研究［J］.中国针灸，2020，40（4）：450-454.

［15］汪晓露，原爱红，原理.刺络拔罐放血疗法作用机理与临床应用研究进展［J］.新中医，2020，52（3）：128-130.

［16］刘明，张玥，陈会苓."四畔"理论源流述要［J］.中医研究，2009，22（2）：10-12.

［17］周洋，董联玲.中医热熨法的研究进展［J］.实用医技杂志，2016，23（9）：976-977.

［18］欧阳军.热熨疗法［N］.大众卫生报，2015-05-07（006）.

［19］王宇，姚长风.《黄帝内经》药熨方探骊［J］.陕西中医药大学学报，2019，42（2）：40-42.

［20］于冰，王聪，张永臣.《内经》药熨法及历代发挥［J］.上海中医药大学学报，2016，30（4）：9-11.

［21］林玉屏.中药热熨疗法治疗软组织损伤概况［J］.辽宁中医药大学学报，2010，12（3）：201-203.

［22］XU M H，ZHU Y T，JIA L H. Advancement in clinical application of the external medicinal liquid application of Chinese herbs［J］. J New Chin Med，2019，51（4）：59-62.

［23］鞠上，高瑜，杨博华，等.中医外科溻渍法的历史源流及现实意义［J］.北京中医药，2016，35（10）：931-933.

［24］REN S J，ZHENG D.Research summary of wet compress with traditional Chinese medicines［J］. Acta Chin Med，2017，32（10）：1895-1897.

［25］FAN H Q，LIU L F，ZHOU L，et al.Mechanism of action of wet-compress method：an analysis based on xuanfu qiye theory［J］.J Hunan Univ Chin Med，2019，39（3）：345-347.

［26］PENG M F，TIAN S，LIU B S，et al.Mechanism and characteristic analysis of integrative medicine external therapy［J］.Acta Chin Med，2018，33（12）：2323-2328.

［27］ZHOU J，YANG D，WANG J P，et al.Clinical observation on fomentation with promoting blood circulation for removing blood stasis herbs combined with western medicine in treating 45 patients of ankylosing spondylitis in active stage［J］.J Tradit Chin Med，2016，57（3）：233-236.

［28］中药溻渍法临床外用技术规范［J］.中国现代应用药学，2019，36（24）：3116-3120.

［29］ZHANG G R，WANG X.Treatment of chronic pelvic inflammatory disease with Xiaoyan decoction and TDP combined with external medicinal liquid application［J］.J Changchun Univ Chin Med，2018，34（6）：1149-1152.

［30］杨志宏，韩冰，王田.中药溻渍结合吞咽言语治疗仪治疗假性球麻痹吞咽障碍的疗效观察［J］.中医药导报，2017，23（6）：99-100.

［31］张涛，李博，庞浩，等.中西医治疗强直性脊柱炎活动期效果观察［J］.皮肤病与性病，2018，40（4）：614-615.

［32］万裕萍.针药并施治疗带状疱疹后遗神经痛的疗效评价研究［J］.湖北中医杂志，

2015，37（12）：60-61.

［33］张来根，王培民.中医药贴敷疗法发展及应用［J］.世界中医药，2018，13（11）：
2932-2936.

第六章 四畔疗法中的制剂

四畔疗法是着眼于纠正"四畔"的病理变化进行治疗，并施药、施术于四畔的治法。其中，将药物制剂施用于病灶四畔，是中医外治疗法中非常独特的治疗方法，也是最常见的四畔疗法，制剂的剂型较为丰富，主要体现在传统的"箍围药""熏洗剂""热熨剂"等外治法中，故专章论述。

第一节 箍围药

箍围药古称敷贴，是借药粉具有箍集围聚、收束疮毒的作用，从而促使初起肿疡消散；即使毒已结聚，也能促使肿疡缩小，趋于局限，达到早日成脓和破溃；就是在破溃后，余肿未消者，也可用它来消肿，截其余毒。外疡不论初起、成脓及溃后，肿势散漫不聚，而无集中之硬块者，均可使用本法。箍围药用于外疡初起时，宜敷满整个病变部位。若毒已结聚，或溃后余肿未消，宜敷于患处四周，不要完全涂布。敷贴应超过肿势范围。剂型包括膏剂、散剂、洗剂、油剂等。

一、膏药

（一）一见消

【方源】《惠直堂经验方》。

【组成】川乌、草乌各90g，五倍子120g，闹羊花90g，大黄180g，血余120g，生天南星、生半夏各90g，白及、白蔹各150g，当归180g，土贝母120g，金银花90g，白芷120g。

【制法与用法】上药用麻油2.5kg，浸3日，煎枯去渣滤净，入铅丹1.25kg收成膏，水浸去火毒。任意摊贴。初起疔毒，须留头摊贴。

【功效】祛风解毒，活血散结，消肿止痛。

【适应证】疠风（麻风病），折伤，痈毒。

（二）二乌膏

【方源】《瑞竹堂经验方》。

【组成】川乌头、草乌头各 1 个。

【制法与用法】取新瓦一块（如无新瓦，于房上取净瓦亦可），新汲水一桶，将上药及瓦并浸于水桶内，候瓦湿透，即将川乌、草乌于瓦上磨成膏。用磨药手挑药贴于疮口四周；如无疮口，一漫（超越病灶范围）涂药如三四层纸厚，上用纸条透孔贴盖；如药干，用鸡翎蘸水扫浸。如此不过三度。

【功效】消恶毒诸疮。

【适应证】发者，有头疽，疔疮，便毒（梅毒性腹股沟淋巴结炎）。

【按语】本方方名原作"二乌散"，与剂型不符，据《永类钤方》改作"二乌膏"。

（三）三神膏

【方源】《古今医鉴》。

【组成】蓖麻子（去壳）40 枚，陈醋一碗半，盐一撮。

【制法与用法】上三味置锅中，用文武火熬之，槐枝搅成膏。先用米泔水洗净疮，涂上药，留顶。

【功效】拔毒，消肿，止痛。

【适应证】痈疽发背。

【宜忌】忌酒及一切发物。

【按语】本方重用蓖麻子仁走散之性，消散肿毒；辅以食盐清热软坚；更取陈醋散瘀软坚解毒之力，共成围药。用于痈疽发背初起，疮势坚硬者。未成者可使内消，已成时则能收束疮脚，逼脓外出，促其破溃。

（四）大提药方

【方源】《良方汇选》。

【组成】雄黄、藤黄、麝香各 3g，朱砂 0.9g，蓖麻肉 9g，红升丹 1.5g。

【制法与用法】先将蓖麻肉研如泥，后和各药研烂，用瓶封贮，勿令泄气。围敷患处，四五日即消。

【功效】提毒排脓，消肿止痛。

【适应证】有头疽（脑痈、背痈），恶疽初起。

（五）千金乌龙膏

【方源】《疮疡经验全书》。

【组成】多年陈小粉 250g（炒黑），白芷、肉桂、五倍子（炒）、干姜（炒）、桔梗、龟板（煅）、白芍、白蔹、威灵仙、苍术（炒）、乌药（不见火）各 30g，飞盐、蛤粉各15g，白及 180g。

【制法与用法】上药为末，姜汁、葱汁、酸醋、蜜少许，火上熬热，调匀，涂四周，中间出毒，干后，再润余汁，以助药力。

【功效】温经通络，杀虫解毒，收湿敛疮。

【适应证】一切下部湿毒，附骨腿痈，筋络无名异症。

（六）火龙膏

【方源】《外科启玄》。

【组成】新火姜 250g（六月六日晒干为末，磁罐收贮听用）。

【制法与用法】取鲜猪胆汁调入姜末如糊，敷在患处周围，用纸盖之。如干用热水润之，知痛时黑水自出为妙，如不知疼，出黑水难治。

【功效】温经暖肌，解毒消肿。

【适应证】阴发背，黑凹而不知痛者。

（七）水澄膏

【别名】枯痔水澄膏

【方源】《李防御五痔方》。

【组成】郁金、白及各 30g。

【制法与用法】上二味为细末，候内痔登厕翻出在外，用温水洗净，不须坐，即出厕，卧于床上，以用新水和蜜调令稀稠，用篦挑药轻手涂谷道四边好肉上，只留痔头在外。用薄纸片转盖药上，再用笔蘸温水，涂于纸上。纸以护水澄膏，不令四散耳。才觉药干，又以温水润之，后用枯药。

【功效】护肉。

【适应证】痔疮。

【按语】本方用于治疗痔疮上枯痔药前，保护痔核周围正常皮肤组织，防止枯痔药腐蚀好肉。

（八）龙虎膏

【方源】《疡医大全》。

【组成】陈小粉 480g，土木鳖 60g（连壳整炒），川乌、草乌、干姜、白及、花椒各16g。

【制法与用法】共研细末，凡疮未成者，漫头敷；已成者，中留一孔；已溃烂者，敷于四围。俱以醋调，炖温敷上，外用绵纸贴，干则温醋鸡毛扫上。

【功效】拔毒消肿，通络止痛。

【适应证】一切无名痈疽大毒。

（九）阳和膏

【方源】《经验各种秘方辑要》。

【组成】官桂、甘松、山柰各 30g，丁香、乳香、没药、上玉桂、牛蒡子各 15g。

【制法与用法】乳香熬烂去油，余皆晒干生研，各研极细末，用太乙膏烘烂，将药末和匀摊膏，用棉料油纸并白纸裱褙双层，大者用红布摊之，凡疮初起未成时贴之皆可消散，但须连四周根脚贴进，不可但贴头儿上，已破溃者，亦可收束疮毒，防其蔓延。

【功效】温经回阳，通络活血，止痛消肿。

【适应证】痈疽，发背，流痰，一切无名肿毒，风热肿胀。

【按语】本方官桂、玉桂并用者，因玉桂价昂，故兼用之，非重复应用。

（十）收毒外消膏

【方源】《普济方》。

【组成】黄明牛皮胶 30g（以长流水 100mL 溶开），铅丹 30g（再煎时柳枝急搅五六沸）。

【制法与用法】上药待冷后收入瓷器，以鸡翎摊于疮上，留口，如未破敷，肿自消。

【功效】拔毒消肿，敛疮生肌。

【适应证】肿疡，溃疡。

（十一）乳香膏

【方源】《传信适用方》。

【组成】没药 0.3g，乳香 0.3g，麝香 1.5g，轻粉 0.3g，黄蜡 6g，蓖麻子 30g。

【制法与用法】上药同研极匀为膏。用无灰薄纸摊药贴上，留眼子出脓。日换药 3 ~ 4 次。

【功效】收疮根，聚脓止痛。

【适应证】恶疮，丹肿。

（十二）金蟾骨

【方源】《寿世保元》。

【组成】生白矾末 15g，麝香 0.3g，活蛤蟆 1 个（去肠肚）。

【制法与用法】上同捣烂如泥，四周留顶出气，不过一夜即愈。

【功效】清热拔毒，消肿止痛。

【适应证】痈疽发背，一切无名肿毒。

（十三）枯瘤膏

【方源】《世医得效方》。

【组成】甘草、芫花、大戟、甘遂。

【制法与用法】将甘草煎膏，用笔涂瘤4周，共3次；再用芫花、大戟、甘遂等份为末，醋调，另以笔涂瘤中，勿近甘草。次日缩小，又以甘草膏小晕3次，如前仍上芫花等，自然焦缩。

【功效】枯瘤。

【适应证】瘤。

（十四）将军铁箍膏

【方源】《德生堂方》。

【组成】天南星30g，草乌9g，川乌15g，雄黄9g，大黄30g，盐霜白梅30g，苍耳根30g，白及、防风、白蔹各15g。

【制法与用法】先将苍耳根、盐梅捣烂，余药为细末，共调和成膏。如干，加入适量醋，调稀稠得当，于疮四周用药作铁箍涂上，只留疮高起处。药干则以鸡翎藏水扫之。每日换药2～3次。

【功效】解毒束疮，散结消肿。

【适应证】诸恶毒疮，红肿突起。

（十五）神白膏

【方源】《世医得效方》。

【组成】天南星、大黄、草乌、白蔹各15g，蚌粉、大柏皮各30g，赤小豆15g。

【制法与用法】上药为末，取芭蕉头研，取油调角四畔，加乳香、没药尤妙。干则以芭蕉汁刷之。

【功效】祛瘀解毒，消肿散结。

【适应证】痈疽。

【按语】①一方无草乌；②本方治五发（脑、背、肩、鬓、髯）未溃破者。

（十六）铁井栏

【方源】《疡科纲要》。

【组成】大五倍子90g，杜蟾酥15g，藤黄90g，明矾30g，胆矾24g，大黄、皂角、白及、山慈菇各60g，制天南星30g。

【制法与用法】先以后五药，用陈米醋500mL，文火熬浓，绞去滓，和入醋煮藤黄，同熬成膏，俟极浓再和入五倍、蟾酥、二矾细末，调匀离火，再入麝香细末9g，杵匀制成锭子，阴干收藏，临用时以醋磨浓，涂疮根四围，干则润之以醋，一日洗去再涂，极效。欲移毒使偏，则如上法，涂其一边，而涂药处自能退肿，其毒聚于未涂药之一边，可保关节不致损害。

【功效】围毒移毒，收束疮根，消肿散结。

【适应证】痈疽大毒，漫肿无垠，根脚四散，其毒不聚。疮发于关节之处，酿脓化腐，恐碍关节。

（十七）铁围散

【方源】《丹溪心法》。

【组成】乳香、没药、大黄、黄柏、黄连、天南星、半夏、防风、皂角刺、木鳖子、栝楼、甘草节、草乌、阿胶。

【制法与用法】上药为末，醋调成膏，砂石器内火熬黑色，鹅翎涂之，围药。

【功效】活血解毒，祛瘀消痈。

【适应证】诸般痈疽。

（十八）神授痈疽灵方

【方源】《洪氏集验方》。

【组成】白麦饭石、白蔹末各等份，鹿角倍前二味。

【制法与用法】上为细末，取陈米醋于锅中煎，并令鱼眼沸，即下前末，调如稀糊状，以篦子涂敷肿上，只当疮头留一指面地，勿令合，以出热气。如未脓，当内消；若已作头，当撮小；若日久疮甚，肌肉损烂，筋骨出露，即于布上涂药，贴之疮上，干即再换。

【功效】束毒，消肿。

【适应证】痈疽。

【宜忌】疮面忌用手触。

（十九）消瘤二反膏

【方源】《外科大成》。

【组成】甘草、大戟、芫花、甘遂。

【制法与用法】先用甘草煎浓膏，笔蘸涂瘤四周，待干再涂，凡三次；以大戟、芫花、甘遂等份为末，以醋调，另用笔蘸药涂其中，不得近着甘草处。次日则缩小些，又以甘草涂四周，比先小些，中涂照前，自然渐渐缩小而消矣。

【功效】攻毒消肿，化痰散结。

【适应证】瘿瘤，瘰疬，结核。

（二十）涌泉膏

【方源】《普济方》。

【组成】斑蝥。

【制法与用法】将药末揉和蒜膏，如小豆许，点在膏药中，贴疮口处。少顷，脓出即去药，或用绿矾、直雀屎少许，用饼药调一点，敷疮头软处，亦破。须四围涂药护之。

【功效】腐蚀溃疮。

【适应证】痈疽软而疮头不破，或已破而疮头肿结无脓。

（二十一）黄鼠膏

【方源】《肘后备急方》。

【组成】大黄、牡鼠粪各 30g，黄连 15g。

【制法与用法】上各捣为末，以黍米粥和敷乳四边，痛止即愈，无黍米用粳米亦可。

【功效】清热解毒，通瘀行滞，消肿止痛。

【适应证】乳痈（急性乳腺炎等）。

（二十二）雄黄膏

【方源】《房芝萱外科经验》。

【组成】生白矾 30g，雄黄 30g，冰片 9g，麝香 0.9g，蟾酥 0.15g。

【制法与用法】上药研极细末，以凡士林 500g，调成软膏。外敷患部周围肿处或红斑处。

【功效】活血消肿，解毒止痛。

【适应证】疔疮，丹毒未溃者，毒蛇咬伤，浅静脉炎急性期。

（二十三）紫金膏

【方源】《疡医大全》。

【组成】明松香 120g（夏用红者，冬用白者，秋冬红白各半，以火熬滚，入水内扯拔百十下，研末。若贴痘毒，松香用黄豆浸水，入锅内煮化，待温，照上法扯拔，研细末）、蓖麻仁 60g（研细，放细筛箩底上，用穿山甲往来刮之，取箩下者用之，上面粗者去之）、轻粉 15g，银朱、铜绿各 7.5g。

【制法与用法】猪油去衣膜拌药放青石上，用铁槌捣数千下，盛磁瓶内，用时摊油纸上贴。凡贴毒将膏中剪一孔，露顶透气，能贴多年痘毒，若贴流火（下肢丹毒），竟贴顶上，不必剪孔。

【功效】拔毒，消肿，止痛。

【适应证】一切无名肿毒；恶疮；风湿流火；小儿痘毒。

（二十四）焦瘤法

【方源】《疡科遗编》。

【组成】甘草60g，芫花、甘遂、大戟各9g。

【制法与用法】用甘草60g，煎膏，用笔蘸涂四围，涂3次，再用芫花、甘遂、大戟各9g，为末，醋调，另用新笔蘸涂顶中，勿使近甘草膏处，次日即缩小，仍用甘草膏涂四围3次，再涂醋调芫花等药于其中，自然焦缩矣，倘未缩尽，次日再涂如前法。

【功效】消瘿瘤。

【适应证】一切瘿瘤。

【按语】本方利用相反之药性，分开外用，以达缩小瘿瘤之目的。

（二十五）糯米膏

【方源】《普济方》。

【组成】糯米1200g（先洗7次，绢袋装好挂当风处2～7日，炒），蚤休（去皮毛，生用，根赤者不用，白者）、五倍子（瓦上燥之）、黄柏皮（炒焦）、黄芩（炒干）各150g，白蔹（真者如白萝卜干，色白，味苦甘）、生白及、当归（酒浸，焙干）各60g。

【制法与用法】上药为末，醋调入瓶，时取敷患处。若已成欲破，加白丁香（即雀矢，尾直起者）为末，和上药点疮头上，用不加白丁香的药末敷疮四周。再以白术、黄芪各90g，蜜炙木香、当归各30g，为末，用酒送服，每次6g，病在四肢饭后服，在膈上睡前服，膈下空腹服，效果甚佳。

【功效】清热解毒，束疮消肿，燥湿敛疮。

【适应证】发背疽毒（背痈），一切恶证。

【按语】本方蚤休，原作紫河车，紫河车不会有根毛，"紫"为"草"之误。

（二十六）麝苏膏

【方源】《外科证治全生集》。

【组成】麝香、五灵脂、雄黄、乳香、没药各30g，苏合香油60g，蟾酥15g，洞天嫩膏240g。

【制法与用法】除油、膏外，余药研为细末，与苏合香油、嫩膏搅匀，涂患处四周，留痈头；如患处发干，用鸡翎润酒拂搽。

【功效】散瘀解毒，消肿定痛。

【适应证】一切大痈。

【按语】①洞天嫩膏：大麻油1500mL，先熬壮年头发500g，熬至发枯浮，去渣。取活牛蒡、甘菊、苍耳草根叶、忍冬藤、马鞭草、仙人对坐草，俱用鲜草各500g，再另用油5000mL，将各草熬枯沥出。再以白芷、甘草、五灵脂、当归各250g，入锅熬至药枯，出渣俟冷，并入前煎头发油，每油一斤，入炒透铅丹125g，熬至黑色为度，治一切热毒痈疔、乳疖、乳痈等。②外用此药同时，需内服"醒消丸"。

二、散剂

（一）一笔钩

【方源】《医方易简》。

【组成】芙蓉叶（阴阳瓦焙干，为末）、土茯苓（焙，研为末）。

【制法与用法】麻油少许，好浙醋调匀。一切无名肿毒未灌脓者，照其肿处，用笔点药围之，愈小愈圈，俱照其肿之大小，不用涂在肿上。

【功效】凉血解毒。

【适应证】痈疽发背，无名肿毒。

（二）一笔钩

【方源】《青囊秘传》。

【组成】麝香 3g，藤黄 30g，五倍子 60g，赤小豆 15g，南星 15g，白及 60g（半炒半生）。

【制法与用法】上药共研为末，以生白及末为糊，炖熟，制成锭，阴干。醋磨，笔圈四周，中空其头。

【功效】解毒消肿。

【适应证】一切痈肿。

（三）一笔消

【方源】《外科证治全生集》。

【组成】大黄 60g，藤黄 30g，明矾、蟾酥各 15g，麝香、乳香、没药各 6g。

【制法与用法】用蜗牛捣烂作锭。小疖空出疖顶，取锭醋磨，新笔蘸药圈围，干则再圈，圈至疖消方止。

【功效】消瘀散肿，活血去毒，镇痛止痒。

【适应证】疖毒；痈疽发背，各种疔毒恶疮及一切无名肿毒。

（四）一笔消

【方源】《种福堂公选良方》。

【组成】雄黄、明矾、硼砂、藤黄、铜绿、皮消、草乌各 30g，麝香 6g。

【制法与用法】上药为细末，和蟾酥为条，如笔管大，金箔为衣。用时以醋磨浓，将新笔蘸药涂毒四围，连涂数次。

【功效】清热解毒，散瘀消肿。

【适应证】一切痈肿。

（五）二青散

【方源】《外科大成》。

【组成】青黛、白及、白蔹、白薇、白芷、白鲜皮、朴硝、水龙骨、黄柏各 30g，天花粉 90g，大黄 120g，芙蓉叶 90g。

【制法与用法】上药为末。用醋、蜜调敷。如已成者，则敷四周，留顶，贴替针膏。

【功效】清热解毒，凉血消肿。

【适应证】一切焮热红肿热痛阳毒，脓未成者；疫喉痧（猩红热）遗毒，颈项漫肿，尚未化脓者。

【按语】方中"芙蓉叶"又名"青露"，故名二青散。

（六）二黄散

【方源】《严氏济生方》。

【组成】雄黄、雌黄各等份。

【制法与用法】上二味，为末。先用针刺四周及中心，再以醋和涂之。一方加麝香少许，用羊骨针针破及刺四周并涂之。

【功效】解毒消肿。

【适应证】疔肿。

（七）二合消毒散

【方源】《寿世保元》。

【组成】五倍子 118g（捶碎，炒黑色，为末），轻粉 9g（研），黄柏 60g（去皮，蜜炙，为末），寒水石 30g（煅，为末）。

【制法与用法】上末合为一处，用新凉水一半，蜂蜜一半调和，不稀不稠。如疮毒尚未溃，将肿处遍敷之，用棉纸盖于上，但干即以水润之，早晚换药二次。如夏月或午时再换一次亦可。若已破，将此药敷于周围焮肿处，正有脓破口处，用神异膏满贴之，不必留口，亦一日三换。

【功效】清热解毒，散结消肿。

【适应证】痈疽、发背、发项、发脑等大毒，不拘已溃未溃。

（八）七虎散

【方源】《疮疡经验录》。

【组成】草乌 30g，生半夏 30g，狼毒 30g，生天南星 30g，三棱 30g，羌活 30g，白芷 30g，灰面 30g。

【制法与用法】各药共研极细末，再合灰面研匀备用。以水调敷患处。

【功效】拔毒软坚，祛痰散结。

【适应证】阴疽癌肿，皮硬如牛皮，久不作脓腐者。

（九）八仙散

【方源】《外科精义》。

【组成】细辛、荆芥、白芷、川芎、黄芩、防风、甘草、地骨皮各等份。

【制法与用法】上药为粗末，每用药60g，以水600mL，煎十沸，去渣，热汤淋渫患处。

【功效】祛风解毒，收湿止痒。

【适应证】游风肿痒（血管神经性水肿），疥癣疮，因洗头，游风瘙痒成疮。

（十）八味黄芪散

【方源】《备急千金要方》。

【组成】黄芪、川芎、大黄、黄连、芍药、莽草、黄芩、栀子仁各等份。

【制法与用法】上药共研为细末，用鸡蛋清调如泥，涂旧布上，随肿大小敷贴患处，干则另换。若已破溃，敷贴时须留孔透气。

【功效】清热解毒，托疮排脓。

【适应证】痈疽发者。

【按语】方义：黄芪排脓止痛，收敛气血，解散热毒，为助正祛邪之上药；大黄、黄连、黄芩、栀子仁泻火清热解毒；川芎活络；芍药和营以助黄芪祛毒。

（十一）儿茶五倍散

【方源】《中医皮肤病学简编》。

【组成】儿茶6g，五倍子6g，冰片0.6g，马钱子6g，炉甘石粉6g，黄连末1g。

【制法与用法】用白醋或冷开水调成糊状，外敷。

【功效】清热解毒，消肿定痛，收湿敛疮。

【适应证】带状疱疹。

（十二）三反膏

【方源】《理瀹骈文》。

【组成】大戟末、甘遂末、芫花末、甘草。

【制法与用法】甘草煎浓汤，在瘤外圈三次后，另用醋调大戟、芫花、甘遂末装其中，勿近甘草，次日缩小。

【功效】破积散结。

【适应证】肿瘤。

【按语】方义：大戟消肿散结，甘遂逐痰破积，芫花解毒杀虫，甘草一味与三药相反，本方取其相反而相应，故名三反膏。

（十三）大黄散

【方源】《圣济总录》。

【组成】生大黄150g，生白蔹90g，寒水石、生紫葛、木香各30g，消石、黄芩、大青、苦参各60g。

【制法与用法】上九味，捣罗七味为细末，加入寒水石、消石，混匀，和牛乳调成膏，涂于旧布，漯肿上，随漯随消，干复易之。

【功效】清热散瘀，消肿解毒。

【适应证】恶毒风肿，一切肿毒。

（十四）万应灵丹

【方源】《济生方》。

【组成】水银、青盐各15g，皂矾30g，生铅7.5g，生矾45g，火硝37.5g，白砒、硼砂、明雄各1.5g。

【制法与用法】上研细末，入小瓦罐内，炖炭火上熔化，候枯结住罐底，用瓦盒一个，将有药罐倒置盆内正中，罐口以盐泥封固。另用一大盆盛水，将药罐安置水内，罐口四围以砖围罐半截，下衬冷灰，然后砖上及罐底俱架炭火，先从顶上着火，从上而下，先文后武，两小时后，冷定开看，盆内丹药刮下，研细，瓷瓶密贮。同时，以针挑破浮皮，用丹0.03g，醋调，点患处，即溃头脓出，或发背痈疽大毒，每次用0.03g，如上法，1日3次。如根盘大者，用丹0.15g，川贝末3g，浓茶卤，调敷周围，必起黄泡，水流出，其毒自消。

【功效】代刀溃头，拔毒消肿。

【适应证】一切痈疽发背诸毒，开刀者；疔疮、发、痈疽初起。

（十五）广圣散

【方源】《普济方》。

【组成】苍术500g（米泔水浸4小时），川乌250g（炮），草乌125g（炮），蝎梢62.5g，地龙62.5g，天麻94g，细辛94g，川芎156g，白芷156g。

【制法与用法】上药共为细末，治风毒肿用温酒调下3g，外以水调涂患处；脑疽发背，以井花水调涂四周，内用温酒调服；疯犬咬伤，用温酒调3g，外以水调搽患处；疔疮用温酒调服，外以醋调搽；臁疮用井花水调搽；小儿风证用薄荷汤调下。

【功效】祛风解毒，消肿通络，散瘀止痛。

【适应证】治一切肿毒（风毒肿、脑疽发背、疯犬咬伤、疔疮、臁疮、小儿风证）。

（十六）木鳖散

【方源】《朱氏集验方》。

【组成】木鳖子（去壳）、地骨皮、紫金皮、当归、枳壳各15g。

【制法与用法】先用黑豆40g，煮软，再加水至3300mL，煎上药至2600mL，去滓，乘热熏洗肛门。

【功效】解毒消肿。

【适应证】痔疮。

【按语】一方加樟木皮叶，一方有橘叶，皆有效。

（十七）太平散

【方源】《全国中药成药处方集》。

【组成】生川乌、生草乌、生天南星各73g，生半夏、荜茇各4.5g，细辛、胡椒各15g，蟾酥6g。

【制法与用法】共碾极细面。用时以酒精调合敷于患处周围，每次3～6g，即可，一二十分钟内即生效力。

【功效】麻醉神经，止痛。

【适应证】痈肿已溃未溃，疼痛不止，或疮疡痛极时。

（十八）化硬散

【方源】《仙拈集》。

【组成】南星、草乌、半夏、狼毒各等份。

【制法与用法】上药共为末，以猪脑同捣，遍敷疮上，留顶出毒。

【功效】温阳祛痰，软坚散结。

【适应证】痈疽肿硬，厚如牛颈之皮，不作脓腐者。

（十九）乌金锭

【方源】《经验奇方》。

【组成】川五倍子（剖、洗、焙燥）、生肥皂角（去子弦筋，焙燥）各60g，乳香（去油）、没药（去油）各18g。

【制法与用法】上药各研细末，和匀，用真米醋捣烂作锭，每重6g。晒极燥，贮洋铁筒内。用时真米醋磨浓，鸡毛扫敷患处，随干随敷，日近者可散，或已作脓，觉痛者宜留出患头，敷四周，亦能收小速愈。

【功效】散热毒，消痈肿，活血祛瘀。

【适应证】痈疮初起，火盛红肿者。

（二十）乌获追脓散

【方源】《疮疡经验全书》。

【组成】黄芪、芍药、白芷、天花粉、蛤粉、白及。

【制法与用法】上为末，蜜水调匀，涂痈四周。

【功效】托毒溃脓，和血散结。

【适应证】痈脓。

（二十一）六合丹

【方源】《疮疡经验录》。

【组成】大黄93g，黄柏93g，白及55g，薄荷叶46g，白芷18g，面粉155g，乌梅肉46g，亮煤炭55g。

【制法与用法】上药除面粉外，共研极细末，再加面粉，研匀备用。调蜂蜜成软糊状（或加少量清水），厚敷于疮之周围及疮顶，每天换药1次。

【功效】清热束毒，消肿散结。

【适应证】痈疖疔毒，一切疮疡阳证具有红、肿、热、痛者。

（二十二）龙骨粉膏

【方源】《备急千金要方》。

【组成】大蛤蟆1枚，乱发1块（鸡子大），猪脂200g。

【制法与用法】上三味，纳脂中煎之，二物略消尽，下待冷，更纳盐30g，搅和之。以龙骨粉敷疮四面，厚0.3cm，以膏着疮中，每日换2次。

【功效】清热解毒，去腐生肌。

【适应证】久患痈疮，败坏成骨疽（化脓性骨髓炎）。

（二十三）四虎散

【方源】《仁斋直指方》。

【组成】天南星、草乌头、生半夏、狼毒各等份。

【制法与用法】上药为细末。醋蜜调敷，留头出毒气。

【功效】温经祛寒，化痰散结，消肿止痛。

【适应证】痈疽阴证，不易脓腐。

【按语】①本方为收束根盘的围药，适用于痈疽阴证，皮色不变，肿硬厚如牛皮，按之方痛，不易化脓溃腐者，疗效很好。②方义分析：草乌逐风散寒，半夏、天南星导湿行滞，狼毒散瘀解毒，四药生用均有破积定痛之功，俱为麻醉药物，用以围敷疮疡四周，《中医外科外治法》云其与"局部周围、封闭疗法"有相似之处。③《医宗金鉴》用此药细末同猪脑同捣敷疮周围。

（二十四）白砒条

【方源】《中医外科外治法》。

【组成】白砒 10g，淀粉 50g。

【制法与用法】上二药加水适量揉成面团，捻成线香状，待自然干燥备用。用使局部常规消毒后，于肿瘤周围间隔 0.5 ～ 1.0cm 处，刺入白砒条，深达肿瘤基底部，在肿物周围形成环状，外敷一效膏。

【功效】腐蚀，攻毒。

【适应证】皮肤癌。

（二十五）立消散

【方源】《疡医大全》。

【组成】雄黄 7g，穿山甲 9g，生大黄、芙蓉叶、五倍子各 15g。

【制法与用法】共研极细面，滴醋调敷，中留一孔透气，如干，再搽。不过十次即消。

【功效】解毒清热，消肿敛疮。

【适应证】肿毒，带状疱疹。

【按语】《中医皮肤病学简编》将此方诸药等量研末，制成软膏，外用。

（二十六）立消散

【方源】《疡医大全》。

【组成】龙胆草、藁本、西牛黄、白芷、地骨皮、雄黄、金银花藤各等份。

【制法与用法】共研极细，生酒调敷，中留一孔透气，自消。

【功效】清热解毒，行气消肿。

【适应证】百会疽。

【按语】百会疽，病名。为生于头顶百会穴之疽疮，初起形如粟米，根渐肿大如葡萄状，焮热疼痛，身热畏寒，渴喜冷饮，便秘躁烦等。

（二十七）夺命雄朱丹

【方源】《普济方》。

【组成】雄黄 9g，胆矾、枯矾、铜绿、轻粉、朱砂、血竭各 10.5g，蟾酥 3g，铅丹 6g。

【制法与用法】上药共为细末，于五月五日午时修合。以水糊为丸如鸡头米大，每服一丸。先用葱白三寸煎汤，患者自嚼烂吐在手心上，取药一丸，用葱裹定，好酒送下。约一刻钟，汗出即愈，或排稀便一次。病在上食后服，病在下食前服。如病消减，亦须服十奇补内排脓散，或复煎散之类，更贴上膏药，再用箍药敷疮四围肿处。

【功效】祛毒发汗，解毒消肿。

【适应证】疗疮走黄，痈疽内陷，色黑而痒，心惊呕逆等危症。

（二十八）回疮锭子

【方源】《外科精义》。

【组成】草乌头 30g，蟾酥 21g，巴豆 2.1g，麝香 0.3g。

【制法与用法】上药共为细末，面糊和捻作锭子。如有恶疮透疗，不痛无血者，用针深刺到痛处有血，用此锭子从针孔纳入，上用膏贴之。疗疮四周纳之，其疗三二日自然拔出。

【功效】解毒消肿，回疗止痛。

【适应证】疗疮。

（二十九）多骨散

【方源】《青囊秘传》。

【组成】大黄、芙蓉叶、五倍子各 30g，明矾、藤黄各 9g，冰片、麝香各 0.9g。

【制法与用法】上药各研极细末，混匀，瓷瓶收贮、勿令泄气。用时，以醋调敷患部，中留一孔，以出毒气。

【功效】清热解毒，祛瘀消肿。

【适应证】多骨痈（慢性化脓性骨髓炎）。

（三十）阳铁箍散

【方源】《疡科心得集》。

【组成】细辛、川乌、草乌、官桂各 250g，白芥子 120g，川椒 90g，降香末 20g，陈小粉 5000g（炒黑研），生半夏 120g，生天南星 120g。

【制法与用法】上药共为细末，用葱头汁调敷四周，使不走散。

【功效】温阳散寒，祛瘀止痛。

【适应证】痈疽阴证。

（三十一）坎宫锭

【方源】《古方汇精》。

【组成】胡黄连、芙蓉叶、儿茶、真熊胆、五倍子、真牛黄各 10g，朱砂、川贝母各 6g，梅花、冰片、真麝香各 1.5g，真陈京墨 30g。

【制法与用法】将上药各研细末，和匀，再乳，用生大黄 15g，卤醋 1 茶杯，犍猪胆 2 枚滴汁，熬稠膏作锭，阴干。用芙蓉汁和蜜磨，敷患处四周。

【功效】凉血解毒，消肿生肌，收根敛疮。

【适应证】一切痈疽，漫肿无形，根脚不聚等症。

（三十二）芙蓉散

【方源】《普济良方》。

【组成】秋芙蓉叶。

【制法与用法】生研或干研，加蜜调敷周围，留疮头不敷，干则随换。或取汁和酒饮之更妙。

【功效】凉血解毒，消肿止痛。

【适应证】一切痈疮疔疖热疮。

（三十三）芙蓉膏

【方源】《万病回春》。

【组成】芙蓉叶、黄荆子各等份。

【制法与用法】上二味为末，入石臼内捣极烂，用鸡子清调敷患处留顶，不过二次收功，顶如烟起，登时痛止。

【功效】除痰散瘀，解毒消肿，行气止痛。

【适应证】痈疽发背在未溃之先或将溃之际，肿痛如锥剜不可忍者（背痈等皮表化脓性感染）。

（三十四）芙蓉膏

【方源】《外科十法》。

【组成】赤小豆、芙蓉叶、香附、菊花叶、白及各 120g。

【制法与用法】为细末，每 30g 的药末加麝香 0.3g，米醋调涂住根脚，鸡子清调亦可。四周敷之，只留疮顶。

【功效】清热解毒，凉血消肿，收根束毒。

【适应证】外证肿势漫延者。

（三十五）芙蓉膏

【方源】《疡医大全》。

【组成】芙蓉叶 18g（秋采），榆皮面 60g，生大黄 15g，皮消 30g。

【制法与用法】研细，葱汁、童便调敷患处，留顶。初起敷之可消。

【功效】凉血泄热，消肿止痛，收根束毒。

【适应证】阳疮红肿。

（三十六）赤金箍

【方源】《仙拈集》。

【组成】五倍子 60g，陈小粉 120g，人中白 45g。

【制法与用法】上药为末。鸡子清调搽四围，如干，以水湿之。

【功效】清心降火，凉血止血，消瘀解毒。

【适应证】肿毒；恶疮。

（三十七）束毒金箍散

【方源】《外科正宗》。

【组成】郁金、白及、白蔹、白芷、大黄各120g，黄柏60g，绿豆粉30g，轻粉15g。

【制法与用法】上药共为细末，酸米浆调药，箍于患处四边。夏月热盛者，蜜水调药。

【功效】解毒消肿，束毒回疔。

【适应证】疔疮，针刺之后，余毒走散作肿。

（三十八）围药

【方源】《丹溪心法附余》。

【组成】乳香、没药各9g，大黄、连翘、黄芩、黄连、黄柏、天南星、半夏、防风、羌活、栝楼、阿胶、皂角刺各15g。

【制法与用法】上药共为细末，用好醋煎成黑膏状，围敷患处。

【功效】解毒祛瘀，通滞消肿。

【适应证】痈疽。

（三十九）围药铁井栏

【方源】《丹溪心法》。

【组成】贝母、天南星各21g，连翘、五倍子、经霜芙蓉叶各30g。

【制法与用法】上药共为细末，水调敷患处。中间留一窍，以出毒气。

【功效】散壅祛痰，解毒消肿。

【适应证】痈疽。

（四十）应手散

【方源】《种福堂公选良方》。

【组成】金银花、白及、白蔹、川乌、草乌、芙蓉叶、天南星、半夏、大黄、五倍子（炒黑）、陈小粉（炒黑）、陈石灰（用桃桑槐枝拌炒红色为度）各120g，猪牙皂角60g，乳香、没药、蟾酥各15g，丁香12g。

【制法与用法】将上药共研细末，临用时加麝香0.3g。阳毒用醋调敷，阴毒烧酒调敷患处，中留一孔出气。

【功效】清热解毒，通瘀消肿。

【适应证】阳毒、阴毒。

（四十一）青露散

【方源】《瑞竹堂经验方》。

【组成】白及、白蔹、白薇、白芷、白鲜皮、朴硝、青黛、黄柏、大黄、天花粉、芙蓉叶、老松树皮各等份。

【制法与用法】上药为细末，生姜自然汁调涂，留小孔。如干再用生姜汁润之。

【功效】清热箍毒，祛瘀消肿。

【适应证】背疽及一切恶疮。

（四十二）取疔散

【方源】《疮疡集验》。

【组成】雄黄、硇砂、蟾酥、砒石各3g，巴豆10粒，轻粉少许。

【制法与用法】将上药研末。先将疔四畔用针刺破，再将药末调醋敷。疔落后，用长肉拔毒膏贴之。

【功效】拔毒取疔。

【适应证】疔疮。

（四十三）奇验金箍散

【方源】《冯氏锦囊秘录》。

【组成】五倍子、白及、白蔹各12g，生大黄18g，芙蓉叶60g。

【制法与用法】上药研细，用蛋清少许，同醋调敷，如干，以葱头酒润之，已有头者，露出头，敷四围。

【功效】清热泻火，箍毒消肿。

【适应证】疔疮。

（四十四）拔毒膏

【方源】《丹溪心法附余》。

【组成】南皂角、五倍子各15g，乳香、没药、雄黄各3g。

【制法与用法】上药生用为细末，用好醋熬贴疮上，留顶。

【功效】拔毒去瘀，消肿止痛。

【适应证】诸恶疮肿毒。

（四十五）拔毒膏

【方源】《同寿录》。

【组成】蓖麻子仁30g，杏仁、乳香、没药各3g，川三七15g。

【制法与用法】用真菜油 250mL，将药熬至枯黑色，去渣，再熬 20 分钟，入净嫩松香 30g，黄蜡、白蜡各 9g，搅匀，老嫩适度，瓷瓶收贮。用时摊涂疮上，初起须留头贴上，次日即消，再复贴。

【功效】拔毒去瘀，消肿止痛。

【适应证】诸恶疮肿毒。

（四十六）乳香散

【方源】《袖珍方》。

【组成】黄米粉 120g，赤皮葱 30g，蜗牛 14 个，乳香、没药各 6g，轻粉、粉霜各 3g。

【制法与用法】前三味一处砂锅内炒黑，再与余药共为末，津调，红绢留孔贴四周。

【功效】活血散结，解毒消痈。

【适应证】痈疽疮疖。

（四十七）金黄散

【方源】《中医外科临证集要》。

【组成】天南星 500g，陈皮 500g，苍术 500g，黄柏 1500g，牡丹皮 1500g，姜黄 1500g，当归尾 1500g，生甘草 500g，白芷 1000g，厚朴 500g，天花粉 2500g，生大黄 1500g，赤芍 1500g，樟脑 100g。

【制法与用法】除樟脑外，余药分别切片晒干后称准，共研磨成细末备用。一般用开水调成糊状敷患处。若遇患者为小孩或疮疡生长在皮肉细嫩处，应加入适量蜂蜜调敷，可润皮、解毒、缓痛。如果局部红、肿、热、痛十分明显者，再加鲜野菊花叶、鲜蒲公英、鲜芙蓉花叶冲烂，以芭蕉汁调敷，效果尤其显著。漫肿色红者全部没顶敷，有顶欲溃者留顶敷，已溃者敷溃口周围之红肿处。

【功效】清热解毒，行气活血，消肿止痛。

【适应证】一切阳证疮疡，无论溃与未溃均可加入适当调剂使用。

【宜忌】此药不能进入伤口内。

【按语】姜黄、厚朴、陈皮利气行滞；天南星、苍术、白芷消肿散结；大黄、黄柏、天花粉、生甘草清热解毒；当归尾、牡丹皮、赤芍合大黄凉血活血；樟脑引诸药渗入肌腠以获速效。全方清热解毒、活血消肿之力极强。但非阳证疮疡者不能使用。

（四十八）金箍散

【方源】《疮疡经验全书》。

【组成】黄柏、芙蓉叶、紫花地丁各 500g，白及 2000g，天花粉、白蔹各 250g。

【制法与用法】上为极细末。随疮口大小决定用量，每用葱一把捣碎，加蜜少许，再捣取汁，调药末敷患处，留口出毒气。

【功效】解毒凉血，消肿排脓。

【适应证】疮疡，痈疽，发背。

（四十九）金箍膏

【方源】《疡科选粹》。

【组成】急性子、大黄、五倍子、人中白（如无，皮消代之）、陈小粉（铁锅内炒焦黄色）。

【制法与用法】上为末，米醋为膏，围患处。

【功效】泻热解毒，消肿止痛。

【适应证】肿毒。

【按语】①原方无药量；②方中"急性子"原作"凤仙花子"。

（五十）肿毒方

【方源】《良朋汇集》。

【组成】黑驴蹄（煅灰存性为末）、荞麦面各 30g，生草乌 18g，食盐 15g。

【制法与用法】上研细末，水合成饼，放锅内烙黄色，晒干，研细末。醋调从四围上之。未成脓者圈上即消，已成者即破。

【功效】解毒消肿。

【适应证】肿毒。

（五十一）类圣散

【方源】《寿世保元》。

【组成】川乌、草乌、苍术、细辛、白芷、薄荷、防风、甘草各 15g。

【制法与用法】上药为细末，用鸡蛋清调涂患处，留顶。

【功效】祛风燥湿，解毒消肿。

【适应证】一切疔疮恶毒肿痛。

（五十二）神鬼遗方

【方源】《吴氏医方汇稿》。

【组成】陈墨 9g，明矾 4.5g。

【制法与用法】上药共为末，先用猪胆汁调匀，再用生姜汁、陈醋调敷四周。

【功效】解毒束疮，消肿止痛。

【适应证】一切未溃疮症。

（五十三）神功妙贴散

【方源】《仁斋直指方》。

【组成】天南星、蓖麻子仁各 12g，生半夏、白芷、姜黄、五倍子、贝母、白及各 9g，没药、乳香各 6g，花蕊石散 1 贴。

【制法与用法】上药研细末，和井水入蜜调敷；若疮色晦黯，以姜汁调敷。从晕边抹收入里，留中间如钱大，贴膏药。若疮开大，全用纱布摊药，取旧茶笼内白竹叶尾剪两片如疮大，先贴药上，然后贴疮。久年蓬仰上竹叶亦可。竹叶出水，借药以行之。凡敷药，须是细末则不痛。

【功效】解毒祛瘀，散结消肿。

【适应证】痈疽。

（五十四）铁笔圈

【方源】《良朋汇集》。

【组成】胆矾 18g（江米同炒黄不用米），雄黄 6g（为末），硼砂 12.6g。

【制法与用法】先将矾砂入铁锅内熔化，次入雄黄末，拿下冷定，研细。入麝香 0.3g，瓷罐密收，用时烧酒调，笔蘸药，圈疮四围肿处，1 日 1 次，疮随药收，待疮熟时，用针刺并出脓而愈。

【功效】束毒消肿。

【适应证】疮疡肿毒。

（五十五）铁笔圈

【方源】《仙拈集》。

【组成】芙蓉叶 30g（霜后取），五倍子（炒焦）、小粉各 24g，生天南星、生半夏、生甘草。

【制法与用法】上药为末，醋调敷，留头出毒。

【功效】束毒消肿。

【适应证】肿毒。

【按语】后三味剂量原缺。

（五十六）铁箍丹

【方源】《疡医大全》。

【组成】五倍子 120g（炒枯黑），陈小粉（炒黄）、赤小豆（炒）各 60g，乳香 15g。

【制法与用法】共研细末，醋调敷四围。

【功效】束毒，消肿，止痛。

【适应证】一切肿毒。

（五十七）铁箍散

【方源】《保婴撮要》。

【组成】芙蓉叶、黄柏、大黄、五倍子、白及。

【制法与用法】上药共为细末，用水调搽四围。

【功效】清热解毒，束疮消肿。

【适应证】一切疮疖痈疽。

【按语】原方无药量。

（五十八）铁箍散

【别名】铁桶散（《疡医大全》卷八）。

【方源】《奇方类编》。

【组成】芙蓉叶 15g（阴干），姜黄 15g，白及 15g，五倍子 15g（炒去虫），白蔹 15g，生大黄 30g，蟹壳 5 个，陈小粉 30g（炒）。

【制法与用法】上药共研末，米醋熬调稀糊，围之，只留中间一孔。

【功效】清热消肿，箍疮聚毒。

【适应证】肿毒初起。

（五十九）铁箍散

【方源】《经验各种秘方辑要》。

【组成】鲜鸭蛋 10 个（用黄煎油），虾蟆头 3 个（炭火烧存性），银朱 9g。

【制法与用法】用蛋黄油搅匀，入瓷瓶内封口，勿令泄气。同时以鹅毛将油扫疮边周围，留顶以出毒气，能束疮根。

【功效】束疮解毒，消肿止痛。

【适应证】痈疽、对口、发背、诸般肿毒。

（六十）秘方水澄膏

【别名】水澄膏（《证治准绳·疡医》卷一）。

【方源】《修月鲁般经后录》。

【组成】郁金、白及、白蔹、五倍子、乳香、雄黄各 15g（或加黄柏、天南星）。

【制法与用法】上药为细末，水调围敷。如热极者，用蜡水尤妙。

【功效】束毒消肿。

【适应证】肿毒。

（六十一）秘方白梅散

【方源】《简易方》。

【组成】盐白梅（火烧存性，研为细末）、轻粉少许。

【制法与用法】上药为末，用真香油浓调，翎毛蘸抹。如成脓未溃，中心留些休抹通气，抹至脓尽不妨。频抹为妙。

【功效】祛瘀生新，排脓止痛。

【适应证】一切无名痈疽、脑痈、背痈、腿痈及小儿软疖，乳痈（急性乳腺炎）。

【按语】上述疾病使用本方，未成者散，已成者小，未溃者破，未愈者安，排脓止痛，去旧愈新，其效如神，万金不换。

（六十二）凉血护肌膏

【方源】《传信适用方》。

【组成】生南星末24g，雄黄3g（别研），生白矾末12g。

【制法与用法】上药为细末，用生地黄汁调涂患处四周。

【功效】解毒，消肿，止痛。

【适应证】痈疽。

（六十三）消毒散

【方源】《是斋百一选方》。

【组成】天南星、郁金、木鳖子（去壳）、草乌、赤小豆、朴硝各等份。

【制法与用法】上药各为细末，和匀。若肿赤者，用冷水调敷，扫肿四周；若不赤者，用温醋调敷之。

【功效】解毒消肿，散结止痛。

【适应证】一切肿毒，肿而疼痛者。

（六十四）消毒散

【方源】《石室秘录》。

【组成】大黄30g，芙蓉叶30g（晒干为末），麝香0.9g，冰片0.9g，五倍子30g，藤黄9g，生矾9g。

【制法与用法】上药为末，用米醋调成稠糊状，涂于多骨疽四周，以药围其皮肉，中留一头如豆大，以醋用鹅翎不时扫之，一昼夜即内消。不以醋润之无效。

【功效】清热解毒，消肿散瘀。

【适应证】痈疽疔毒，初生多骨疽（骨髓炎）。

【按语】本方常用于疽生环跳之间，具有内消之功，且可预防多骨疽（慢性骨髓炎）的形成。

（六十五）消毒救苦散

【方源】《伤寒全生集》。

【组成】大黄 9g，黄芩、黄柏、黄连、芙蓉叶、大蓟根、白及、白蔹、天南星、半夏、红花、檀花、当归尾、赤小豆、白芷各 4.5g，朴硝、雄黄各 3g（皆另研末）。

【制法与用法】上药为末，米醋调涂敷四周，留头，干后再敷。

【功效】清热解毒，消肿散结。

【适应证】痈疽肿毒。

【按语】一方用见肿消草、生白及、白蔹、土大黄、生大蓟根、野芝麻根。共捣成饼，入朴硝 3g，和匀，贴肿上，留头勿贴，如干即换。若更加山慈菇、金线重楼根尤妙。

（六十六）黄连散

【方源】《肘后备急方》。

【组成】黄连（去须）、大黄（锉，炒）、鼠粪各等份。

【制法与用法】上为散，以黍米粥清调和，看痈大小，敷乳四边，其痛即止。

【功效】清热解毒，活络消肿。

【适应证】乳痈（急性乳腺炎等）。

【按语】本方原书无方名，据《圣济总录》卷一二八补。

（六十七）散疔膏

【方源】《疡医大全》。

【组成】磁石（乳细），以葱头 14 根取汁。

【制法与用法】入蜜少许调匀，敷留一孔，一敷即散，妙不可言。

【功效】拔疔消肿。

【适应证】疔疮。

【按语】宜配合内服托里之药。

（六十八）雄黄散

【方源】《普济方》引《余居士选奇方》。

【组成】雄黄（水飞）、白矾（水飞）、铅丹（水飞）、白蔹（细末）各等份。

【制法与用法】上药混匀，水调，用鹅毛扫在患处，用纸片贴上，中留小孔，以出毒气。

【功效】解毒消肿。

【适应证】恶疮。

（六十九）提毒丹

【别名】七星丹、八仙丹（原书同卷）。

【方源】《疡医大全》。

【组成】乳香（去油）、没药（去油）各6g，玄参（瓦上焙脆）、血竭、麝香各1.2g，斑蝥2.4g（去净头足翅，阴阳瓦焙）。

【制法与用法】各研极细末，于端午午时和匀，瓷瓶密贮，凡初起肿毒，每次用0.06～0.09g，先看疮势大小，即以膏药照疮大小，周围用大蒜捣和泥敷膏药上，中留一孔，纳药于内贴患处，次日即起小泡，挑去小泡，即消，如已溃者，掺药于疮孔内，亦能拔毒生肌。

【功效】拔毒发泡。

【适应证】肿疡。

（七十）蝉蜕散

【方源】《太平圣惠方》。

【组成】蝉蜕、僵蚕各等份。

【制法与用法】为末，酸醋调涂四周，留疮口俟根出，稍长然后拔去，再用药涂疮。

【功效】箍毒消肿。

【适应证】疔疮。

（七十一）箍药

【方源】《外科发挥》。

【组成】芙蓉叶、白芷、大黄、白及、山慈菇、煅寒水石、苍耳草、炒黄柏各等份。

【制法与用法】各另为末。用水调搽患处四周，如干，以水润之。

【功效】泻火解毒，围箍消肿。

【适应证】发背毒甚，胤走不住。

（七十二）箍药

【方源】《遵生八笺》。

【组成】当归、黄柏、羌活各等份。

【制法与用法】上为细末。用银花藤捣汁调，敷疮之周围。不可敷疮头，恐毒气不出为害也。

【功效】箍毒散风，疏风消肿。

【适应证】痈疽疔毒症。

（七十三）敷药铁箍散

【方源】《证治准绳》。

【组成】木芙蓉叶、黄柏、大黄、五倍子、白及。

【制法与用法】上药为末，用水调搽患部四围。

【功效】凉血解毒，消肿止痛。

【适应证】疮疖，痈疽。

【按语】①本方以木芙蓉叶为主，据《本草纲目》《湖南药物志》记载，用木芙蓉叶（或并花）外用治痈肿，初起者即觉清凉，痛止肿消，已成者即脓聚毒出，已穿者即脓出易敛。而治疡时医，即秘其名称"铁箍散""清凉膏"之类，可助对本方名的理解。②本方药量原缺。

三、其他剂型

（一）一笔描

【方源】《疡医大全》。

【组成】蝌蚪数升，冰片 0.9～1.2g。

【制法与用法】四月间于田中收取蝌蚪，滤干水，装入瓦罐内，加入冰片，紧封罐口，再用泥糊，勿令泄气，埋于不见天日土内六十四天，取出尽成为水。凡遇无名肿毒之人，以笔蘸水，在患处画一大圈围之，逐渐收小，中间留头，其毒即散。

【功效】清热解毒。

【适应证】一切肿毒。

（二）复方乌头酊

【方源】《中医外科外治法》。

【组成】生川乌、生草乌、桂枝各 50g，芒硝 40g，细辛、红花各 20g，樟脑 15g，60% 酒精 1000mL。

【制法与用法】先将川乌、草乌、桂枝、细辛、红花研粗末，再与芒硝、樟脑相混后，入酒精内密闭浸渍 7 天，滤药液备用。用时用棉花签藏药汁涂患处（溃后只涂患部周围，溃疡面按外科溃疡处理），趁湿频频揉擦，每日早晚各 1 次，每次擦药 5 分钟左右。

【功效】温通活血。

【适应证】冻疮。

（三）复方藤黄液

【方源】《中医外科外治法》。

【组成】藤黄 10g，马钱子、冰片各 6g，新鲜猪胆汁 100g。

【制法与用法】马钱子用砂拌炒软，去毛，研成粉末，然后将冰片、藤黄分别研成粉末，将上药掺在猪胆汁中，备用。用时以棉签蘸药汁涂在疖上，涂药范围要比红肿范围大 0.5cm，每日涂 2～3 次。涂后需保留 24 小时以上，保留时间短，效果较差，重复涂药时，前次药液不要洗掉。

【功效】清热散结，消肿止痛。

【适应证】疖肿。

【宜忌】本药有毒，只能外涂，禁忌入口。

【按语】本药治疗疖肿疗效明显，曾治 10 例，均在涂药后 2～4 天痊愈。治外伤感染，亦收良效。

（四）木芙蓉围法

【方源】《中医简易外治法》。

【组成】木芙蓉 200g（花叶根洗净），赤小豆粉、蜂蜜各 100g。

【制法与用法】将芙蓉、赤小豆混匀调入蜜，用力搅拌均匀，捏成长条。围于疮疖四周，中间留孔，若药围干燥则更换一圈。

【功效】清热解毒，消肿止痛。

【适应证】疖疔疮疡，无名肿毒。

（五）马齿苋围法

【方源】《中医简易外治法》。

【组成】新鲜马齿苋 250g，绿豆面 100g。

【制法与用法】上药捣烂调匀。敷于疮之周围，将疮孔留出。

【功效】清热解毒，消肿止痛。

【适应证】疔疮痈毒。

（六）黄豆围法

【方源】《常见病民间便方》。

【组成】生黄豆适量。

【制法与用法】上药烘或晒干研末，与适量红糖、淘米水调成糊状。圈敷于患处四周，每日换药 1 次。

【功效】清热解毒，消肿止痛。

【适应证】蜂窝组织炎，无名肿毒。

（七）痈肿敷药方

【方源】《外科正宗》。

【组成】车前草（连根叶）、豨莶草、五龙草、金银花各等份。

【制法与用法】上四味俱取鲜草，一处捣烂，加三年陈米粉，即常用浆衣者，初起仍加飞盐末 0.6～0.9g，共打为稠糊，遍敷疮上，中留一顶，以膏盖贴避风，自然拔出脓毒。若冬月草无鲜者，可予采蓄下，阴干为末，用陈米醋调敷，亦如前法并效。

【功效】清热解毒，拔脓消肿。

【适应证】痈疽阳证。

【按语】五龙草，系"乌蔹莓"之异名，味苦酸，性寒。功效：清热利湿，解毒消肿。适应证为痈肿疔疮，外用捣敷患处。

第二节　熏洗剂

熏洗剂是将药物煎汤乘热在皮肤或患处进行熏蒸、淋洗的治疗方剂。熏洗疗法是借助药力和热力，通过皮肤、黏膜作用于肌体，促使腠理疏通、脉络调和、气血流畅，从而达到预防和治疗疾病的目的。熏洗疗法也是疮疡四畔疗法中重要一种，属于疮面与疮周同时用药的药物治疗方法。

（一）二号洗药

【方源】《实用中医外科学》。

【组成】川乌、草乌、苍术、独活、桂枝、防风、艾叶、花椒、刘寄奴、红花、透骨草、伸筋草各 10g。

【制法与用法】煎汤趁热熏洗患肢，每日 1 ～ 2 次，每次 1 小时。

【功效】温经散寒，活血通络。

【适应证】血栓闭塞性脉管炎，肢端动脉痉挛病，下肢深静脉血栓形成。

（二）三黄洗剂

【方源】《外伤科学》。

【组成】大黄、黄柏、黄芩、苦参各等份。

【制法与用法】共研细末。每 10 ～ 15g 加入蒸馏水 100mL，医用石碳酸 1mL，摇匀，以棉签蘸搽，每日多次。

【功效】清热解毒，祛风止痒。

【适应证】各种急性无渗出性皮炎，疖。

（三）马齿苋洗剂

【方源】《中医皮肤病学简编》。

【组成】马齿苋 31g，苍术、蜂房、白芷各 9g，苦参、陈皮各 15g，细辛 6g，蛇床子 12g。

【制法与用法】水煎，熏洗。

【功效】清热祛湿。

【适应证】青年扁平疣。

（四）五倍子枯矾煎剂

【方源】《中医杂志》。

【组成】五倍子 10g，枯矾 10g。

【制法与用法】水煎外洗。用时加水约 300mL，煎半小时，晾至微温，将阴囊放入药液内浸洗，并用纱布湿敷患处，每日 2 ～ 3 次，每次约 30 分钟。用药前先用温水洗、净外阴部。药液重复使用时应再加温。

【功效】渗湿消液。

【适应证】水疝（鞘膜积液）。

（五）止痒洗剂

【方源】《中医外伤科学》。

【组成】黄柏、地榆、苦参、甘草、金银花、荆芥。

【制法与用法】上药各适量，煎水外洗。

【功效】清热收敛，消炎止痛。

【适应证】急性皮炎及湿疹瘙痒等。

【按语】原方无药量。

（六）止痒洗剂

【方源】《中西医结合杂志》。

【组成】蜀椒 15 ～ 30g，细辛 4 ～ 10g，土槿皮、苦参各 20 ～ 30g，射干、黄柏、连翘、五倍子、苍术、白鲜皮各 15g，百部、蛇床子、地肤子、板蓝根、大青叶、蒲公英、苍耳子、艾叶、白矾、菊花、马齿苋各 30g，金银花 50g，儿茶、白及各 12g，白芷 10g，海藻、大黄各 20g，石菖蒲 9g，蚤休 15 ～ 20g。

【制法与用法】水煎 3 次，药液混合后分 3 份，备用。外洗患部，每次 15 ～ 20 分钟为宜。

【功效】祛风止痒，消肿利湿，清热解毒。

【适应证】瘙痒性皮肤病。

（七）止痒洗药

【方源】《实用中医外科学》。

【组成】蛇床子、地肤子、苦参、黄柏、鹤虱各 15g，蜂房、生大黄、生杏仁、枯矾、白鲜皮、大风子、朴硝、蝉蜕、牡丹皮各 10g。

【制法与用法】上药煎汤趁热熏洗患处，每日 2 次，每次 30 ～ 60 分钟。

【功效】清热燥湿，祛风杀虫，止痒。

【适应证】皮肤瘙痒病，手足癣，神经性皮炎，银屑病，湿疹。

（八）止痒祛湿洗剂

【方源】《中医外科外治法》。

【组成】防风 12g，地肤子、白鲜皮各 9g，金银花 15～30g，蒲公英 9～12g，薄荷 6g，生甘草 6g。

【制法与用法】加水量视病变面积大小而定。上药水煎去渣过滤后，乘热浸泡，或涂搽患处，以能忍受为度。1 日 1 剂，1 剂可用 2～3 次，洗后不加敷盖，连洗 3～5 天。

【功效】清热疏风，祛湿止痒。

【适应证】湿疹。

（九）止痒洗剂 I 号

【方源】《中医外科外治法》。

【组成】苦参、百部各 120g，蛇床子、威灵仙、苏叶各 6g，川椒 30g。

【制法与用法】上药共为粗末，装纱布袋内，用水 2500～3000mL，煮沸即可。用时先熏后洗，待温后软毛巾溻洗。每剂药可反复用 3～4 天。

【功效】疏风，止痒。

【适应证】皮肤瘙痒症，绣球风（阴囊湿疹），荨麻疹，慢性湿疹。

（十）止痒洗剂 II 号

【方源】《中医外科外治法》。

【组成】苦参、蛇床子、地肤子各 30g，雄黄、川椒各 9g，枯矾 9g，老葱头 5 个。

【制法与用法】上药共为粗末，装纱布袋内，加水 2500mL，煮开即可。用时先熏后洗，待温后坐浴，每次 30 分钟左右，每剂药可用 3～4 次，每天 1～2 次。

【功效】燥湿，杀虫，止痒。

【适应证】绣球风（阴囊湿疹），会阴部湿疹瘙痒。

【宜忌】有抓破流津者慎用。

（十一）止痒洗剂 III 号

【方源】《中医外科外治法》。

【组成】马齿苋、蒲公英各 120g，白矾 12g，黄柏 60g，白鲜皮 15g，地肤子 80g。

【制法与用法】共为粗末，装入纱布袋，加水 2500mL，煮沸即可。用消毒纱布蘸药溻洗患处，或反复淋洗，每次洗 30 分钟左右，1 日 2～3 次。

【功效】清热解毒，除湿止痒。

【适应证】黄水疮（脓疱疮）、多发性疖肿、急性湿疹、接触性皮炎等。

（十二）化瘀洗方

【方源】《中医伤科学讲义》。

【组成】刘寄奴、川萆薢、大蓟、小蓟、羌活、独活各12g，桑枝、川芎各9g，大黄、红花、地鳖虫各6g。

【制法与用法】水煎熏洗，每日2～3次。

【功效】化瘀散结。

【适应证】一切伤后血络不和，筋缩作痛。

（十三）化瘀通络洗剂

【方源】《林如高骨伤验方歌诀方解》。

【组成】骨碎补、苏木、桑寄生、伸筋草、威灵仙各15g，桃仁、续断、当归尾、桑枝各9g，川芎、红花各6g。

【制法与用法】水煎熏洗。每剂加黄酒60g，每日1剂，熏洗2次。

【功效】活血舒筋，化瘀通络。

【适应证】上肢骨折，脱位后期，筋络挛缩酸痛者。

（十四）升麻漯汤

【方源】《备急千金要方》。

【组成】升麻、漏芦、芒硝各28g，栀子20枚，黄芩42g，蒴藋70g。

【制法与用法】浸煮取汁，放冷，故帛浸湿漯患处。

【功效】清热，解毒，消肿。

【适应证】丹毒、痈肿。

（十五）升麻汤

【方源】《圣济总录》。

【组成】升麻60g，漏芦、黄芩各90g，栀子30g。

【制法与用法】上四味细锉。每剂用15g，以水750mL，煎至450mL，去渣，下芒硝5g，搅匀，以纱布重浸汤中，温遍患处数十遍，每日两次。

【功效】泻火解毒。

【适应证】丹毒。

（十六）升麻消毒饮

【方源】《医钞类编》。

【组成】雄黄、寒水石各30g，白矾120g。

【制法与用法】上药共研末，滚水调敷。

【功效】清热解毒，收湿止痒。

【适应证】血风疮（皮肤瘙痒症、痒疹、丘疹性湿疹等）。

（十七）升麻漏肿汤

【方源】《外科精义》。

【组成】升麻、黄芪、防风、川芎、生地黄、细辛各等份。

【制法与用法】上药共锉碎。每剂以药 60g，水 400mL，煎十沸，稍热淋漏。

【功效】解毒祛风，消肿定痛。

【适应证】疮疽初起，肿焮疼痛。

（十八）艾叶洗剂

【方源】《中医皮肤病学简编》。

【组成】艾叶 62g，雄黄 6g，防风 62g，花椒 6g。

【制法与用法】煎水熏洗。

【功效】解毒除湿，祛风止痒。

【适应证】慢性湿疹、过敏性皮炎、泛发性神经性皮炎。

（十九）甘草汤

【方源】《太平圣惠方》。

【组成】甘草、黄芩、川大黄、黄连、当归各 30g，芒硝 90g。

【制法与用法】上挫细。以水 1200mL，煮至 600mL，去滓，还锅中，纳芒硝令小沸，将纱布于药汁中浸，以漏肿上，数用之效。

【功效】清热解毒，散瘀消肿。

【适应证】瘭疽浸淫，欲作未成，如桃核，或如鸡子，赤肿焮热。

（二十）外用消毒药

【方源】《御药院方》。

【组成】牛蒡子、葛根、升麻、地骨皮、蒲公英、甘草、金银花各等份。

【制法与用法】上为粗末。每用 15g，水 200mL，煎十沸，于肿四周热敷，冷则再换。

【功效】清热解毒，散结消肿。

【适应证】诸肿毒，坚硬不消。

（二十一）朴硝汤

【方源】《杨氏家藏方》。

【组成】荆芥、薄荷、朴硝各 30g，白矾 60g。

【制法与用法】每用 37.5g，以水 2000 ～ 3000mL，煎数沸，熏患处，待不烫时淋洗。

【功效】祛风清热，消肿止痛。

【适应证】痔疮肿胀热痛、坐卧不安。

（二十二）朴硝散

【方源】《鸡峰普济方》。

【组成】五倍子、朴硝各等份。

【制法与用法】共为细末，每用 90g，水 1500mL，煎三四沸外洗。

【功效】凉血止血，清热止痛。

【适应证】痔疮。

（二十三）芎黄散

【方源】《卫济宝书》。

【组成】川芎、大黄、黄芩、何首乌各 15g，当归、黄连、白芷各 10.5g。

【制法与用法】上药共为细末，捣烂，每用猪蹄汤煎药，数沸后去滓，以绵濡洗之，药冷为止。

【功效】清痈排脓，生肌止痛。

【适应证】痈肿、疮疡。

（二十四）当归汤

【方源】《太平圣惠方》。

【组成】当归、甘草、赤芍、葛根、细辛、黄柏、麻黄（去根节）、苦参、肉桂、汉椒、防风（去芦头）各 30g。

【制法与用法】上药用水洗净，细锉焙干，分为四份。每份以水 1000mL，煎取 600mL，药汤温热时淋洗疮疡，冷却后即停，以热毛巾拭干，宜用膏药贴之。

【功效】疏风和营，解毒消肿。

【适应证】痈疽发背溃后，脓出不止，受外风毒，焮肿疼痛。

（二十五）洗方拔毒汤

【方源】《证治准绳·外科》。

【组成】防风、荆芥、羌活、独活、细辛、藁本、川芎、白芷、大黄、苦参、当归、赤芍、威灵仙、玄参、何首乌、黄柏、甘草、蜂房、甘松、藿香、苍术、石菖蒲、零陵香、枸杞子。

【制法与用法】上药入葱白、川椒煎水，趁热洗患处，并用绵布二贴，煮热蒸熨。

【功效】祛风燥湿，活血散结，消肿止痛。

【适应证】瘰疬、疮肿。

（二十六）活血止痛散

【方源】《外科熏洗疗法》。

【组成】透骨草 30g，川楝子、当归尾、姜黄、威灵仙、川牛膝、羌活、白芷、苏木、五加皮、红花、土茯苓各 15g，川椒、乳香各 6g。

【制法与用法】煎汤趁热熏洗患处。每日 2 次，每次 30 ～ 60 分钟。

【功效】舒筋活血，消肿止痛。

【适应证】外伤瘀血肿痛、早期血栓闭塞性脉管炎、下肢深静脉血栓形成、肢端动脉痉挛病、象皮腿。

（二十七）回阳止痛洗药

【方源】《外科熏洗疗法》。

【组成】透骨草 30g，当归、赤芍、川椒、苏木各 15g，生天南星、生半夏、生草乌、川牛膝、白芷、海桐皮各 10g。

【制法与用法】煎汤趁热熏洗患肢，每日 1 ～ 2 次，每次 1 小时。

【功效】回阳止痛，活血通络。

【适应证】血栓闭塞性脉管炎，肢端动脉痉挛病等一切肢体怕冷、发凉、疼痛者。

（二十八）解毒洗药

【方源】《外科熏洗疗法》。

【组成】蒲公英 30g，苦参、黄柏、连翘、木鳖子各 12g，金银花、白芷、赤芍、牡丹皮、甘草各 10g。

【制法与用法】将上药共为粗末，用纱布包扎好，加水煎煮后，过滤去渣，乘热熏洗或溻渍患处，每天 1 ～ 2 次，每次 1 小时。如有疮口，熏洗后，再常规换药。

【功能】清热解毒，活血消肿，祛腐排脓。

【适应证】一切化脓性感染疾病，红肿热病或破溃流脓甚多者如疖、痈、丹毒、急性蜂窝织炎。

（二十九）疗毒洗药

【方源】《外科熏洗疗法》。

【组成】金银花、苦参、黄柏、紫花地丁、蒲公英、大枫子各 30g，连翘、牡丹皮、泽兰各 24g，大黄、黑豆各 15g，荆芥、防风、白鲜皮、生杏仁、甘草各 10g。

【制法与用法】将上药共为粗末，用纱布包扎好，加水煎煮后，过滤去渣，乘热熏洗或溻渍患处，每天 1 ～ 2 次，每次 1 小时。如有疮口，熏洗后，再常规换药。

【功能】解毒消肿，散瘀止痛。

【适应证】一切急性化脓性感染疾病的初期，红肿热痛未破溃者，如化脓性指头炎、急性淋巴管炎、疖、痈等。

（三十）硝矾洗药

【方源】《外科熏洗疗法》。

【组成】朴硝 50g，硼砂、明矾各 10g。

【制法与用法】用开水冲化后，乘热浸洗患处或坐浴。

【功能】解毒消炎，止痒收敛。

【适应证】急性炎症，丹毒、血栓性浅静脉炎、下肢深静脉血栓形成、内外痔发炎、血栓外痔、肛瘘发炎期以及皮肤癣病、手足多汗症等。

（三十一）溃疡洗药

【方源】《外科熏洗疗法》。

【组成】金银花、当归、白蔹各 30g，黄柏、苦参各 24g，乳香、没药、煅石决明各 12g，赤芍、连翘、大黄、甘草各 15g。

【制法与用法】将上药共为粗末，用纱布包扎好，加水煎煮后，过滤去渣，乘热熏洗或溻渍患处，每天 1~2 次，每次 1 小时。如有疮口，熏洗后，再常规换药。

【功能】消毒排脓，祛腐生肌，收敛疮口。

【适应证】一切溃疡脓性分泌物较少者，或慢性溃疡，疮口经久不愈者。用之能促进肉芽组织及上皮组织增生而使疮口愈合，临床应用有良好效果。

（三十二）活血消肿洗药

【方源】《外科熏洗疗法》。

【组成】刘寄奴、海桐皮、苏木、羌活、大黄、当归、红花、白芷等。

【制法与用法】将上药共为粗末，用纱布包扎好，加水煎煮后，过滤去渣，乘热熏洗或溻渍患处，每天 1~2 次，每次 1 小时。如有疮口，熏洗后，再常规换药。

【功能】活血消肿，软坚散结。

【适应证】软组织织损伤，局都瘀血肿痛，慢性瘀血炎症、复发性丹毒所致象皮肿，下肢深静脉血栓形成、下肢静脉曲张等肢体瘀血肿胀，血栓性浅静脉炎瘀血硬结，血栓闭塞性脉管炎、闭塞性动脉硬化症、大动脉炎、雷诺综合征等肢体瘀血、缺血者。

（三十三）燥湿洗药

【方源】《外科熏洗疗法》。

【组成】白鲜皮、马齿苋、苦参各 30g，黄柏、苍术各 15g。

【制法与用法】加水煎汤，过滤去渣，乘热熏洗或溻渍患处，1~2 次/天。

【功能】清热燥湿。

【适应证】原发性下肢静脉瓣膜功能不全并发湿疹样皮炎、湿疹、皮脂溢性皮炎、神经性皮炎、足癣等。

（三十四）解毒散瘀洗药

【方源】《外科熏洗疗法》。

【组成】大黄 50g，芒硝、紫花地丁、芙蓉叶各 30g，川芎、红花、白芷、苏木、皂角刺各 15g。

【制法与用法】加水煎汤，乘热熏洗患处或坐浴，2 次/天。

【功能】清热解毒，消肿止痛。

【适应证】急性化脓性感染疾病、丹毒等局部红肿热痛，下肢静脉瘀血炎症，外伤瘀血肿痛，以及痔疮肿痛等。

（三十五）润肤洗药

【方源】《外科熏洗疗法》。

【组成】当归、黄柏各 25g，甘草、败酱草各 50g。

【制法与用法】煎汤乘热熏洗或冷湿敷患处，2 次/天。

【功能】燥湿敛疮，消肿润肤。

【适应证】急性湿疹、过敏性皮炎等皮肤糜烂、渗液、瘙痒者，下肢溃疡继发感染，灼伤、冻疮等。

（三十六）艾黄洗药

【方源】《外科熏洗疗法》。

【组成】艾叶、蒲公英各 50g，黄芩、丹参、白蔹各 30g。

【制法与用法】加水煎汤，乘热浸洗患处或创口，1～2 次/天，洗后，再常规换药。

【功能】清热解毒，生肌敛口。

【适应证】下肢静脉疾病、闭塞性动脉疾病并发慢性溃疡，创口久不愈合者。

第三节　热熨剂

热熨疗法是将中草药或者其他传热的物体，加热后用布包好，敷熨于人体一定的部位上，作来回往返或旋转的移动而进行治疗的一种方法。中药热熨剂是选用中草药借助温热之力，从表达里，透过皮毛腠理，循经运行，内达脏腑，起到疏经活络、温中散寒、通利气机、镇痛消肿的作用，从而达到治愈疾病的目的。热熨疗法也是疮疡四畔疗法中重要一种，属于疮面与疮周同时用药的药物治疗方法。

（一）热敷会阴方

【方源】《中医外治疗法集萃》。

【组成】白附子 10g，黄丹 10g，羌活 12，独活 12g，白鲜皮 10，蛇床子 10g，天花粉 10，栀子 10，枯矾 10g，云矾 10g，川乌 10g，草乌 10g，甘松 10g，木通 9g，狼毒 12g，地骨皮 12g，透骨草 12g，木贼草 12g，艾叶 12g，红花 12g，生半夏 10g，花椒 15g，皂角 60g，料姜石 110g。

【制法与用法】以上各药研磨成末，装袋。蒸热后放置会阴部热敷。

【功能】清热利湿，活血消肿。

【适应证】前列腺增生症。

（二）热敷方

【方源】《中国贴敷治疗学》。

【组成】龙胆草、车前子、肉桂、生姜各 30g，柴胡、黄柏、苦参、乌药、当归各 20g，吴茱萸、地肤子各 50g，小茴香 30g，麸皮 50g，三棱、莪术各 30g，食醋适量。

【制法与用法】上方为粗末炒熟，生姜捣烂，加醋调糊后布包。外敷于会阴穴，早、晚各 1 次，7 天为 1 个疗程。疗程间隔 2 天，连用 4 个疗程。

【功能】清热利湿，活血消肿。

【适应证】前列腺增生症。

（三）热敷方

【方源】《中国民间外治独特疗法》。

【组成】吴茱萸、粗盐各 150g。

【制法与用法】上药共炒热，用纱布包裹。揉烫腹部，每日 2 次。

【功能】温经散寒，行气止痛。

【适应证】适用于体弱、虚寒及反复肠粘连梗阻者。

（四）背疽照火方

【方源】《杂病源流犀烛》。

【组成】麝香 0.6g，雄黄、朱砂、血竭、没药各 3g。

【制法与用法】上药研细末，取棉纸捻约 30cm 长，每裹药 1g，以真麻油浸润点燃，离疮约 1.5cm，自外而内，周围徐徐照之。初用三条，渐加至五六七条。

【功效】温经活血，解毒回阳。

【适应证】背疽阴证。

参考文献

［1］曲祖贻 . 中医简易外治法［M］. 北京：人民卫生出版社，1959.

［2］上海中医学院 . 中医伤科学讲义［M］. 北京：人民卫生出版社，1960.

［3］中国中医研究院中药研究所 . 全国中药成药处方集［M］. 北京：人民卫生出版社，
　　1962.

［4］广东中医学院 . 外伤科学［M］. 上海：上海人民出版社，1975.

［5］程运乾 . 中医皮肤病学简编［M］. 西安：陕西人民出版社，1979.

［6］北京中医医院 . 房芝萱外科经验［M］. 北京：北京出版社，1980.

［7］王鉴钧，黄燮才 . 常见病民间便方［M］. 南宁：广西人民出版社，1982.

［8］尚德俊 . 实用中医外科学［M］. 济南：山东科学技术出版社，1986.

［9］罗禹田 . 中医外科临证集要［M］. 成都：四川科学技术出版社，1987.

［10］赵尚华，钟长庆 . 中医外科外治法［M］. 太原：山西科学教育出版社，1989.

［11］秦云峰，张小平 . 中医外治疗法集萃［M］. 赤峰：内蒙古科学技术出版社，2002.

［12］尚德俊，秦红松 . 外科熏洗疗法［M］. 北京：人民卫生出版社，2003.

［13］唐汉钧 . 中国民间外治独特疗法［M］. 上海：上海科学技术出版社，2004.

［14］田从豁，彭冬青 . 中国贴敷治疗学［M］. 北京：中国中医药出版社，2010.

［15］姚惠安 . 经验各种秘方辑要［M］. 上海：上海科学技术文献出版社，2013.

第七章　疮疡四畔的研究

疮疡是中医外科疾病中最常见的一大类病证，是一切外科体表疾病的总称，包括了体表上的痈、疽、溃疡、肿疡、疔疮、流注、流痰、瘰疬及有关皮肤病的内容。四畔理论指通过病灶四畔的特征，辨识不同疾病、不同证候及其善恶顺逆转归，并着眼于纠正四畔的病理变化进行治疗及施治于四畔的诊疗理论。四畔理论在疮疡的辨证论治中占有极其重要的地位。

第一节　疮疡四畔文献的数据挖掘研究

一、疮疡四畔辨证文献的数据挖掘研究

（一）疮疡四畔古代辨证文献的数据挖掘研究

利用计算机和网络资源"中华医典""超星电子图书数据库"和"中国中医药期刊数据库"作为资料基础和信息平台，以"四畔"相关概念为纲，检索词为"四、畔、周、围、旁、边、缘、四畔、护场、根盘、箍围、贴熁、围药"等，广泛搜集民国初期之前（包括民国初期）的中医文献。共检索到447条文献。应用SPSS22.0统计软件，对证候、四诊信息先用计数资料描述性统计方法进行描述；再对四诊信息进行聚类分析及因子分析。得到以下研究结果。

1. 构建"疮疡四畔古代文献信息系统"

应用 Microsoft Office Access 2007 构建"疮疡四畔古代文献信息系统"，该系统可供作为终端用户的医学研究人员方便快捷地查询到所需要的资料，供管理人员录入所需的文献资料并对其进行维护，还包括一个庞大的关系型数据库及大量珍贵的数据资料。

2. 基于著者观点的证候和证候要素数据挖掘

文献中涉及著者对疮疡四畔的证候分析者有36条，疮疡四畔的常见证候为湿热证、

血瘀湿重、血瘀证、气血两虚、脾肾阳虚等，其中前三者为基本证候；常见证候要素为湿、热、血瘀、气虚、脾虚。证候要素靶位为脾和胃，因此总结疮疡四畔的病机是以湿瘀互结为基础，实主要是热、湿、血瘀，虚为气虚、血虚。

3. 基于四诊信息的数据挖掘

本研究的 447 条文献中，有 300 条文献对疮疡四畔证候下属的四诊信息进行了具体的描述，对疮疡四畔的描述主要有疮周颜色、疮周温度、疮周肿势、疮周感觉、疮周质地、疮周边界情况等方面，通过频数分析和聚类分析，结合《中医诊断学》（第九版）、《中医外科学》（第九版），将各类归纳为某一证候，该证候可以解释该类中至少 75% 的四诊信息。

疮疡四畔归纳为 3 种证候类型。

第 1 类（湿热证）：疮周色红、疮周色深红、疮周皮温高、疮周皮温略高、疮周肿胀、疮周肿甚、疮周坚肿、疮周剧痛、疮周痒痛、边界清楚、有脓、根盘收束、恶寒发热。

第 2 类（血瘀证）：疮周色黑、疮周色青、疮周紫黑、疮周疼痛、疮周麻木、疮周浮肿、疮周质硬、疮周质软、疮周干枯、疮周萎缩、无脓、脓液稀薄。

第 3 类（气血两虚证）：疮周色白、疮周淡红、疮周微痛、疮周瘙痒、疮周无痛、疮周漫肿、疮周无肿胀、疮周散漫不聚。

（二）疮疡四畔现代辨证文献的数据挖掘研究

通过机检结合手工检索 1994 年 1 月至 2015 年 7 月 21 年间国内的关于疮疡四畔辨证论治的研究文献，利用山东中医药大学图书馆馆藏期刊、中国学术期刊全文数据库中数字化期刊及维普中文科技期刊数据库，以"疮疡、溃疡、肿疡、四畔、根盘、护场、箍围、贴熁、围药、中药治疗、中医治疗、辨证、外治疗法"为检索词，逐一检索到原文，分别下载，共检索到 418 篇文献。应用 SPSS22.0 统计软件，对于证候、四诊信息、外治方法、外治药物的一般信息用计数资料描述性统计方法进行描述；对四诊信息进行聚类分析和因子分析；常用药物组方配伍规律进行聚类分析。应用 SPSS Modeler14.0 对常用药对组合进行关联规则分析。得到以下研究结果。

1. 构建"疮疡四畔现代文献信息系统"

应用 Microsoft Office Access 2007 构建"疮疡四畔现代文献信息系统"，该系统可供作为终端用户的医学研究人员方便快捷地查询到所需要的资料，供管理人员录入所需的文献资料并对其进行维护，还包括一个庞大的关系型数据库及大量珍贵的数据资料。

2. 基于著者观点的证候和证候要素数据挖掘

文献中涉及著者对疮疡四畔的证候分析有 115 篇，共涉及 146 条证候信息，每条证候信息作为一条记录。外科疮疡四畔的常见证候为：血瘀湿重证、湿热证、气虚血瘀证、血瘀证、湿热血瘀证、脾虚湿阻证和气血两虚证，其中前两者为基本证候；外科的疮疡四畔的常见证候要素概括为：血瘀、湿、热、气虚、脾阳虚、血虚和气滞，其中前三者为基本证候要素；常见证候要素靶位是脾、肾、肝，其中脾是基本靶位。

3. 基于病例数的证候和证候要素数据挖掘

通过对入选的 115 篇文献进行整理，去除没有明确列出各个证候病例数的文献 22 篇，对剩余的 93 篇文献进行整理分析，共涉及 13 个证候，12 个证候要素，3832 例病例。因此从病例数角度看，外科疮疡四畔的常见证候是血瘀湿重证、湿热证、血瘀证、热毒炽盛证、气血两虚证、气虚血瘀证、气滞血瘀证，其中基本证候是血瘀湿重证和湿热证；外科疮疡的常见证候要素为血瘀、湿、热、气虚和血虚；外科疮疡四畔的证候要素基本靶位为脾、肾；与著者观点一致。

4. 对四诊信息的数据挖掘

（1）频数分析：有 115 篇文献对疮疡四畔的四诊信息进行了具体的描述。每一条证候作为一条记录，共涉及 152 条证候，通过频数统计，共提取到 94 项四诊信息，频数＞10 次的四诊信息共计 32 项。本研究表明，症状体征共计出现 25 项，频数最高的前三项依次是脓液稀薄（36.84%）、疮周色黑（33.55%）、脓液臭秽难闻（28.95%），舌象出现 4 项，依次是舌淡红（13.82%）、舌红（11.18%）、苔白腻（8.55%）和苔黄腻（7.89%）。脉象出现 2 项，分别是脉细（11.84%）、脉数（6.58%）。且该病病程较长，久不愈合（33.55%）。

（2）聚类分析及因子分析

①第 1 类因子分析（血瘀湿重证）

因子 1：疮周漫肿、疮周痒痛、疮周糜烂、疮周湿疹性改变、疮周高起。

因子 2：疮周色黑、疮周增厚、疮周下陷，形如缸口。

因子 3：脓液稀薄、脓液臭秽难闻、久不愈合。

②第 2 类因子分析（湿热证）

因子 1：疮周疼痛、疮周皮温高、疮周色红、疮周肿胀。

因子 2：苔黄腻、渗液多、脉数。

因子 3：脓液稠厚、舌红。

因子 4：疮周痛甚。

③第 3 类因子分析（血瘀证）

因子 1：舌淡红、苔白腻、脉细。

因子 2：浅静脉迂曲扩张、足靴区色素沉着。

因子 3：疮周色暗红、疮周板滞木硬。

（三）疮疡四畔辨证文献研究文献总结

1. 古代文献

（1）证候分析：通过对民国初期之前（包括民国初期）的中医文献研究发现，疮疡四畔常见证候为热毒蕴结证、火毒炽盛证和气虚血瘀证；常见证候要素为热、气虚、血瘀；常见证候要素靶位是脾、胃。

（2）证候初步诊断方案：结合专业，认为临床四诊信息可以聚为 3 类，基本可以代表 3 个证候，根据对证候的贡献度，初步确认对证候的诊断意义。

①湿热证

四畔症状：疮周色红、疮周色深红、疮周皮温高、疮周皮温略高、疮周肿胀、疮周肿甚、疮周坚肿、疮周剧痛、疮周痒痛、边界清楚、根盘收束。

伴随症状：有脓、恶寒发热。

②血瘀证

四畔症状：疮周色黑、疮周色青、疮周紫黑、疮周疼痛、疮周麻木、疮周浮肿、疮周质硬、疮周质软、疮周干枯、疮周萎缩。

伴随症状：无脓、脓液稀薄。

③气血两虚证

四畔症状：疮周色白、疮周淡红、疮周微痛、疮周瘙痒、疮周无痛、疮周漫肿、疮周无肿胀、疮周散漫不聚。

2. 现代文献

（1）证候分析结果：通过对近 21 年关于外科疮疡的四畔辨证论治的现代文献的研究发现，文献中对该病的证候认识复杂多样。结合专业知识，可以初步认为，外科疮疡四畔的常见证候为：血瘀湿重证、湿热证、气虚血瘀证、血瘀证、湿热血瘀证、脾虚湿阻证和气血两虚证，其中前两者为基本证候；外科的疮疡四畔的常见证候要素可以概括为：血瘀、湿、热、气虚、脾阳虚、血虚和气滞，其中前三者为基本证候要素；证候要素靶位为脾、肾、肝，基本证候要素靶位为脾。

（2）证候初步诊断方案：结合专业知识，认为现代文献的四诊信息可以聚为 3 类，基本可以代表 3 个证候，根据对证候的贡献度，初步形成证候的初步诊断方案。

①血瘀湿重证

主要依据：疮周漫肿、疮周痒痛、疮周糜烂、疮周湿疹性改变、疮周高起。

次要依据：疮周色黑、疮周增厚、疮周下陷，形如缸口。

参考依据：脓液稀薄、脓液臭秽难闻、久不愈合。

②湿热证

主要依据：疮周疼痛、疮周皮温高、疮周色红、疮周肿胀。

次要依据：苔黄腻、渗液多、脉数、脓液稠厚、舌红。

参考依据：疮周痛甚。

③血瘀证

主要依据：浅静脉迂曲扩张、足靴区色素沉着、疮周色暗红、舌淡红、苔白腻、脉细。

次要依据：疮周板滞木硬。

参考依据：疮周干枯、疮周萎缩。

二、臁疮四畔辨证文献的数据挖掘研究

利用"超星电子图书数据库""中国中医药期刊数据库"等作为数据平台，检索与臁疮四畔辨证有关的现代文献信息并进行筛选，最终筛选出符合条件的文献有 92 篇，共 249 条信息。基于四畔辨证的角度，应用 Access 软件建立臁疮四畔辨证文献数据库，应用频数分析、聚类分析挖掘臁疮四畔辨证的内容及规律，得到以下研究结果。

（一）臁疮四畔常见辨证要素

通过对 249 条有效文献进行频数统计，可得出臁疮四畔辨证要素 48 个，根据频数统计所得的各个证素的出现频率，排除频率 < 2.0%、频数 < 5 条者，剩余 31 个证候要素，作为常见证素，分别为疮周色褐、疮周色暗红、疮周色微红、疮周色红、疮周色红甚、疮周色紫、疮周色黑、疮周色素沉着、疮周疼痛、疮周痛甚、疮周痛微、疮周瘙痒、疮周木、疮周刺痛、疮周胀痛、疮周温度低、疮周温度正常、疮周微热、疮周热、疮周灼热、疮周板硬、疮周粗糙、疮周干燥、疮周浮肿、疮周肿轻、疮周朝宽暮肿、疮周湿疹、疮周静脉曲张、疮周条索硬结、疮周边如缸口、疮周脱屑。

（二）臁疮四畔辨证要素频数的聚类

对臁疮四畔辨证的 31 个常见证素采用两步聚类法进行聚类分析，自动聚为 3 类。

第一类的条文共 39 条，涉及证候要素 19 个，其中所占频数百分比 > 50% 的证候要素由高到低排列为：疮周木、疮周色黑、疮周板硬、疮周温度无明显异常、疮周干燥、疮周粗糙、疮周边如缸口、疮周微热、疮周脱屑。第一类条文中证型分布以阴证、部分虚实夹杂证、部分虚证为主。

第二类的条文共 117 条，涉及证候要素 29 个，其中所占频数百分比 > 50% 的证候要素按百分比由高到低排列依次为：疮周色褐、疮周微红、疮周色素沉着、疮周温度低、疮周肿轻、疮周色紫、疮周朝宽暮肿、疮周暗红、疮周痛甚、疮周痛微、疮周条索硬结、疮周静脉曲张、疮周边如缸口、疮周脱屑、疮周胀痛。第二类条文中的证型分布包括大部分寒证、虚证、虚实夹杂证，但此类中也有部分实证、热证、阳证。

第三类的条文共 93 条，涉及证候要素 19 个，其中所占频数百分比 > 50% 的证候要素按百分比由高到低排列依次为：疮周疼痛、疮周红甚、疮周热、疮周瘙痒、疮周湿疹、疮周色红、疮周灼热、疮周浮肿、疮周微热。第三类条文中的证型分布以阳证、热证、实证为主。

（三）归纳臁疮四畔辨证分型

将聚类分析结果与中医理论相结合后进行分析，并归纳总结臁疮的四畔辨证分型，将臁疮根据四畔表现不同，辨证分为湿热蕴结证、瘀血内阻证、气血亏虚夹瘀证 3 型。

湿热蕴结证常见的四畔证候：疮周疼痛、瘙痒，疮周色红、红甚，疮周热或灼热，疮周浮肿，疮周湿疹等。

瘀血内阻证常见的四畔证候：疮周色褐、色紫、暗红，疮周有色素沉着，疮周温度低，疮周肿胀或朝宽暮肿，疮周疼痛、胀痛，疮周可有曲张静脉或条索状硬结，疮周边缘如缸口，疮周皮肤脱屑等。

气血亏虚夹瘀证常见的四畔证候：疮周觉木，疮周色黑，疮周板硬、干燥、粗糙、可有脱屑，疮周边如缸口等。

通过本研究发现，臁疮四畔所蕴含的信息极其丰富，包括颜色、感觉、温度、质地、肿势及其他方面，对臁疮四畔进行辨证可以深化对疮周的认识，丰富臁疮的辨证内容。在臁疮的辨证中，局部辨证始终占有重要地位，如胡氏认为对臁疮的诊疗必须结合局部及全身证候进行分期论治，王雅杰等则提出临证治疗本病时应注重并细化局部辨证。而臁疮局部辨证中的许多证候均是着眼于臁疮四畔的，如疮周皮肤紫黑、疮周红肿、疮周肿胀、疮周灼热疼痛、疮周皮肤板硬等。所以，臁疮的局部辨证应该包括四畔（疮周）辨证与疮面辨证两部分，两者相互结合，才能使臁疮的局部辨证更加准确。该研究通过对臁疮四畔辨证的文献信息进行数据挖掘研究，总结臁疮的四畔辨证分型，将臁疮根据四畔表现的不同辨证分为湿热蕴结证、瘀血内阻证、气血亏虚夹瘀证三型。而对照《中华人民共和国中医药行业标准·中医病症诊断疗效标准》（以下称为"行标"）中臁疮的辨证分型，两者并不完全一致，本研究所得湿热蕴结证与行标方案中湿热下注证基本相同，气血亏虚夹瘀证、瘀血内阻证与行标方案中气虚血瘀证相似，而本研究中并未得到行标方案中的脾虚湿盛证（脾虚湿盛证：病程日久，疮面色暗，黄水浸淫，患肢浮肿，纳食腹胀，便溏，面色萎黄，舌淡，苔白腻，脉沉无力），考虑可能原因为脾虚湿盛证之臁疮四畔表现不甚明显，故未得到此种证型的臁疮四畔证候。而本研究的结果与《中医外科学》中的臁疮辨证分型（湿热下注证、气虚血瘀证）极为相近。通过本课题建立的臁疮四畔辨证体系，对临床实践及发挥中医外科诊疗特色，开拓外科疑难病诊疗思路有重要指导意义。但在临床辨证中，不可拘泥于某一四畔证候与证型的关系，而要综合分析，灵活辨证，将疮周与疮面看作一个整体，从整体上认识臁疮的发生、发展及预后，提高臁疮辨证的准确性。

三、疮疡四畔治疗规律的数据挖掘研究

（一）疮疡四畔古代文献治疗规律的数据挖掘研究

利用计算机和网络资源"中华医典""超星电子图书数据库"和"中国中医药期刊数据库"作为资料基础和信息平台，以"四畔"相关概念为纲，检索词为"四、畔、周、围、旁、边、缘、四畔、护场、根盘、箍围、贴熁、围药"等，广泛搜集民国初期之前（包括民国初期）的中医文献。共检索到447条文献。应用SPSS22.0统计软件，

对外治方法、外治药物先用计数资料描述性统计方法进行描述；再对常用药物组方配伍规律进行聚类分析。应用 SPSS Modeler14.0 对药物药对配伍规律进行关联规则分析。得到以下研究结果。

1. 基于中医外治疗法的数据挖掘

文献中描述四畔外治疗法的条文共有 309 条，其中围敷疗法出现频率最高，其次为膏药疗法、针灸疗法、熏洗疗法、热熨疗法。

2. 基于外治药物的数据挖掘

（1）疮疡四畔的常用外治药物：文献中涉及外治药物的文献有 181 条，共 154 味中药，得出总频数为 528 次，其中使用频数在 5 次以上的中药，共 32 味，频数为 309 次，占总频率的 58.52%，是治疗疮疡四畔的主要外治药物。使用频数最多的前 10 味药物，按频率递减顺序排列分别为：大黄、草乌、赤小豆、木芙蓉、麝香、黄柏、胆南星、白及、明矾、五倍子，可见文献中的药物使用比较集中。

①外治药物的药类：在外科疮疡四畔治疗中占主导地位的是清热类药物，频数为 80 次，占总用药的 25.08%；其次为活血化瘀类药物，频数为 53 次，占总用药的 16.61%；第 3 位为攻毒杀虫止痒类药物，频数为 38 次，占总用药的 11.91%，这三类药物是治疗疮疡四畔的主要外用药物。

②外治药物的性味：对频数在 5 次以上的 32 味中药按四气五味分类，其中在外科疮疡四畔外用药物治疗中，四气方面使用频率最高的是寒性药物，其次是平性和温性药物。五味方面使用频率前三位的性味是辛味、苦味、甘味，频数分别为 15 次、13 次、13 次，占总频率的 78.85%。

③外治药物的归经：对 32 味中药按药物归经分类，其中在外科疮疡四畔外用药物治疗中，使用频率前三位的归经是肝经、心经、脾经，频数分别为 18 次、13 次、12 次，占总频率的 50.58%，在前 33 味中药中没有归入三焦经的药物。

（2）基于关联规则的疮疡四畔外治药物的配伍规律：对文献中的外治药物进行配伍规律分析，根据经验设置支持度为 6（两种药物同时出现的频数），得到常用 2 味药药对组合 15 组，出现频率由高到低排列，前 3 位药对组合依次为："大黄—木芙蓉""大黄—白及""黄柏—大黄"。

（3）基于聚类分析的疮疡四畔外治药物组方规律：结合《中药学》（第九版）、《方剂学》（第九版）和《周围血管疾病中西医诊疗学》，得出 5 组聚类方：

聚类方 1：大黄、木芙蓉、白及、五倍子、白蔹、藤黄、蟾酥、木鳖子。

聚类方 2：草乌、赤小豆、黄柏、胆南星、明矾、白芷、川乌、半夏、露蜂房、当归。

聚类方 3：麝香、雄黄、芒硝、没药、朱砂、血竭、乳香。

聚类方 4：甘草、金银花、忍冬藤。

聚类方 5：蝉蜕、僵蚕、全蝎。

（二）疮疡四畔现代文献治疗规律的数据挖掘研究

通过机检结合手工检索 1994 年 1 月至 2015 年 7 月 21 年间国内的关于疮疡四畔辨证论治的研究文献，利用山东中医药大学图书馆馆藏期刊、中国学术期刊全文数据库中数字化期刊及维普中文科技期刊数据库中，检索词为疮疡、溃疡、肿疡、四畔、根盘、护场、箍围、贴敷、围药、中药治疗、中医治疗、辨证、外治疗法，共检索到 418 篇文献。应用 SPSS22.0 统计软件，对外治方法、外治药物先用计数资料描述性统计方法进行描述；再对常用药物组方配伍规律进行聚类分析。应用 SPSS Modeler14.0 对药物药对配伍规律进行关联规则分析。得到以下研究结果。

1. 基于中医外治疗法的数据挖掘

疮疡四畔外治药物的文献有 305 篇，涉及中医外治疗法的文献 344 条。其中围敷疗法出现频率最高，其他依次为膏药疗法、熏洗疗法及针灸疗法。

2. 基于外治药物的数据挖掘

（1）疮疡四畔的常用外治药物：文献中描述外治药物的文献有 305 篇，共涉及 349 条外治药物信息，共 201 味中药，得出总频数为 2518 次。其中使用频数在 5 次以上的中药，共 39 味，频数为 1816 次，占总频率的 72.12%，是治疗疮疡四畔的主要外治药物。使用频数最多的前 10 味药物，按频率递减顺序排列分别为：黄柏、冰片、血竭、当归、大黄、白芷、紫草、乳香、没药、麻油，可见文献中的药物使用比较集中。

①外治药物的药类：对频数在 5 次以上的 39 味中药，按照功效归类（注：蜈蚣属于息风止痉药，在治疗中取其活血通络作用，归于活血化瘀药类；白芷属于解表药，在治疗中取其清热解毒作用，归于清热药类；珍珠属于平肝息风药，在治疗中取其外用生肌收口作用，归于生肌收口药）。在外科疮疡四畔治疗中占主导地位的是清热类药物，频数为 591 次，占总用药的 32.54%；其次为活血化瘀类药物，频数为 390 次，占总用药的 21.48%；第 3 位为补虚类药物，频数为 207 次，占总用药的 11.40%，这三类药物共占总用药频率的 65.42%，是治疗疮疡四畔的主要外用药物药类。

②外治药物的性味：对频数在 5 次以上的 39 味中药，祛除麻油、白蜡 2 种赋形剂药物，对剩余的 37 味中药按性味归经分类，其中在外科疮疡四畔外用药物治疗中，四气方面使用频率前三位的性味是寒性、温性和平性药物。五味方面使用频率最高的是甘味，其次是苦味和辛味，频数分别为 17 次、16 次、10 次，占总频率的 84.31%。

③外治药物的归经：对 37 味中药按药物归经分类，其中在外科疮疡四畔外用药物治疗中，使用频率前 3 位的归经是肝经、心经、胃经，频数分别为 21 次、17 次、15 次，占总频率的 54.64%，在 37 味中药中没有归入三焦经的药物。

（2）基于关联规则的疮疡四畔外治药物的配伍规律：对文献中的外治药物进行配伍规律分析，根据经验设置支持度为 40（两种药物同时出现的频数），得到常用药对组合 7 组，出现频率由高到低排列，前 3 位药对组合依次为："乳香—没药""当归—甘草""黄柏—大黄"。

（3）基于聚类分析的疮疡四畔外治药物组方规律：结合《中药学》（第九版）、《方剂学》（第九版）和《周围血管疾病中西医诊疗学》，得出4组聚类方：

聚类方1：黄柏、大黄、苍术、白及、姜黄。

聚类方2：冰片、血竭、乳香、没药、轻粉、炉甘石、石膏、珍珠、龙骨、朱砂、儿茶、滑石、青黛。

聚类方3：当归、白芷、紫草、甘草、黄芪、丹参。

聚类方4：黄连、苦参、金银花、蒲公英、黄芩、赤芍、蜈蚣、连翘。

第二节　疮疡四畔的临床研究

一、臁疮四畔的临床研究

（一）龙珠软膏围敷四畔治疗臁疮的临床研究

选取2003年1月至2006年3月的60例在山东中医药大学附属医院门诊及住院的静脉性溃疡的患者，随机分为治疗组30例，对照组30例。治疗组除常规治疗外，应用愈疡灵软膏（紫草、地骨皮、黄柏、当归、血竭、冰片、象皮粉、甘草、麻油、蜂蜡等）涂敷于创面上，龙珠软膏（麝香、人工牛黄、冰片、炉甘石、硇砂、珍珠等）外涂疮周。对照组仅应用愈疡灵软膏创面换药。每日1次，4周为1个疗程。研究结果显示：①治疗4周后，治疗组治愈18例（60%），对照组治愈6例（20%），治疗组明显优于对照组（$P < 0.01$）；治疗组总有效率为96.7%，对照组总有效率为76.7%（$P < 0.05$）。②治疗组能明显改善溃疡面的色泽，从治疗后第2周开始比对照组有非常显著性差异（$P < 0.01$）。③溃疡面的分泌物呈动态变化，用药前治疗组与对照组的溃疡面分泌物均较多，两组无显著性差异；用药的第3周治疗组渗液转色黄而稠厚，与对照组比较有显著性差异（$P < 0.05$），用药的第4周，治疗组渗液量明显减少，而对照组与前一周无明显变化，且脓液较稀薄。④治疗组和对照组都能促进肉芽组织生长，但两组比较从用药第2周开始，治疗组肉芽生长优于对照组（$P < 0.01$）。⑤治疗组和对照组都有促进上皮组织生长的作用，但治疗组从治疗2周后开始明显优于对照组（$P < 0.01$）。⑥治疗组创面的菌株数少于对照组，但两组统计学比较无显著性差异（$P > 0.05$）。⑦治疗前创面温度低于正常皮肤，呈现为"冷区"，创周温度高于正常皮肤，呈现为"热区"，治疗组可以双向调节"冷区"和"热区"，与对照组比较有显著性差异（$P < 0.05$）。⑧两组药物在临床观察中均未发现不良反应，治疗前后，经做血常规、尿常规、肝肾功能化验和心电图检查，结果未见异常变化。

该研究结果说明龙珠软膏四畔疗法与疮面应用愈疡灵软膏结合起来能进一步提高了

临床疗效。龙珠软膏是由炉甘石、冰片、硼砂、硇砂、珍珠、人工牛黄等中药组成，经加工制备而成的复方中药软膏制剂，其功效为清热解毒、消肿止痛、祛痛生肌。临床上用于疗、痈、热毒蕴结证。愈疡灵软膏是由紫草、地骨皮、黄柏、当归、血竭、象皮、冰片、蜂蜡、麻油等组成，共奏清热活血、利水渗湿、消肿止痛、生肌收口之功效。通过观察溃疡面色泽变化（由紫暗－暗红－淡红－红润）及新生肉芽、上皮组织动态变化，提示疮面用药结合四畔疗法有很好的活血化瘀、生肌收口的功效，可改善溃疡及其周围的淤滞状态，促进局部组织的新陈代谢，为伤口愈合提供充足的氧和营养物质，其促进创面愈合的机制可能是清除溃疡区的病理性纤维蛋白复合物及改善毛细血管丛的白细胞聚集状态。通过对伤口渗液量观察发现，原来有大量分泌物存在的疮面用药后明显减少，而原本较干燥的溃疡面用药后分泌物有增多的趋势。说明疮面用药结合四畔疗法对疮面分泌物有双向调节作用。本研究还应用红外成像技术对静脉性溃疡患者的外用制剂疗效进行动态观察，结果表明，溃疡及其周围的温度呈动态变化，即显示为"冷区"的溃疡面在愈合后呈现为"热区"，而溃疡周围这一"热区"在随着用药治疗后逐渐趋向于正常。溃疡是邪毒与气血相争，腐败成脓而形成的。溃疡的表面为脓腐、坏死组织，而溃疡的周围是脓腐组织与正常组织之间的区域。它可以说是一种溃疡前状态，也可以说是溃疡向愈的状态。CET 显示该区域为一"热区"，认为可能为邪正相争于该区域，而表现出的"热毒"状态。若治疗得当，热毒得清，正盛邪退，则该区域逐渐转变为正常组织，若失治误治，则热毒扩散，邪盛正衰，溃疡恶化而进一步扩大。四畔疗法中药物施用于病灶周围的皮肤，根据皮肤有无皮肤损害以及皮肤损害的性质，要选择合适的药物剂型，一般对于皮肤完整，没有明显皮肤损害者，可应用膏药、围敷、酊剂等剂型。我们选用了以羊毛脂等作基质的中药制剂"龙珠软膏"作为四畔用药，实践证明无皮肤刺激等副作用。

（二）八味箍围膏治疗湿热下注型臁疮的临床研究

选取 2016 年 1 月～ 2018 年 1 月在山东中医药大学附属医院周围血管病科符合湿热下注型臁疮的住院患者 62 例，随机分为试验组与对照组，每组各 31 例。两组病例均采取相同的基础治疗，包括应用静脉活性药物及活血化瘀类中成药；两组均口服中药汤剂四妙勇安汤加味，每日 1 剂；两组患者均采用愈疡灵软膏外敷创面。同时试验组以八味箍围膏（主要由大黄、黄柏、白芷、血竭、乳香、当归、儿茶、冰片等药物制备而成）外敷疮周，敷药范围应超过色红／红肿／发热的范围 1 ～ 2cm，厚度约 2mm，外用无菌敷料包扎。对照组以生理盐水外涂疮周，外用无菌敷料包扎。观察两组治疗前、治疗第 10 天、治疗第 20 天疮面大小和疮面局部中医证候（疮面颜色、疮面渗出量、新生肉芽组织、新生上皮组织）、疮周局部中医证候（疮周温度、颜色、肿势、疼痛程度）变化。

研究结果显示：①治疗 20 天后，两组总体疗效评价对比，试验组治愈 14 例、显效 11 例、好转 3 例，对照组治愈 5 例、显效 12 例、好转 6 例，试验组总有效率为 90.32%，对照组总有效率为 74.19%，试验组明显优于对照组（$P < 0.05$）。②治疗第 20

天后，两组间局部中医证候疗效对比，试验组治愈 14 例、显效 4 例、有效 11 例，对照组治愈 5 例、显效 6 例、有效 14 例，试验组总有效率为 94.55%，对照组总有效率为 80.65%，试验组明显优于对照组（$P < 0.05$）。③治疗第 10 天和治疗第 20 天，两组与治疗前相比疮面面积均缩小（$P < 0.05$）；治疗第 20 天两组间比较，试验组疮面缩小率优于对照组（85.47% vs 63.48%）（$P < 0.05$）。④治疗第 10 天和第 20 天，两组患者疮面色泽评分、疮面渗液量评分、疮面新生肉芽组织量评分及疮面上皮组织增生评分与治疗前相比均降低（$P < 0.05$）；且治疗第 20 天，除疮面渗液量评分两组相比无显著差异（$P > 0.05$），其余疮面证候评分试验组均优于对照组（$P < 0.05$）。⑤治疗第 10 天和第 20 天，两组患者疮周色泽评分、疮周肿势评分、疮周灼热感评分、疮周疼痛评分与治疗前相比均降低（$P < 0.05$）；且治疗第 20 天，除疮周颜色评分两组相比无明显差异（$P > 0.05$），余疮周证候评分试验组均优于对照组（$P < 0.05$）。⑥两组患者治疗前后血、尿、大便常规检查均正常，心肝肾功等指标也未见明显异常，未出现皮肤过敏反应等其他不良反应。

研究结果表明，八味箍围膏围敷四畔治疗湿热下注型臁疮临床疗效显著，可以促进臁疮愈合，改善局部症状；能促进疮面证候及疮周的改善，减轻疮周疼痛，缓解疮周灼热感，改善疮周皮肤颜色，促进疮周肿势消退。八味箍围膏药物组成为大黄、黄柏、白芷、血竭、乳香、当归、儿茶、冰片，具有清热燥湿、敛疮生肌、活血化瘀之效。方中大黄、黄柏清热燥湿，凉血消肿，共为君药；白芷、血竭、儿茶活血止痛、敛疮生肌，为臣药；乳香、当归活血化瘀、消肿生肌，共为佐药；冰片清热止痛，防腐止痒，为使药。该研究基于四畔理论探讨应用八味箍围膏治疗疮疡的临床效果。八味箍围膏直接敷于疮周四畔区域，直接作用于疮周，通过组织吸收、扩散而间接作用于疮面，最终实现促进疮面愈合的目的。八味箍围膏，作为围药的一种，能够防止疮疡扩大，使毒邪不外散，对处于亚病态的皮肤及组织起到修复作用，促进局部血液循环，消肿止痛，敛疮生肌，逐步缓解疮面及疮周的各种证候，促使疮疡向愈。

（三）臁疮四畔证型的微循环研究

选取 2012 年 10 月至 2013 年 11 月的 35 例在山东中医药大学附属医院门诊及住院的静脉性溃疡的患者，根据臁疮四畔辨证分型标准分为 3 型，其中湿热蕴结组 14 例，瘀血内阻组 12 例，气血亏虚夹瘀组 9 例。检测不同证型患者疮周经皮氧分压及血流灌注量，同时选取 11 例下肢无病变者作为对照组，分析臁疮疮周微循环的改变及不同臁疮四畔证型与四畔微循环的相关性。

研究结果显示：①对照组、湿热蕴结组、瘀血内阻组、气血亏虚夹瘀组的氧分压分别为 36.45±9.17、24.07±7.90、17.33±7.24、10.11±6.09，各组间比较均有统计学意义（$P < 0.05$）。②湿热蕴结组、瘀血内阻组、气血亏虚夹瘀组、对照组的血流灌注量基线值分别为 288.29±75.18、125.50±35.13、115.11±26.95、75.64±19.25，血流灌注量变化率分别为 658.91±143.65、153.21±67.23、82.33±12.21、71.44±5.73，其中瘀

血内阻组与气血亏虚夹瘀组之间血流灌注量基线值与变化率无显著性差异（$P > 0.05$），余各组之间均有显著差异（$P < 0.05$）。

研究中对照组、湿热蕴结组、瘀血内阻组、气血亏虚夹瘀组的疮周氧分压及血流灌注量，可得臁疮组的氧分压值低于对照组，各组间有显著差异。臁疮组的血流灌注量基线值均高于对照组，血流灌注量变化率低于对照组，各组之间两两比较，除瘀血内阻组与气血亏虚夹瘀组的基线值差异无显著性，余各组之间均有显著差异。臁疮疮周微循环的改变与臁疮的发病机制密切相关。在臁疮的发病中，静脉高压作为始动因素，长期的静脉高压使静脉迂曲扩张，静脉压力也可传导至微循环，导致毛细血管压力升高。进而可导致内皮细胞间隙增大，毛细血管通透性增加，红细胞、白细胞、组织液及一些大分子物质外渗入周围组织，阻碍毛细血管与组织细胞间的物质交换，导致局部的缺氧和营养障碍，进而引起细胞变性坏死。所以，臁疮疮周的氧分压普遍低于正常值。静脉血回流不畅或出现反流，血液停蓄于下肢静脉，导致臁疮疮周的血液灌注量普遍高于对照组。而在臁疮的发病中，长期的静脉高压导致静脉壁发生变化，平滑肌细胞及胶原含量改变，微血管周围血细胞及蛋白质等物质的沉积，因而导致了微循环血管的舒缩功能受限，故而加热后臁疮疮周血液灌注量增加的百分比较对照组降低。同时，研究发现臁疮湿热蕴结证、瘀血内阻证、气血亏虚夹瘀证之间疮周微循环的表现也有差异。臁疮的微循环指标与臁疮的四畔证型之间有很大的相关性。臁疮疮周经皮氧分压和血流灌注量的测定可以作为臁疮四畔辨证的微观指标，并使臁疮的四畔辨证更加细致化、深入化。

二、糖尿病溃疡四畔的临床研究

收集山东中医药大学附属医院周围血管病科 2016 年 1 月至 2018 年 1 月住院治疗的湿热毒盛型糖尿病足患者 64 例，采用随机数表法分为箍围组和对照组各 32 例。对照组采用常规治疗，包括控制血糖、抗感染，中药活血化瘀制剂、每日口服中药汤剂四妙勇安汤加味及清创换药术。箍围组在此基础上以八味箍围膏（大黄 45g，黄柏 45g，白芷 45g，当归 15g，儿茶 15g，血竭 12g，乳香 12g，冰片 3g。超微粉碎后过 100 目筛，另取香油及凡士林适量加热至熔，搅匀调制成软膏）外敷疮面周围红肿处，敷药范围要超过整个色红 / 肿胀 / 发热的范围约 1cm 处，膏剂厚度约 2mm。检测血常规（全血白细胞计数、中性粒细胞百分比）、C 反应蛋白；观察疮面变化（疮面色泽、疮面渗出液量、坏死组织的量、肉芽组织、上皮组织增生）；检测疮面愈合率；采用证候积分评价方法观察四畔宏观指标（四畔色泽、肿势、温度）；分别于治疗前及治疗后第 7、14、21 天，采用激光多普勒监测仪对两组患者四畔皮肤进行经皮氧分压和血流灌注量测定，定位在患侧四畔 12 点钟方向距创缘 1cm 处，交替进行检测。分别于治疗前及治疗后第 7、14、21 天进行测定。

研究结果显示：①治疗 20 天后，箍围组临床痊愈 8 例、显效 10 例、有效 9 例、无效 5 例、显愈率 56.25%、总有效率 84.38%，对照组临床痊愈 4 例、显效 5 例、有效 14

例、无效 9 例、显愈率 28.13%、总有效率 71.88%，箍围组显愈率、总有效率均高于对照组（$P < 0.05$）。②箍围组疮面面积缩小率明显高于对照组（$P < 0.05$）。③治疗后，两组疮面、疮周色泽和疮周肿势均有改善，且箍围组改善更加明显（$P < 0.05$）。④治疗后，两组疮周经皮氧分压、血流灌注量均好转，箍围组优于对照组（$P < 0.01$）。

基于四畔理论，刘明教授根据多年的临床经验，并结合前期大量关于疮疡四畔用药规律信息挖掘，研制出具有清热燥湿、活血敛疮生肌功效的八味箍围膏，适用于湿热毒盛型疮疡的疮周。经研究结果表明，应用八味箍围膏后疮周皮温恢复正常，皮色紫暗好转，疼痛减轻，疮周红肿减轻，浅静脉较前充盈，营养障碍征有所改善，当坏死区与周围组织有清晰的分界线并有自然脱落趋势时，为理想的清创时机。但四畔的变化是一个动态的过程，正因为四畔的不断变化和发展，四畔能及时反映疮疡的病理变化及病情的转归。因此，只有改善四畔的状态，才利于疮面的好转，控制感染的扩散，防止坏疽范围的扩大，避免因清创不当而致残、致死。本研究结果显示，与对照组比较，箍围组疮面面积缩小、疮面缩小率升高，疮面色泽及疮周色泽、肿势评分降低；箍围组显愈率、总有效率均高于对照组，局部用药治疗前后血常规、尿常规、肝肾功均无异常变化。这表明四畔理论指导下应用八味箍围膏能显著改善湿热毒盛型糖尿病足溃疡的疮面、疮周色泽和疮周肿势，促进疮面愈合，且无明显不良反应，值得临床推广。

三、闭塞性动脉硬化症溃疡四畔的临床研究

收集自 2016 年 1 月至 2018 年 1 月于山东中医药大学附属医院周围血管病科确诊为闭塞性动脉硬化症出现破溃且中医辨证分型为湿热下注型的患者 90 例，治疗组和对照组各 45 例。两组均采用清创换药术，遵循制定的清洁换药 SOP 流程，疮面给予硫酸庆大霉素纱布外敷治疗。治疗组给予八味箍围膏（大黄 45g，黄柏 45g，白芷 45g，当归 15g，儿茶 15g，血竭 12g，乳香 12g，冰片 3g。超微粉碎后过 100 目筛，另取香油及凡士林适量加热至熔，搅匀调制成软膏）环敷，范围要超过整个色红 / 肿胀 / 发热范围的 1～2cm，外用无菌敷料固定，每日换药 1 次。对照组以生理盐水外敷患肢红肿处，外用无菌敷料固定，每日换药 1 次。两组均口服中药四妙勇安汤加味。采用证候积分评价疮面颜色、疮面渗出量、新生肉芽、疼痛、组织变化。观察疮周颜色、肿势、热感、疼痛变化。评价疮面愈合率：疮面愈合率 ＝（原始疮面面积－未愈合疮面面积）/ 原始疮面面积 ×100%。试验开始、结束，各测一次疮面面积。使用数码相机拍照，并 Photoshop 软件计算面积。

研究结果显示：①两组综合疗效比较，治疗组治愈率为 17.8%，明显高于对照组 6.7%，治疗组疗效优于对照组（$P < 0.05$）。②两组中医证候疗效比较，治疗组治愈率为 17.8%，明显高于对照组 6.7%，治疗组疗效优于对照组（$P < 0.05$）。③两组中医证候总积分变化比较，治疗第 10 天、第 20 天，治疗组积分均较对照组明显降低（$P < 0.01$）。④两组疮面色泽变化、疮面渗液量评分、疮面疼痛评分、新生肉芽组织评分比较，治疗

第 10 天、第 20 天，治疗组均较对照组明显改善（$P < 0.01$）。⑤两组疮周颜色的评分、疮周肿势比较，治疗第 10 天、20 天，治疗组疮周颜色及疮周肿势均较对照组明显改善（$P < 0.01$）。⑥安全性评价：两组患者治疗前后血常规、尿常规、大便常规、肝肾功未见异常变化，疮面局部均未出现红肿、疼痛、瘙痒、皮疹等过敏或不良反应。

本研究中两组闭塞性动脉硬化症患者随着治疗进程，疮面色泽、渗液量、疼痛评分、新生肉芽组织评分均较治疗前明显好转，表明治疗方案在治疗初期对改善疮面色泽、减少疮面渗液量、改善疮面疼痛、促进新生肉芽组织生长均有良好疗效，并且随着疗程深入，治疗组的疗效明显优于对照组，可能是因为改善疮面色泽情况，为疮面提供了更佳的血运状况、氧气等条件。根据湿性理论，保持疮面湿润环境更有利于疮面愈合，不同疮面对湿度的具体要求不同，个体差异性大，且渗液量评估主观性随意性大，但渗液量过大表明疮面组织水肿，循环状态差，伴随组织因子、炎性因子的大量析出，会阻碍新生肉芽组织的生长，而新鲜肉芽组织的充分生长，对疮口上皮组织爬行、疮面愈合是有重要意义的。分析研究结果可得，八味箍围膏虽然是针对疮周用药，但在促进疮面向愈，改善疮面症状方面疗效更佳。本研究中，使用八味箍围膏的治疗组疮周情况改善比对照组更迅速，疮面愈合速度也较对照组更快，改善疮周症状可促进疮面愈合。

参考文献

［1］刘明.“四畔理论”在静脉性溃疡的应用研究［D］.济南：山东中医药大学，2006：2-8.

［2］孙磊.疮疡四畔文献信息的数据挖掘初步研究［D］.济南：山东中医药大学，2011：23-24.

［3］姚乃礼，朱建贵，高荣林.中医症状鉴别诊断学［M］.北京：人民卫生出版社，2000.

［4］陈红风.中医外科学［M］.北京：中国中医药出版社，2009：535-537.

［5］陈淑长.实用中医周围血管病学［M］.北京：人民卫生出版社，2005：310-317.

［6］蔡炳勤，林毅.外科专病中医临床诊治［M］.北京：人民卫生出版社，2000：218-241.

［7］顾伯华.实用中医外科学［M］.上海：上海科学技术出版社，1985：396-398.

［8］韦永兴.中医外科学［M］.北京：中国中医药出版社，2003：194-195.

［9］侯振宇，尹柱汉.胡承晓治疗臁疮经验［J］.江西中医药，2003，34（248）：7-8.

［10］王雅杰，阙华发.下肢慢性溃疡皮肤溃疡辨证分型标准的临床研究［J］.中西医结合学报，2009，7（12）：1139-1144.

［11］国家中医药管理局.中华人民共和国中医药行业标准·中医病证诊断疗效标准［M］.南京：南京大学出版社，1994.

［12］李曰庆.中医外科学［M］.北京：中国中医药出版社，2002：309-310.

［13］国家药典委员会．中华人民共和国药典［M］.2010 版 1 部．北京：中国医药科技
出版社，2012：124-543.

［14］徐硕，乔晓东，朱礼军，等．共现聚类分析的新方法：最大频繁项集挖掘［J］.
情报学报，2012，31（2）：143-150.

［15］LIU Shufen, CHI Meng, YAO Zhilin.A Matching Algorithm Based on Association
Rules in Ontology Based Publish/Subscribe System［J］.Chinese Journal of
Electronics, 2015, 24（1）: 65-70.

［16］陈柏楠，侯玉芬，周涛．周围血管疾病中西医诊疗学［M］.北京：中国中医药
出版社，1999：442.

［17］魏艺，曹雪滨，胡元会，等．基于因子分析对老年原发性高血压病患者中医证素
分析［J］.中华中医药杂志，2015，30（10）：3474-3477.

［18］付小兵，王得文．现代创伤修复学［M］.北京：人民军医出版社，1999：559.

［19］国家中医药管理局科教司．中华人民共和国中医药行业标准·中医外科病证诊断
疗效标准［S］.1999.电子版.

［20］叶碧芳．实用伤口护理学.［M］.北京：科学技术文献出版社，1995：33.

［21］亓志刚．臁疮四畔证候的临床研究［D］.济南：山东中医药大学，2014.

［22］侯玉芬，刘明，周黎丽．实用周围血管疾病学［M］.北京：金城出版社，2005：
11.

［23］刘明，张玥，陈会苓．"四畔"理论源流述要［J］.中医研究，2009，22（2）：
10-12.

［24］张幼雯，刘明．基于文献整理的疮疡四畔用药规律研究［J］.四川中医，2015，
33（10）：186-188.

［25］刘明，赵亚男，亓志刚．臁疮四畔的中医证候与微循环检测［J］.中国中西医结
合外科杂志，2015，21（2）：114-117.

［26］张幼雯，刘明．基于中医外科文献整理的疮疡四畔辨证施治研究［J］.中医外治
杂志，2014，23（5）：3-5.

［27］刘明，陈会苓．四畔辨证论治浅述［J］.山东中医药大学学报，2005，29（3）：
186.

［28］赵亚男，刘明．基于文献整理的臁疮四畔证型研究［J］.环球中医药,2014,7（2）：
121-124.

［29］刘明，陈会苓．疮周辨证与疮周用药［J］.中医外治杂志，2006，15（1）：52-53.

［30］翁焕，严励．经皮氧分压在糖尿病足中的临床应用［J］.国际内科学杂志，2008，
35（7）：387.

［31］贾英杰，张鹤．通过测定外周组织氧分压及血液灌注诊断恶性肿瘤血瘀证的临床
观察［J］.辽宁中医杂志，2008，35（12）：1793-1794.

［32］姜澜，刘育英，李向红，等．激光多普勒血流量图像仪在微循环基础与临床研究

中的初步应用〔J〕.微循环学杂志，1995，5（4）：22.

［33］王芳，李素梅.经皮氧分压测定在糖尿病足病中的临床应用〔J〕.临床医学与护理研究，2010，9（3）：18-19.

［34］钟波夫，徐中和.经皮氧和二氧化碳测定对组织缺损修复重建中皮瓣血供的定量评估作用〔J〕.中国临床康复，2004，8（26）：5530-5531.

［35］黄光英，Gudofsky Janft.外周动脉闭塞性疾病三种微循环检查指标变化与临床疗效的关系〔J〕.同济医科大学学报，1994，23（4）：31.

［36］Faglia E，Clerici G，Caminiti M，et al.Predictive values of transcutaneous oxygen tension for above-the- ankle amputation in diabetic patients with critical limb ischemia〔J〕.Eur J Vasc Endovasc Surg，2007，33（6）：732-736.

［37］Poredos P，Rakovec S，Guzic-Salobir B.Determinaton of amputation level in ischaemic limbs using tcPO2 measurement〔J〕.Vasa，2005，34（2）：108-112.

［38］Stanley A，Osler T.Senescence and the healing rates of venous ulcers〔J〕.J Vasc surg，2001，33（6）：1206-1211.

［39］王军.糖尿病足溃疡Ⅱ～Ⅳ期中医综合外治方案（草案）〔J〕.中国中西医结合外科杂志，2012，18（3）：318-320.

［40］Kalish J，Hamdan A.Management of diabetic foot problem〔J〕.J Vasc Surg，2010，51（2）：476-486.

［41］Hingorani A，LaMuraglia GM，Henke P，et al.The management of diabetic foot：a clinical practice guideline by the Society for vascular surgery in collaboration with the American podiatric medical association and the society for vascular medicine〔J〕.J Vasc Surg，2016，63（2Suppl）：3-21.

［42］石慧青，李巧芬，翟仰奎，等.从bFGF/Akt/Caspase通路探讨生肌象皮膏促进糖尿病大鼠溃疡愈合的机制〔J〕.中国实验方剂学杂志，2018，24（4）：111-113.

［43］李文惠，毛丽萍，何伟，等.紫朱软膏干预糖尿病溃疡的miRNA表达差异研究〔J〕.四川中医，2018，36（4）：60-63.

［44］赵亚男，刘明.四畔理论在臁疮诊治中的应用概况〔J〕.山东中医杂志，2014，33（10）：864-866.

［45］尹智明，余朝文.下肢动脉硬化闭塞症腔内介入治疗的研究进展〔J〕.中国普通外科杂志，2017，26（6）：789-794.

［46］范忠臣，党永康.关于下肢动脉硬化闭塞治疗选择的研究与进展〔J〕.吉林医学，2014，35（8）：1724-1725.

［47］林昌俭.Toll样受体4和7在下肢动脉硬化闭塞症中的表达〔D〕.川北医学院，2016.

［48］王建春，白爽，蔡炳勤.浅析《外科正宗》关于脱疽病因的认识〔J〕.新中医，2014，46（9）：210-211.

下 篇

各 论

第一章　外科感染

第一节　疖与痈

一、概述

疖是指只累及单个毛囊和周围组织的急性细菌性化脓性炎症。临床特点为肿势局限，范围多在 3cm 左右，突起根浅，色红、灼热、疼痛、易脓、易溃、易敛，本病相当于中医学"发际疮""坐板疮""蝼蛄疖"的范畴。

痈是化脓性细菌侵入多个相邻的毛囊和皮脂腺的急性化脓性感染。临床特点为局部光软无头，红肿疼痛，结块范围多在 6～9cm，发病迅速，易肿、易脓、易溃、易敛，病变好发于皮肤较厚的项部和背部，俗称"对口疮"和"搭背"。本病相当于中医学"痈"范畴。

二、病因病机

中医学认为疖、痈是多由外感六淫邪毒，皮肤外伤感染毒邪或过食膏粱厚味，聚湿生浊，邪毒湿浊留阻肌肤，郁结不散，皆可致营卫不和、气血凝滞、经络壅遏、化火为毒而成疖、痈。

西医学认为疖和痈都是由金黄色葡萄球菌（少见表皮葡萄球菌或其他病菌）引起的毛囊及其周围组织急性细菌性化脓性炎症，疖只累及单个毛囊和周围组织，痈累及多个相邻毛囊及其周围组织，与局部皮肤不洁、擦伤、毛囊与皮脂腺分泌物排泄不畅或机体抵抗力降低有关。痈的炎症范围比疖大，病变累及深层皮下结缔组织，表面皮肤血运障碍甚至坏死；自行破溃常较慢，全身反应较重，甚至发展为脓毒症。

三、诊断依据

（一）疖初期

局部为红色小硬块突起，红肿热痛范围局限，此后出现黄白色脓头，灼热跳痛，脓栓脱落溃破，流出黄白色脓液，肿痛逐渐消退，疮口愈合。一般无全身症状，但严重者可伴有发热、恶寒等全身症状。

痈病变范围较疖大，可有数个粟粒状脓栓，破溃后呈蜂窝状，内含脓液和坏死组织。周围组织呈浸润性水肿，局部淋巴结肿大和疼痛。除有红肿疼痛外，也可伴有发热、畏寒、食欲减退等全身症状。

（二）辅助检查

必要时可进行血常规、血糖、免疫功能等方面的检查。老龄、疖病和痈的患者还应检查血糖和尿糖、血清白蛋白水平，需抗生素治疗者应做脓液细菌培养及药敏试验。

四、治疗原则

（一）中医治疗原则

疖以清热解毒为主。夏秋发病者须兼清暑化湿；疖病多虚实夹杂，治疗宜扶正固本与清热解毒并施，应坚持治疗以减少复发；对症状轻微的疖可单纯应用外治法收功。痈以清热解毒，和营消肿。外治按一般阳证疮疡治疗。

（二）西医治疗原则

1. 局部处理

疖在红肿阶段可选用热敷、超短波、红外线等理疗，也可敷贴鱼石脂软膏。疖顶见脓点或有波动感时，可用碘伏点涂脓点，也可用针尖或小刀头将脓栓剔出，但忌挤压。痈在初期仅有红肿时，可用50%硫酸镁湿敷或理疗，争取病变范围缩小。已出现多个脓点、表面紫褐色或已破溃流脓时，需要及时切开引流。

2. 药物治疗

痈和出现发热、头痛、全身不适等症状的疖，特别是面部疖和唇痈，并发急性淋巴结炎、淋巴管炎时，可选用青霉素类或头孢菌素类抗菌药物。有糖尿病病史者应给予胰岛素或降血糖类药物。

五、四畔疗法临床应用

针对疗、痈这类体表化脓性感染类疾病，现代医家传承创新，主要运用箍围疗法和围灸疗法取得了良好的临床效果。

（一）箍围疗法

席菊兰等将 68 例蝼蛄疖患者随机平均分为两组，对照组采用内服仙方活命饮治疗，观察组同时配合如意金黄膏（天花粉 500g，姜黄 250g，白芷 250g，苍术 100g，天南星 100g，甘草 100g，大黄 250g，黄柏 250g，厚朴 100g，陈皮 100g，冰片 10g 粉碎成粉末，过 100 目筛后加凡士林调制成药膏）外敷治疗，外敷如意金黄膏的厚度约 1mm，面积以稍大于疼痛范围为宜，再用纱布覆盖，胶布固定每天外敷不少于 12 小时，持续治疗 14 天。结果：治疗组的总有效率优于对照组（91.18% vs 82.35%，P < 0.05）。认为内服仙方活命饮配合外敷如意金黄膏，可起到清热解毒的作用，对治疗蝼蛄疖有显著疗效。

黄志华中药外涂治疗发于头面四肢的外痈 45 例。使用中药浸出液（天仙子 15g，黄连 20g，大黄 50g，蜈蚣 10 条，栀子 50g，将上药加入 75% 酒精 200mL 中，浸泡 1 天，再加入猪胆汁 200g 搅均备用）调涂于患处，1 天 4～6 次，脓出涂疮面周围。结果：经 2～5 天治疗后，45 例患者全部治愈，治愈率 100%，说明外用箍围药物可发挥清热散结凉血、化腐生肌、化瘀止痛的功效，使红肿热痛症状消失，有较好的治疗效果。

杨一华将 80 例糖尿病合并痈患者平均分为对照组和观察组两组各 40 例，对照组采用西医常规治疗，观察组在对照组治疗的基础上行辨证加用中医外治法：①肿疡期：痈肿已成但未成脓。以金黄散为基础方结合辨证加减，研末醋调，外敷患处；②溃疡期：已化脓但未破溃。使用电针于脓肿最高点将其点破，使脓液自动流出，使用干棉球挤压并将分泌物擦除，并使用金黄膏外敷；③溃疡期：痈肿已破溃。先清创，后使用生肌玉红膏外敷。结果：观察组总有效率为高于对照组（95.2% vs 80.0%，P < 0.05），相较于对照组，观察组住院时间更短、并发症更少，差异有统计学意义（P < 0.05）。说明在中医辨证指导下，中医外治法对糖尿病合并痈具有疗效显著、见效快、安全性高等优势，对改善患者生活质量具有重要的临床意义。

许启俊采用铁箍散（牛荆条嫩叶 30g，车前草 10g，蛇莓叶 10g，五爪龙 10g，小尖刀草 5g，鱼腥草 10g，败酱草 10g，紫花地丁 5g，夏枯草 10g，蒲公英 10g。）外敷 1 例疔病患者，取药粉适量以冷开水或鸡蛋清调成糊状敷于患处，每日换药 1 次。结果：患者治疗 5 天后诸症消失痊愈。认为铁箍散可消痈散结，消肿排脓，可使疔肿尽快消退。临床疗效显著。

（二）围灸疗法

秦智民等将 56 例化脓性疖肿患者按照随机数字表法分为对照组和治疗组，每组 28 例。对照组以头孢克肟分散片口服，每次 0.1g，每日 2 次，夫西地酸乳膏外涂，每日 2 次，治疗 2 周。治疗组在对照组治疗的基础上给予火针联合拔罐治疗。方法：病变部位碘伏棉球消毒，火针置酒精灯上烧红，先刺脓腔中央最薄部位，再刺外周。然后根据疖肿大小选择合适的火罐拔于患处，注意观察罐内情况，必要时可多次拔罐，待脓水流尽，开始流出新鲜血液时，停止拔罐。清洁、消毒患处，敷料包扎，脓血未拨净者，根据病情可隔 1 天或 2 天治疗 1 次，治疗 2 周。结果：治疗组平均恢复时间明显少于对照组（4.14±2.21 天 vs7.16±3.13 天，P < 0.05），认为火针联合火罐治疗可使毒邪尽快排出体外，祛邪外出，疗效显著。

刘继先应用电针围刺治疗疖肿患者 63 例，方法：早期疖肿未破溃时，在患处四周沿基底部向中心横刺四针，针尖集中在中心点，针上接通电麻仪，用连续波 500 ～ 600 次/分钟强度，以患者能耐受为度。晚期已破溃时，用电针围刺，可促进排脓、促进愈合。每日或隔日一次，每次 15 ～ 20 分钟，3 次为 1 个疗程。结果治愈率为 94%，患者红肿热痛症状减轻或消退。认为电针围刺治疗疖肿可减低炎性水肿、渗出，促进炎症消退而痊愈，改善临床症状，疗效显著。

六、病案举例

徐某，男，46 岁。于 2009 年 9 月 1 日初诊。6 天前右侧臀部出现红色硬节，微痒微痛，逐渐加重，伴有恶寒发热。曾在本村卫生所注射青霉素数天，病情日渐加重而来诊。检查：体温 38.2℃，右侧臀部 7cm×7cm 红色硬结，其上皮温高，压痛，拒按，触之稍软，但波动不明显，右下肢活动受限，舌质红，苔黄厚，脉弦数。

中医诊断：臀痈（热毒炽盛证）。

药物组成：金银花、白芷、罂粟壳、黄丹、麻油各适量。

配制方法：将上药为粉熬制成膏，收贮。

治法：痈疽疗疖发消毒膏贴敷患处。

二诊：9 月 4 日右臀部痈肿溃破，流出少许脓液，红色硬结缩小至 3cm×3cm，余症皆消，继续用痈疽疗疖发消毒膏贴敷，于 9 月 7 日痊愈。

第二节　急性蜂窝织炎

一、概述

急性蜂窝织炎是由溶血性链球菌或葡萄球菌侵入皮下、筋膜下或深部疏松组织引起的一种急性化脓性炎症。通常分表浅和深部，表浅初起时患处红、肿，热、痛，继之炎症迅速沿皮下向四周扩散，肿胀明显，疼痛剧烈。此时局部皮肤发红、指压后可稍退色，红肿边缘界限不清楚，可出现不同大小的水疱，病变部位的引流淋巴结常有肿痛。病变加重时，皮肤随之溃破出水样液，部分肤色变深褐。深部的急性蜂窝织炎皮肤病状不明显，常因病变深在而影响诊治，多有寒战、高热、头痛、乏力等全身症状；严重时体温极高或过低，甚至有意识改变等严重中毒表现。由于细菌种类与毒性、患者状况和感染部位的不同，可有如下几种特殊类型：产气性皮下蜂窝织炎、新生儿皮下坏疽、口底蜂窝织炎、颌下蜂窝织炎。本病相当于中医学"发"的范畴。

二、病因病机

中医学认为本病多因皮肤破损，邪毒内侵，或脾胃湿热，毒火内蕴，致经络阻遏，营卫不和，气血凝滞而成；或外感风湿，风热夹痰湿之邪，侵入结聚而成。

西医学认为本病是发生在皮下、筋膜下、肌间隙或深部蜂窝组织的急性、弥漫性、化脓性感染。致病菌主要是溶血性链球菌，其次为金黄色葡萄球菌，以及大肠埃希菌或其他型链球菌。由于溶血性链球菌感染后可释放溶血素、链激酶和透明质酸酶等，炎症不易局限，正常组织分界不清、扩散迅速，在短期内可引起广泛的皮下组织炎症、渗出、水肿，导致全身炎症反应综合征和内毒素血症，但血培养常为阴性。若是金黄色葡萄球菌引起者，则因细菌产生的凝固酶作用而病变较为局限。

三、诊断依据

1. 初起。

局部呈弥漫性红、肿、热、痛，境界不清，凹陷性水肿，严重者其可发生水疱。病变位置较深者，红肿多不明显，只有局部水肿和深部压痛，以后组织逐渐溶解、软化，出现波动，破溃而形成溃疡，2周左右结疤而愈，亦有不破溃者，炎症浸润，自然吸收而消退。

2. 好发于下肢足背、颜面、外阴及肛周围等部位。

3. 局部疼痛剧烈伴寒战或高热等全身中毒症状，血中嗜中性白细胞计数增高。

4. 严重者可伴有淋巴管炎、坏疽、转移性脓疡及败血症。

四、治疗原则

（一）中医治疗原则

本病应内外合治，内治法初期宜清热解毒、活血消肿；成脓期宜清热解毒、排脓消肿；溃脓后宜扶正托里。外治初期外敷清热解毒药膏，溃破脓多及有坏死组织者，可用解毒洗药等外洗，坏死组织不易脱落者可用九一丹、五五丹等祛腐生肌。

（二）西医治疗原则

1. 应用抗生素

可用青霉素或头孢菌素类抗生素，疑有厌氧菌感染时加用甲硝唑。根据细菌培养和药物敏感试验结果调整用药。

2. 局部处理

早期急性蜂窝织炎可用50%硫酸镁湿敷，或敷贴金黄散、鱼石脂膏等。若形成肿应及时切开引流；口底及颌下急性蜂窝织炎则应尽早切开减压，以防喉头水肿、压迫气管。其他各型皮下蜂窝织炎，为缓解皮下炎症扩展和减少皮肤坏死，也可在病变处作多个小的切口减压；产气性皮下蜂窝织炎必须及时隔离，伤口可用3%过氧化氢液冲洗、碘伏湿敷等处理。

五、四畔疗法临床应用

针对急性蜂窝织炎这类体表化脓性感染类疾病，现代医家主要运用围敷疗法取得了良好的临床效果。

陈佳等将80例下肢急性蜂窝织炎患者平均分为治疗组和对照组各80例，两组均给予青霉素控制感染，对照组以50%硫酸镁湿敷患处，治疗组以伤科黄水（红条紫草、栀子、薄荷、明矾、黄连）湿敷患处。结果：治疗7天后，两组症状减轻时间和治愈时间比较，治疗组明显短于对照组；治疗组在治疗后第3天、7天的疼痛积分均较对照组降低。认为伤科黄水围敷可有效促进炎症消退，缓解局部疼痛。

张文豪等用生黄豆治疗急性蜂窝织炎56例。治疗方法：先将生黄豆洗净后泡胀，捣成泥状，多者加适量防腐剂，把黄豆涂在厚纱布上，敷患处，每日换药1次至痊愈。外敷面积应超过感染面积周边2cm。认为生黄豆甘温无毒，入脾经，宽中下气，利大肠，消水胀肿毒。急性蜂窝织炎多发于肌肉、四肢，而脾主肌肉、四肢。用黄豆入脾经、健脾利气，水湿消散，火热之邪随之可去，而肿毒自解。

六、病案举例

杨某，女，23 岁。2016 年 12 月 9 日初诊。

患者 2016 年 11 月 21 日出现哺乳期乳汁淤积，请"开奶师"按揉后右乳上方表皮脱落，12 月 6 日出现右乳上方蜂窝织炎，12 月 8 日至外院就诊，均建议行大范围清创＋植皮＋抗感染治疗，患者拒绝后来我院就诊。来诊时右乳疼痛，口气重，纳可，二便正常，夜寐不安，孕产期饮食多肥甘厚味，产后情绪欠佳。妊娠期糖尿病病史；孕前有数年饮酒史，每周 4 次以上。专科检查：体型较胖，体温正常，右乳有臭秽之味，右乳上方见一周长约 25cm、宽 0.2 ～ 0.5cm 的湿烂圈，湿烂圈下方为黑色坏死组织，部分干燥结痂，湿烂圈上方为正常皮肤，触痛明显，轻挤压湿烂圈上方皮肤完好处可见稀薄黄暗脓水于湿烂处渗出，内下处最为明显。探查内下处，发现皮下空腔深及乳房边缘处，约 4cm，余处皮下空腔约 0.5 ～ 1cm。刺激乳房时见乳头乳汁溢出。舌淡红苔黄腻，脉数。诊断：乳发；辨证：湿热火毒证。治以清热化湿，解毒和营。处方：柴胡 9g，黄芩 15g，厚朴 15g，制半夏 15g，白蔻仁 6g，枳壳 9g，土茯苓 30g，全瓜蒌 30g，生黄芪 30g，赤芍 15g，皂角刺 9g，白芷 9g，陈皮 9g，生甘草 6g。日 1 剂，水煎 400mL，分 2 次温服。外治方法：右乳湿烂处及皮下空腔予以双氧水、生理盐水冲洗后，湿烂及黑色焦痂处每日予"蚕食清创"法分次修剪清创，再予以甲硝唑纱布湿敷，2 天后改以红油膏纱布外敷以祛腐生肌。

12 月 22 日诊：查患者乳房疼痛基本消除，口气改善，右乳内下处少许脓腐，余处肉芽鲜红，舌淡红，苔薄黄腻，脉数。健脾化湿，生肌排脓。处方：生黄芪 30g，厚朴 15g，白豆蔻 6g，全瓜蒌 30g，白术 12g，茯苓 18g，陈皮 9g，丹参 15g，皂角刺 9g，白芷 9g，菝葜 15g，生山楂 12g，生甘草 6g。外治右乳内下局部予以油纱布和九一丹填塞，余处以龙珠软膏纱布外盖。

12 月 28 日诊：患者自觉无不适，右乳创面脓腐脱尽，肉芽鲜红，创面范围缩小，内服方药同前，外治局部每日先以中药蒸汽浴熏洗，以益气活血、生肌长皮。处方：生黄芪 30g，当归 18g，丹参 30g，没药 9g，桂枝 9g，蒲公英 30g，郁金 15g，儿茶 12g，泽兰 15g。熏洗后创面掺用生肌散，白玉膏纱布外盖。

2017 年 1 月中旬创面愈合。随访至今约 2 年，右乳无不适，B 超检查无殊。

第三节 急性淋巴管炎

一、概述

急性淋巴管炎是多因手足皮肤损伤，化脓性细菌从皮肤伤口侵入后，沿淋巴管扩散而引起的急性感染性疾病。病变特点为表皮下红色条线，有触痛，扩展时红线向近心端延伸，多见于四肢，下肢更常见。邪毒重者可内攻脏腑，发生"走黄"。本病相当于中医学"红丝疔"的范畴。

二、病因病机

中医学认为本病因内有火毒凝聚，外有手足部生疔、足癣糜烂或皮肤破损，感染毒邪，以致毒流经脉，向上走窜而发。

西医学认为本病是病菌如乙型溶血性链球菌、金黄色葡萄球菌等，从皮肤、黏膜破损处或其他感染病灶侵入淋巴系统，导致淋巴结的急性炎症，一般属非化脓性感染。皮下淋巴管分深、浅两层，急性淋巴管炎在浅层可在皮下结缔组织层内沿淋巴管蔓延，表现为丹毒（网状淋巴管炎）与浅层管状淋巴管炎，而深层淋巴管炎病变深在隐匿、体表无变化。浅部的急性淋巴结炎好发部位多在颌下、颈部、腋窝、肘内侧、腹股沟或腘窝，感染源于口咽炎症、足癣、皮损，各种皮肤、皮下化脓性感染和引流区域的淋巴管炎。

三、诊断依据

1. 红丝显露先从手、前臂或足、小腿部开始，可延伸至肘、腋或膝、股缝处，同时有淋巴结肿痛，肿胀疼痛。病变深者，皮肤微红或不见红丝，但可触及条索状肿胀和压痛。

2. 一般有恶寒，发热，头痛，脉数等症状。

3. 血白细胞总数及中性粒细胞增高。

本病根据临床症状和实验室检查诊断多不困难。患处可表现为皮下红色条线，或条形皮下硬条，有触痛，扩展时红线向近心端延伸，多见于四肢，下肢更常见，可伴有高热等全身症状。

四、治疗原则

（一）中医治疗原则

中医内治疗法以清热解毒，凉血消肿为主，外治积极对症处理，治疗原发灶，对红线明显者，局部皮肤消毒后，以刀针沿红线走行途径，每隔 1 寸挑断，使其微微出血，或在红线尽头挑刺出血，后盖太乙膏，可加速红线消退。

（二）西医治疗原则

西医治疗首先要及时治疗、处理原发病，如损伤、足癣、感染灶等。皮肤有红线条时，可用呋喃西林等湿敷；如果红线条向近侧发展较快，可在皮肤消毒后，用较粗的针头在红线的几个点垂直刺入皮下，再以抗菌药液湿敷。

五、四畔疗法临床应用

针对急性淋巴管炎这类感染类疾病，现代医家传承创新，主要运用箍围疗法、围灸疗法取得了良好的临床效果。

（一）箍围疗法

贡献宇应用自制的加味金芙膏外敷治疗急性淋巴管炎 20 例。治疗方法：加味金芙膏（天花粉 50g，大黄 25g，姜黄 25g，黄柏 25g，白芷 25g，厚朴 10g，陈皮 10g，甘草 10g，苍术 10g，官桂 12g，公丁香 12g，天南星 12g，樟脑 12g，山奈 12g，牙皂 6g，白胡椒 3g）加蜂蜜或醋调成糊状，均匀涂在双层纱布上，外敷范围超过红肿 1 ～ 2cm，每日更换 1 次。7 天为 1 个疗程。结果：经治疗 1 个疗程后，20 例患者中 18 例治愈；1 例好转，继续敷药 5 天治愈；1 例无效，经切开排脓后换药治愈。认为药物外敷能够透皮，改善毛细血管的通透性，药物可直接进入红肿的淋巴管，大大提高局部的药物浓度，从而加强治疗作用。

喻萃等采用如意消肿散湿敷治疗 9 例高龄急性管状淋巴管炎患者。治疗方法：予如意消肿散（如意金黄散 150g，开塞露 20mL×5 支，米醋 160mL，地塞米松针 5mL×7 支，混合搅拌成糊状）。在肿胀、压痛明显部位湿敷，面积稍大于病灶，再用保险膜置于表面，用绷带轻松固定，每日 2 次，7 天为 1 疗程。同时抬高患肢，以利于血液循环，促进回流。治疗结果总有效率为 100%。说明如意消肿散湿敷能消肿止痛，活血化瘀，清热解毒，软坚散结，使局部炎症更易于缓解消散。

（二）围刺疗法

石剑锋采用针刺治疗红丝疔患者18例。治疗方法：主穴取局部阿是穴（红肿部位边缘）、合谷、太冲；配穴：高热者加十二井穴、大椎，局部红肿热痛且红丝明显者，加用砭镰法。操作：红肿部位边缘用围刺法，即与红肿皮肤表面呈15°角刺入，沿皮向中心平刺15mm，行捻转泻法；双侧合谷、太冲直刺20mm，行捻转泻法；十二井穴用三棱针点刺出血，出血量3～5mL，大椎向上斜刺20mm，行提插捻转泻法。针刺以局部出现明显的酸麻胀痛感为度，每10分钟行针1次，留针30分钟，每日治疗1次。红丝明显者采用砭镰法，用三棱针在红丝尽端（即颜色变浅处）浅刺皮肤，将其挑断，或沿红丝所行部位，寸寸挑断。结果：全部患者皆治愈，治愈率为100%。患者局部红肿消退、结痂，皮肤温度正常，脓性分泌，物消失，无压痛，体温恢复正常，淋巴结恢复正常大小，血常规恢复正常。说明红丝疔是由火毒所致，直刺毒邪所留之处可引火毒外出、通络止痛。

赵丽艳等采用刺血药罐配合艾灸治疗虫咬皮炎合淋巴管炎36例。治疗方法：在玻璃罐内注入少量复方紫草油（紫草、金银花、板蓝根、青黛等），选取局部阿是穴以及皮损周围穴位，如合谷、内关、列缺、鱼际、劳宫、少府、大都、行间、然谷等，每次选4～8个穴，常规消毒后，以专用刺血针点刺数下，快速将药罐吸附于皮肤上，使罐底朝上，药油充分浸渍皮肤表面，留罐8分钟。起罐，用消毒棉球擦净血迹。然后艾灸仪于刺血药罐所取穴位上固定艾灸垫，施灸15～20分钟，每日1次，3天为1个疗程，治疗1个疗程。结果：治疗有效率达97.2%，效果良好。认为该治法祛邪与扶正兼顾，凉血与解毒共施，同时起到消除炎性反应与变态反应的双重作用。治疗虫咬皮炎合淋巴管炎效果十分显著。

六、病案举例

易某，男，50岁。入院日期1975年4月29日。

入院前7天，患者发现右膝下方有一粟米大小之硬结，发痒，抓后出现红肿热痛。并有两条红线从膝盖向上沿大腿内侧直至股根部，引起根部筋核肿大疼痛，继之右膝下方硬结红肿处中央出现小脓点，周围发硬。患者自认为是"疔"即用腊猪皮贴敷，疼痛减轻。于4月28日晚开始寒战、头痛、全身不适、心中烦闷，半小时后出现发热，汗出湿透内衣。入院时体温38.5℃，面赤，舌质红，苔黄厚腻，脉浮滑数。右膝外下方红肿约8cm×8cm，中央有一绿豆大脓头，根脚坚硬，压痛，触之灼热感。右大腿内侧有两条筷子粗的红线从膝盖伸向大腿根部，触之稍硬，略有压痛。且伴有右侧股根部筋核肿大，大小不等数个，大如拇指头，小如花生米，质中等度硬，压痛，肤色不变。血象：血红蛋白140g/L，红细胞$4.5×10^{12}$/L，白细胞$17.5×10^9$/L，中性粒细胞百分比56%，淋巴细胞百分比14%。

辨证：湿热火毒内聚流窜经络。

治法：清热解毒，佐以解表通里。

外用方药：①如意金黄散适量，温开水调成泥状，围敷红肿处及红线上，达清热解毒，消肿止痛。②五虎丹少许，米饭适量制成绿豆大小，置于脓栓上，外敷太乙膏，以拔毒去腐。6 小时后，去五虎丹改用红升丹，以提脓去腐。再用九一丹提脓生肌。脓液已尽时，用生肌散收口。

内服方药：五味消毒饮加味：金银花、蒲公英、野菊花、紫花地丁各 30g，黄芩、黄柏、苏叶、枳实、大黄各 9g，天葵子 15g，防风 12g。日 2 次。2 剂后畏寒发热减轻，汗出，纳差，大便未行，舌苔黄腻，脉浮数有力，此病情虽减，里热仍盛。上用黄连易黄柏，薄荷易苏叶，重用大黄至 12g，加芒硝 9g。1 剂，药到便通，去硝、黄，继服 2 剂热退。原发病灶流出脓血约 150mL，皮肤红线消失，红肿大消。尿清，大便稀溏，舌苔黄燥，脉略数。值此病邪将消，正气未复之际，当扶正祛邪，以四妙勇安汤加味：生地黄 15g，当归、玄参各 9g，紫花地丁、金银花各 30g，俱消，病愈出院。

第四节　急性淋巴结炎

一、概述

急性淋巴结炎是感染病灶的化脓性细菌沿淋巴管侵入到局部淋巴结，而发生的急性炎症。轻者局部淋巴结肿大、疼痛，但表面皮肤正常，可清晰扪及肿大且触痛的淋巴结，大多能自行消肿痊愈；炎症加重时肿大淋巴结可粘连成团形成肿块，表面皮肤可发红、发热，疼痛加重严重者淋巴结炎可因坏死形成局部脓肿而有波动感，或溃破流脓，并有发热、白细胞增高等全身炎症反应。本病相当于中医学"外痈"的范畴。

二、病因病机

中医学认为由于血热内蕴，痰湿凝结，或外感风温，风热、湿毒之邪，内侵经络所致。发于颈部的为风热、痰毒；发于腋窝部的为气郁、火毒；发于腹股沟、腘窝部的为湿热下注。

西医学认为本病是病菌如乙型溶血性链球菌、金黄色葡萄球菌等，从皮肤、黏膜破损处或其他感染病灶侵入淋巴系统，导致淋巴结的急性炎症，好发部位多在颌下、颈部、腋窝、肘内侧、腹股沟或腘窝，感染源于口咽炎症、足癣、皮损，各种皮肤、皮下化脓性感染和引流区域的淋巴结炎。

三、诊断依据

1. 本病多由急性扁桃体炎、皮肤疖子、湿疹、败血症、丹毒等细菌感染引发。
2. 病灶附近淋巴结肿大，初起肿痛，有明显结块，推之可动，继则表面红肿热痛，压痛明显。如治疗不及时，可化脓内溃。溃后脓出黄白稠厚，一般收口较快。
3. 可伴有高热，恶寒，头痛，烦渴，便秘等全身症状。
4. 实验室检查血白细胞总数及中性粒细胞增高。

四、治疗原则

（一）中医治疗原则

中医治疗可分为内治和外治，内治根据初起发与颈部者宜疏风清热，化痰消肿，发与腋窝者宜疏肝清热、解毒消肿，发与腹股沟及腘窝者宜清热利湿，和营消肿，成脓者宜清热解毒，活血透脓，溃脓宜调补气血，兼清余毒。外治初起外敷金黄膏、大青膏等，溃后可先用九一丹，待肉芽新鲜时改用生肌散。

（二）西医治疗原则

西医治疗首先要及时治疗、处理原发病，如损伤、足癣、感染灶等。形成脓肿应切开引流。早期应全身使用抗生素，局部和全身症状消失后继续用药5～7天。

五、四畔疗法临床应用

针对急性淋巴结炎这类化脓性感染类疾病，现代医家传承创新，主要运用箍围疗法取得了良好的临床效果。

（一）箍围疗法

靳汝辉等将72例急性淋巴结炎热毒壅盛证患者随机分为观察组和对照组，每组36例。对照组予以泼尼松片口服，每次10mg，每日3次，连用5天，5天后每7天减少5mg，40天后停药。观察组在对照组药物治疗基础上加用清热消肿糊穴位贴敷疗法与超声药物透入疗法，取患侧外关、风池及患处阿是穴，每日治疗1次，连续治疗14天。结果：治疗14天后，观察组治愈率为38.9%（14/36），优于对照组的16.7%（6/36）；观察组治疗7天后，疼痛评分、症状体征总积分，治疗14天淋巴结最大径及症状体征总积分均低于对照组（$P < 0.01$），症状改善状况优于对照组。结论：透穴给药辅助西药治疗能有效缓解急性淋巴结炎热毒壅盛证患者的不适症状，提高临床治愈率，为缩短

西药疗程提供了研究方向。

第五节 丹 毒

一、概述

丹毒又称急性网状淋巴管炎，是由链球菌感染引起的皮肤网状淋巴管及浅层蜂窝组织的急性淋巴管炎症。其特点是病起突然，恶寒壮热，局部皮肤突然变赤，色如涂丹，焮热肿胀，迅速扩大，边界清楚，发无定处，数日内可逐渐痊愈，每多复发，好发于颜面、腿足。本病属于中医学"丹毒"的范畴。根据其发病部位的不同又有不同的名称，生于下肢者称"流火"；生于头面的称"抱头火丹"；新生儿多生于臀部，称"赤游丹"。

二、病因病机

中医学认为本病总由血热火毒为患。但因所发部位、经络不同，其火热和所兼之邪稍有差异。凡发于头面部者，多夹有风热；发于胸腹腰胯部者，多夹有肝脾湿火；发于下肢者，多夹有湿热；发于新生儿者，多由胎热火毒所致。

西医学认为本病是由溶血性链球菌经由皮肤或黏膜细小创口，引起皮肤及其网状淋巴管的急性炎症。

三、诊断依据

1. 多数发生于下肢，其次为头面部。新生儿丹毒，常为游走性。
2. 局部红赤灼热，如涂丹之状，肿胀疼痛，红斑边缘微撬起，与正常皮肤有明显分界，红斑上有时可出现水疱、紫斑，偶有化脓或皮肤坏死。病变附近有臖核肿痛。
3. 开始即有恶寒，发热，头痛，周身不适等症状。
4. 可有皮肤、黏膜破损或脚癣等病史。
5. 血白细胞总数及中性粒细胞明显增高。

四、治疗原则

（一）中医治疗原则

以凉血清热、解毒化瘀为基本原则，发于头面部者，需兼散风清火；发于胸腹腰胯者，需兼清肝泻脾；发于下肢者，需兼利湿清热。在内服的同时应结合外敷、熏洗、砭镰等外治法。

（二）西医治疗原则

主要是针对感染应用抗菌消炎药物进行治疗，如果有原发病灶，根据病情采用相应的处理措施。临床常用药物有青霉素、磺胺药、红霉素、灭滴灵等。

五、四畔疗法临床应用

针对丹毒这类体表感染类疾病，现代医家主要运用箍围疗法、围刺放血疗法、溻渍疗法、贴敷疗法、熏洗疗法等四畔疗法，取得了良好的临床效果。

（一）箍围疗法

胡峻等将 76 例下肢丹毒患者随机分为治疗组和对照组各 38 例，对照组以 25% 硫酸镁纱布湿敷患处，治疗组用箍围药金黄散（大黄、黄柏、姜黄、白芷、天南星、陈皮、苍术、厚朴、甘草、天花粉等共研为末，用米醋调成糊状），将箍围药均匀地敷于无菌棉垫上将箍围药棉垫敷于患肢，覆盖面以超出患肢红肿及肤温偏高区边缘 1cm 为度，8～10 小时更换药物，遇皮肤易过敏患者可在金黄散上薄撒一层青黛散，疗程 14 天。结果治疗组总有效率明显高于对照组（97.36% vs 57.89%），治疗组患肢肿胀程度、肤色、肤温、疼痛感改善程度较对照组明显减轻。说明箍围疗法可以明显缓解丹毒的症状，促进炎症消退，临床疗效较好。

马静将 64 例下肢丹毒患者随机分为治疗组 33 例，对照组 31 例，治疗组以金黄酊（大黄、黄柏、姜黄、白芷各 2500g，胆南星、陈皮、苍术、厚朴、甘草各 1000g，天花粉 5000g，共研细末，制成如意金黄散备用。将 20g 如意金黄散置于 95% 医用酒精 100mL 中放置 24 小时制成金黄酊）纱布外敷丹毒红肿处，面积以超过患肢红肿皮肤边缘 5cm 为度。对照组以硫酸镁纱布湿敷。结果治疗组总有效率明显高于对照组（96.97% vs 77.42%）。说明金黄酊箍围疗法可以清热解毒，缓解丹毒症状，在治疗下肢丹毒方面有较好的治疗效果。

（二）围刺放血疗法

黄茹茜对 45 例下肢丹毒患者采用三棱针刺络放血疗法（2% 碘伏消毒局部皮肤，再以三棱针采用缓刺法刺阳性血络，至出血颜色变浅后出血自止）或刺络拔罐法（常规消毒后，三棱针对准病灶周围皮肤或病灶处及周围怒张的小血管病灶处刺血后拔罐，留罐 3～5 分钟常规消毒，用消毒好的三棱针对准病灶周围皮肤或病灶处及周围怒张的小血管病灶处刺血后拔罐，留罐 3～5 分钟。出血后不压迫，待血自止）治疗，结果 45 例全部治愈。说明及早应用刺血拔罐法可加强疗效，缩短疗程，控制炎症发展，促进炎症消退，缩短治愈时间。

李珍等对 24 例下肢丹毒患者采用委中穴刺络放血（消毒后用三棱针垂直快速点刺委中穴，可刺 3 ～ 5 针，进针 2 ～ 3mm，随即出针，令其出血，出血量为 3 ～ 5mL，待暗紫色血液自然流尽）治疗，结果治疗总有效率为 91.7%。说明委中刺络放血疗法，具有开窍泄热、消肿止痛的作用。

张盼等选择下肢丹毒患者 60 例，随机分为治疗组和对照组各 30 例。治疗组采用三棱针刺络放血（针刺病灶部皮肤周围的阳性血络，即紫暗色充盈的小静脉）及粗火针密刺放血治疗，对照组用三棱针刺络放血及病变部位点刺放血。结果治疗组总有效率高于对照组（96.7% vs 82.8%），治疗后 1 年随访，治疗组复发率为 0%（0/30），对照组复发率为 6.90%（2/29）。说明三棱针刺络放血和火针密刺放血治疗丹毒都能取得较好的临床疗效，火针治疗丹毒既可温通经络，行气解郁，又能开门去邪，以热引热。

詹艳青对 15 例采用多种中医药外治法治疗下肢丹毒，①外敷疗法：创面无水疱，局部红肿者，可选用金黄膏、复方黄芩液、青黛膏或芩柏膏贴敷；渗出较多或伴有水疱糜烂者，用黄柏、白鲜皮、黄连、白头翁、金银花、马齿苋、土槿皮、红花水煎湿敷，强调外敷时药物直接敷于患处，需超出红肿边缘 1 ～ 2cm。②中药熏蒸法：金银花、黄柏、知母、贝母、天花粉、白及、穿山甲煎汤熏洗。③砭镰法：在红肿最明显处边缘用三棱针环刺 1 周，深度 2 ～ 3mm，针距 1 ～ 2mm，避开大血管和神经。结果在使用中西医结合治疗后，患者均治愈，治愈率 100%，治疗后复查血常规、凝血时间等相关指标，发现有明显改善。说明中医药治疗可以抑制炎症、消除肿胀、改善血液循环、改善相关血液指标，治疗丹毒疗效显著。

（三）溻渍疗法

汪超等选择 60 例 2 型糖尿病合并下肢丹毒的患者，随机分为治疗组和对照组各 30 例。对照组给予黄连解毒汤（黄连 10g，黄柏 10g，黄芩 10g，栀子 10g）内服配合硫酸镁湿敷，治疗组给予化瘀解毒汤（金银花 20g，白芷 10g，生地黄 10g，甘草 5g，紫花地丁 20g，牡丹皮 10g，生薏苡仁 30g，车前子 10g，泽泻 10g，苍术 10g，川牛膝 10g，赤芍 10g，玄参 10g，生黄芪 15g，白术 10g，黄柏 10g）内服并配合该方溻渍。溻渍时将药液淋洗、浸泡患处约 10 分钟，用 4 ～ 6 层纱布浸泡中药液，取出后稍拧干，以不滴水为度，冷湿敷患处，面积大于患处边缘，每次 30 分钟，每日更换 2 次。结果：治疗组有效率为 93.33%，优于对照组的 80.00%。说明化瘀解毒汤内服配合溻渍可明显改善 2 型糖尿病合并下肢丹毒临床症状，控制患者体温及炎症情况，效果优于黄连解毒汤配合硫酸镁湿敷，且具有良好安全性。

朱滢等将 124 例湿热毒蕴型丹毒患者随机分为对照组 60 例和治疗组 64 例，均予抗生素治疗，同时治疗组予中药五神汤合萆薢渗湿汤（萆薢、薏苡仁各 30g，茯苓、泽泻各 15g，黄柏、牡丹皮各 9g，车前子 30g，金银花 12g，川牛膝 9g）内服，配合大黄粉溻渍（取生大黄粉适量，加少许冷开水，调成糊状，用 4 ～ 6 层纱布浸透，轻拧至不滴水，敷于红肿处）及金黄膏（天花粉、黄柏、大黄、姜黄、白芷、厚朴、陈皮、苍术、天南星、甘草配合凡士林调制成膏）外敷治疗，外敷用药面积要稍大于红肿面积，对照组予硼酸洗液外敷治疗。结果治疗组治愈率优于对照组（26.56% vs 13.33%），治疗组平均治愈时间为（9.83±1.96天）短于对照组（12.67±1.28天）。说明中药内服配合溻渍及外敷治疗湿热毒蕴型丹毒，可提高疗效，缩短病程。

杨扬将175例下肢丹毒患者随机分成3组：对照组、治疗1组、治疗2组。对照组58例，给予患者抗生素+外敷硫酸镁治疗；治疗1组58例，给予患者抗生素+口服中药（五神汤合萆薢渗湿汤：紫花地丁15g，金银花15g，茯苓20g，车前子30g，牛膝15g，萆薢15g，牡丹皮15g，滑石20g，泽泻20g，通草10g，黄柏15g，生薏苡仁20g，黄柏15g）+外敷硫酸镁治疗；治疗2组59例，给予患者抗生素+口服中药+中药溻渍治疗，溻渍范围超过红肿范围。结果对照组、治疗1组和治疗2组的治愈率分别为56.89% vs 72.41% vs 86.44%，有效率分别为43.11% vs 27.59% vs 13.56%，平均住院天数分别为（9.6±2.3）vs（7.7±1.9）vs（5.9±1.8），半年复发率分别为27.58% vs 13.79% vs 3.38%。说明两方合用五神汤增强了萆薢渗湿汤清热解毒、引血下行的功效，使湿热疲毒得解。

（四）贴敷疗法

陈运将46例丹毒患者随机分为2组各23例，治疗组采用中药贴敷疗法（方药：生大黄30g，生胆南星10g，升麻10g，芙蓉叶30g，黄柏30g，白芷30g，白及20g，紫草30g，苦参30g。诸药研成细粉过筛，加入饴糖、无菌注射用水调制成糊状，冷藏备用。使用方法：将糊状的中药均匀涂抹于两层绵纸之间，厚度1.5～2.0mm，范围大于病变红肿的界限，每天早晚各1次）治疗，对照组采用75%乙醇纱布湿敷治疗。结果治疗组总有效率为100.00%，优于对照组的86.96%。治疗组的平均治愈时间少于对照组。说明中药贴敷疗法治疗丹毒可缩短治愈时间，疗效好，安全可靠。

韦志琴将120例下肢丹毒随机分成对照组和试验组各60例。对照组给予抗生素治疗。试验组在此基础上加用中药贴敷治疗（药物组成：黄柏15g，牡丹皮15g，马齿苋30g，紫花地丁30g，金银花30g，紫草30g，连翘30g，大青叶30g，蒲公英30g。上述药物加食用白醋调成糊状，外敷于患处，面积稍大于病灶，厚度约0.6cm）。结果试验组总有效率为96.7%，明显高于对照组的73.3%。随访2个月，试验组患者无复发，对照组有6例患者复发。说明采用中药贴敷治疗下肢丹毒患者临床疗效确切，可降低复发率，无毒副作用。

（五）熏洗疗法

史巧英将152例下肢丹毒患者随机分为治疗组106例，对照组46例，治疗组以口服三妙活血汤加味（薏苡仁、金银花、连翘各30g，苍术、赤芍、地龙各15g，防己12g，黄柏、土鳖虫、牛膝各10g）配合外用三黄消斑洗剂（黄连、黄芩、大黄各10g，芒硝 60g）。对照组静脉滴注青霉素加局部外用 50% 的硫酸镁溶液湿敷。结果治疗组的有效率优于对照组（100% vs 89.13%）。随访半年，治疗组无复发，而对照组有 4 例复发。说明中药内外合用，不但具有良好的抗菌消炎，消肿止痛作用，还具有改善血液循环，疏通淋巴管，调节人体免疫力等多种作用。

六、病案举例

患者，男，33 岁，2018 年 2 月 18 日初诊。

现病史：患者于 2018 年 1 月下旬因过度饮酒出现小腿外侧不适，局部微红，次日红肿范围增大，疼痛难行。于当地社区医院诊断为"丹毒"，用头孢类抗生素治疗 7 天后红肿疼痛消退。2018 年 2 月上旬患者连续数日食用火锅、饮酒后再次出现小腿红肿疼痛。于当地社区医院继续用抗生素治疗 7 天，红肿不减，反而疼痛加重，遂来诊。刻诊：患肢小腿胫前中上部皮肤红肿，触之烫手，疼痛剧烈，体温 38℃，精神较差，痛苦面容，小便短赤，大便正常，舌红，苔黄厚腻，脉滑偏数。

中医诊断：丹毒（湿毒蕴结证）。

治法：疏通经络，清热利湿解毒。

治疗方案：①围刺局部肿大部位，行常规针刺，选用 0.3mm×40mm 一次性针灸针，针刺深度 20～30mm，泻法，快速针刺不留针。②刺络放血：在红肿部位用 20mL 一次性注射器针头快速针刺 8～15 针，用 5 号火罐快速吸附放血，放血量 10～20mL。③蒜泥贴敷：用新鲜多汁的独蒜捣碎成蒜泥，贴敷 20 分钟。治疗 1 次，局部红肿消退，疼痛消失，痊愈后未再治疗。

2018 年 5 月 10 日，患者连续饮酒 15 天后，小腿外侧再次出现红肿，按照前法进行围刺放血治疗，治疗 1 次后不适症状消失，嘱咐患者要注意饮食，少食辛辣，戒烟戒酒。随访 12 个月未再发作。

第六节　手部感染

一、概述

手部感染是发生在手部的急性化脓性疾病，多因手部外伤，化脓性细菌侵入而引起发病，手部极易受到损伤和感染。可包括甲沟炎、化脓性指头炎、手指化脓性腱鞘炎、掌中间隙感染等。若不及时治疗，容易影响手部的功能。本病相当于中医学"疔疮"的范畴。因发病部位和形状的不同可称为：蛇头疔、沿爪疔、蛇眼疔、蛇背疔、蛇肚疔、托盘疔等。

二、病因病机

中医学认为本病常因外伤，感染毒邪，内因脏腑蕴热，两邪相搏，阻于皮肉之间，留于经络之中，经络阻隔，气血凝滞，郁久化热，火毒凝结而发病。严重者热入营血，内攻脏腑，发生疔毒走黄。

西医学认为手部感染包括甲沟炎、脓性指头炎、手掌侧化脓性腱鞘炎、掌深间隙感染和滑囊炎。通常是由微小擦伤、针刺和切伤等手部外伤后细菌感染所致，主要致病菌是金黄色葡萄球菌。严重的手部急性化服性感染会影响手部功能，甚至致残，因此及时处理手部损伤对于预防感染非常重要。

三、诊断依据

（一）甲沟炎

初起时多局限手指甲一侧边缘，有轻微的红肿热痛，一般 2 ～ 3 天即化脓；若脓液侵入指甲下，则在指甲背面现黄色或灰白色的脓液积聚阴影，甲床溃空或有胬肉突出，甚或指甲脱落。

（二）化脓性指头炎

生于指头，初起或痒或麻，灼热疼痛，化脓时肿大，红热显著，疼痛剧烈，伴有恶寒发热。若不及时切开，溃后则脓液不断，肿痛不消，多是烂筋损骨的征象。

（三）手指化脓性腱鞘炎

生于指腹，患指整个红肿，不能屈伸，疼痛逐渐加重，伴有畏寒发热等。化脓时胀痛剧烈。溃后脓出，症状逐渐减轻。如损伤筋骨，则愈合缓慢，并影响手指功能。

（四）掌中间隙感染

生于手掌，成脓时掌部凹陷消失，手背肿胀反而明显，肿胀可波及前臂，伴有恶寒发热。因患处皮肤韧厚，虽已化脓，不易向外穿透，亦有损伤筋骨可能。

根据手部常有的创伤史、临床表现，结合实验室检查如血白细胞总数及中性粒细胞增高可进行诊断。

四、治疗原则

（一）中医治疗原则

手部感染乃火毒之证，病势凶猛。内治初期宜重用消法，以消为贵，应清热解毒，活血消肿，后期一般不宜用补法；外治初期宜消肿止痛，化脓者应及早切开引流，不能等待波动感出现，以防血运障碍而发生指骨骨髓炎。

（二）西医治疗原则

手部感染尚未化脓时，局部可给予超短波、红外线等理疗，并口服敏感抗菌药物。脓肿形成者应行手术，沿脓肿走行切开引流。甲根脓肿则需要分离拔出部分甚至全部指甲，术中需注意避免损伤甲床，以利于指甲再生。不可在病变邻近处采用神经阻滞麻醉，以免感染扩散。

五、四畔疗法临床应用

针对手部感染这类感染类疾病，现代医家主要运用箍围疗法、围灸疗法、外洗疗法等四畔疗法，取得了良好的临床效果。

（一）箍围疗法

姜仁健等将 60 例拇趾甲沟炎患者随机分为试验组和对照组各 30 例，对照组用 5% 碘伏外敷治疗。试验组用五味消毒饮（金银花 30g，野菊花 12g，蒲公英 12g，紫花地丁 12g，紫背天葵 12g，煎煮得药液约 200mL）外敷治疗。两组均治疗 7 天后观察疗效。结果显示试验组总有效率高于对照组（53.0% vs 97%），且试验组局部症状减轻。说明五味消毒饮具有良好的清热解毒、消散疔疮的功效，对促进疮口愈合，减轻局部红肿热痛症状疗效较好。

沈青等将 60 例甲沟炎患者随机分为治疗组和对照组各 30 例，对照组用碘伏外敷，治疗组用青敷膏（将青黛、大黄、黄柏、赤芍、冰片等研粉，用蜂蜜调匀，均匀涂至棉纸中厚 0.2～0.3cm），覆盖患处，范围大于红肿面。2 天换药 1 次，共 6 天。结果治疗组治愈 2 例，好转 7 例，无效 1 例，总有效率 96.6%，对照组治愈 6 例，好转 19 例，无效 5 例，总有效率 83.3%。观察组疗效显著优于对照组，说明青敷膏可发挥清热凉血、通络解毒的功效，促进甲沟炎局部红肿症状的消退和疮口愈合，疗效显著。

（二）围刺疗法

于红等将 59 例甲沟炎患者随机分成治疗组 29 例，对照组 30 例。对照组单纯采用三棱针点刺。方法：在脓肿处近指（趾）甲缝端用无菌三棱针快速刺破皮肤 2～3mm，沿脓肿周围轻轻向破皮处挤出少量脓水。治疗组在对照组的基础上，加用复方三七胶囊内粉剂（三七、土鳖虫、川芎、当归、红花、乳香、没药、白芷）外敷破脓口或甲缝治疗。结果显示：治疗组治愈 20 例，有效 9 例，无效 0 例，对照组治愈 10 例，有效 8 例，无效 12 例，治疗组总有效率明显优于对照组（100.00% vs 73.33%），患者全身症状减轻，疮面趋向愈合。表明复方三七胶囊联合三棱针外治甲沟炎，可直达病所，快速解毒消肿，化瘀止痛，又可引流吸收脓液，可避免化脓拔甲的痛苦，疗效较好。

（三）外洗疗法

王剑平等将 144 例急性甲沟炎患者按随机数字表法分成治疗组、对照 1 组和对照 2 组，每组各 48 例。治疗组采用自拟颗粒泡洗方（黄柏 30g，苍术 15g，金银花 15g，连翘 15g，苦参 30g，白鲜皮 30g，地肤子 30g，马齿苋 30g，蛇床子 15g，白及 30g）泡洗 10～15 分钟；对照 1 组采用莫匹罗星软膏局部涂抹；对照 2 组采用 75% 医用酒精局部湿敷 10～15 分钟。2 次 / 天，治疗 2 周，随访 2 个月。采用 VAS 量表评价患者患处触痛，观察 3 组患者甲沟红肿消退时间，评价临床疗效并记录患者甲沟炎复发率。结果显示：治疗组总有效率明显优于对照 1 组和对照 2 组（100.0% vs 83.3% vs 81.3%），且治疗组红肿消退时间明显短于对照 1 组和对照 2 组（P < 0.01）；视觉模拟评分显示治疗组痛度低于较对照 1 组和对照 2 组（P < 0.01）。说明外用自拟颗粒泡洗方可减轻急性甲沟炎患者患处的触痛，促进甲沟红肿消退，降低复发率，提高临床疗效。

六、病案举例

患者黄某，女，18 岁，2013 年 7 月来诊。

主诉：两大足趾甲疼痛流脓病史 3 年。在某医院治疗，因局部炎症较重而采用拔甲并配合内服抗菌素治疗，两年内共拔甲 6 次，但每次生长到一定长后甲周又会出现渗出脓液，且疼痛。遂来就诊。查：两个大脚趾头部肿胀甚，轻按趾甲，周边立即有脓血渗出，手触碰甲周围肌肤，近趾甲端坚硬如骨，局部惨白，远端瘀红、暗红，局部乌紫，肿胀。全身状况良好，诊断：甲沟炎。

治疗：给予局部清创处理，取穴阿是穴位用三棱针放血，放血后做局部清洁，然后给予复方黄柏液外用，用时取少许棉纱条蘸取复方黄柏液轻轻塞到趾甲缝隙中，以间隔趾甲与周围的组织，其目的是消炎。每天换复方黄柏液纱布条一次。放血后一周复诊，查见局部的肿胀有明显好转，疼痛减轻，局部瘀色症状后改善，颜色渐好转，甲周边触之仍感觉如触骨之硬度，趾甲周仍有少量渗出，取出复方黄柏液纱布条，在纱布条上仍然可见有血迹。继续第二次放血，方法如前，并在趾甲缝隙中继续给予复方黄柏液纱条填塞。一周后复诊，局部较前肿胀明显好转，肤色有恢复，疼痛感明显减轻，触之甲周边软组织，坚硬的感觉明显减轻，局部开始有软的感觉，取出纱布条，渗出明显减少，且未见血迹。故继续前面的放血治疗，外治以前面方法继续。共放血 3 次，平时按常规换纱布条，用药一个半月后，症状明显减轻，触碰甲周围组织，疼痛消失，且变薄，柔软，与正常相比，稍微有硬的感觉，趾甲与甲周围间的棉纱辅料，在换药时血性渗出消失。继续每天正常护理，局部仍以棉纱蘸复方黄柏液填充到甲与甲沟之间，3 个月后，痛感消失，硬的地方也明显缩小减少。

第七节　流行性腮腺炎

一、概述

流行性腮腺炎是由腮腺病毒引起一种急性传染病，俗称"痄腮"。其发病初期，身热、倦怠、食欲不振，患侧面部隐痛，轻度肿胀，皮色不变，1～2 天后可累及对侧。肿胀迅速向周围扩散，呈弥漫性肿胀，甚至可使面部变形，张口困难，局部灼热疼痛加剧，压痛明显，但始终不会化脓。严重者则憎寒壮热，便干，溲赤，乏力，头痛，食欲减退。可并发心肌炎、脑膜炎、睾丸炎等。本病相当于中医学"时毒""大头瘟"的范畴。

二、病因病机

中医学认为本病多因风温之邪侵袭少阳、阳明两经，上犯头面，或因人逢天时不正之气，外感疫疠风温时毒、壅滞不散，停滞面腮，致使经络闭塞，气血失和，营卫不得宣通，热毒结聚而发。

西医学认为本病由腮腺炎病毒，还可见单纯疱疹病毒、柯萨奇病毒、甲型流感病毒等。腮腺炎病毒感染引起流行性腮腺炎最常见。

三、诊断依据

1. 符合流行情况及有患者接触史。

2. 发热、以耳垂为中心的腮腺肿大，局部皮肤发热、紧张发亮但皮肤不红，通常可累及对侧腮腺，张口咀嚼及进食酸性饮食时疼痛加剧。

3. 可累及其他涎液腺、胰腺、睾丸或中枢神经系统等器官。

4. 实验室检查血常规白细胞数正常及减低（伴睾丸炎者白细胞计数可增高），血尿淀粉酶增高，可做出临床诊断。特异性腮腺炎病毒抗体 IgM 阳性（1 个月内未注射疫苗），恢复期与急性期腮腺炎病毒抗体 IgG ≥ 4 倍以上增高（含抗体阳转）可以确诊诊断。

四、治疗原则

（一）中医治疗原则

根据不同临床证型选用内治法，如温毒风热型治宜疏风清热，散结消肿；温毒蕴结型治宜清热解毒，疏风消肿；阴伤正损型治宜和解散结，扶正养胃。外治应用解毒洗药煎汤溻洗或用青黛以及食醋调之外涂。

（二）西医治疗原则

隔离、卧床休息直至腮腺肿胀完全消退。注意口腔清洁，避免酸性食物，保证液体摄入量。对症治疗为主。可试用利巴韦林等抗病毒药物。氦氖激光局部照射治疗流行性腮腺炎对止痛、消肿有一定效果。男性成人患者在本病早期应用己烯雌酚，以防止睾丸炎发生。

五、四畔疗法临床应用

针对流行性腮腺炎这类感染类疾病，现代医家传承创新，主要运用围灸疗法、围刺疗法等四畔疗法，取得了良好的临床效果。

（一）围刺疗法

姚配勇等采用硫黄火针治疗流行性腮腺炎 40 例。方法：对患侧腮腺部位皮肤常规消毒，点燃酒精灯，将毫火针在酒精灯外焰上烧红，蘸上硫黄粉，重新在酒精灯上点燃，快速刺入患部皮肤 1～5mm，疾进疾出。针刺时以肿胀最高点为中心、1.5cm 为半径进行围刺，外周围刺 5～6 针，中心部位 2～3 针。隔天 1 次，共治疗 2 次。结果显示：经第 2 次治疗后所有患者耳前疼痛、腮腺肿胀、发热症状均消失，有效率达 100.0%，且无一例出现硫化物中毒及治疗局部感染化脓等不良事件。表明硫黄火针围刺法治疗流行性腮腺炎可通经活络，行气活血，消坚散结，引动火热毒邪外出，达清热解毒之效，使病快速愈合。

（二）围刺疗法

井辉明等采用毫针围刺配合普济消毒饮内服治疗流行性腮腺炎 96 例。方法：患者取仰卧位，常规消毒后，选用 4～6 根 1.5 寸毫针以耳垂为中心垂直进针 1 寸，并行强刺激捻转泻法，得气后，留针 30 分钟，期间捻转行针 1 次。每日 1 次，并配合普济消毒饮加减（黄连 15g，黄芩 15g，僵蚕 2g，马勃 3g，甘草 6g，桔梗 6g，牛蒡子 3g，连翘 3g，薄荷 3g，玄参 6g，升麻 2g，柴胡 6g，板蓝根 3g）内服。共治疗 5 天。结果：

96 例患者中，2～3 日痊愈（症状、体征消失）者 33 例，3～4 天痊愈 42 例，4～5 天痊愈 21 例，治愈率为 100%。说明采用毫针围刺病变部位并采用泻法强刺激，可清泄少阳经郁热，宣散局部气血之壅，疏泄邪热而解毒，可达到良好的治疗效果。

王利红等采用围刺治疗流行性腮腺炎患儿 15 例。治疗方法：患者侧卧位（双侧肿痛者仰卧），常规消毒后，针刺颊车、翳风、痄腮穴。针刺方向均朝向腮肿。在耳垂后下方（即肿大的腮腺上方）处再取一针将肿块四面围起，有痛胀感时停针，再针双侧合谷，得气后留针 20 分钟。出针时不按压针眼，若有出血擦去即可。起针后取双侧少商穴，消毒后用 0.5 寸毫针点刺少商穴，放血挤压 3～4 次，直到血尽。治疗 3 天。结果：治疗 1 次后，15 例患者均感到疼痛减轻，肿块缩小。治疗 3 次后，治愈 10 例，5 例患者疼痛消失，肿块明显缩小。说明围刺治疗可疏导闭塞的经络，达到气血畅通的效果。并可明显缩短病程，使患儿及早康复。

参考文献

[1] 席菊兰，贾颖.如意金黄膏外敷子化疗蝼蛄疖 34 例临床观察［J］.中医外治杂志，2015，24（4）：3-4.

[2] 黄志华.中药外涂治疗疖外痈 45 例［J］.中医外治杂志，2003，12（6）：53.

[3] 黄一华.糖尿病合并痈患者中医外治体会［J］.亚太传统医药，2013，9（12）：131-132.

[4] 许启俊.铁箍散外敷治疗疖痈［J］.中国民间疗法，2001，9（10）：28-29.

[5] 秦智民，韩新美.火针联合火罐治疗化脓性疖肿的临床观察［J］.中国民间疗法，2020，28（9）：39-40.

[6] 刘继先.电针围刺治疗疖肿 63 例［J］.江苏中医杂志，1984，28（3）：59.

[7] 陈佳，霍景山，吴岷翰，等.伤科黄水湿敷联合青霉素钠注射液治疗下肢急性蜂窝织炎临床观察［J］.岭南现代临床外科，2016，16（1）：76-79.

[8] 张文豪，徐明拴.生黄豆捣碎外涂治疗急性蜂窝织炎 56 例［J］.中国中西医结合杂志，1993，8（9）：530.

[9] 贡献宇.加味金芙膏治疗急性淋巴管炎经验［J］.实用中西医结合临床，2012，12（3）：78-79.

[10] 喻萃，蒋菁.如意消肿散湿敷治疗急性管状淋巴管炎 9 例［J］.浙江中医杂志，2012，47（5）：338.

[11] 石剑峰.针刺治疗红丝疔 18 例［J］.中国针灸，2008，28（7）：549-550.

[12] 赵丽艳，郑雯，黄昕欣，等.刺血药罐配合艾灸治疗虫咬皮炎合淋巴管炎 36 例［J］.中国针灸，2016，36（1）：57-58.

[13] 靳汝辉，黄子慧，钮晓红，等.透穴给药辅助治疗热毒壅盛证坏死性淋巴结炎：随机对照研究［J］.中国针灸，2020，40（4）：365.

[14] 胡峻，周绍荣，薛慈民.箍围疗法联合青霉素治疗下肢丹毒 38 例［J］.上海中医

药杂志，2012，46（2）：53–55.

［15］马静.金黄酊箍围消肿联合中药内服治疗下肢丹毒临床观察［J］.中国中医急症，2012，21（8）：1305–1306.

［16］黄茹茜.刺络放血拔罐疗法治疗下肢丹毒45例［J］.中医外治杂志，2017，26（6）：31–32.

［17］李珍，罗迪，赵燕.委中穴刺络放血治疗下肢丹毒24例［J］.中国民间疗法，2017，25（5）：36.

［18］张盼，王遵来，黄朋涛，等.火针刺络放血治疗下肢复发性丹毒临床疗效［J］.吉林中医药，2015，35（2）：206–207+211.

［19］詹艳青.中西医结合治疗丹毒的临床效果观察［J］.全科护理，2016，14（7）：702–703.

［20］汪超，周兰.化瘀解毒汤配合溻渍法治疗2型糖尿病合并下肢丹毒的临床观察［J］.蚌埠医学院学报，2019，44（4）：446–449.

［21］朱滢，唐新，吴胜利.中药内服配合溻渍及外敷治疗湿热毒蕴型丹毒的临床研究［J］.河北中医，2016，38（12）：1794–1797.

［22］杨扬.五神汤合萆薢渗湿汤加减治疗下肢丹毒的临床疗效研究［J］.中国医药指南，2016，14（21）：197–198.

［23］陈运.中药贴敷疗法治疗丹毒23例临床观察［J］.湖南中医杂志，2017，33（9）：74–75.

［24］韦志琴.中药贴敷治疗下肢丹毒临床研究［J］.亚太传统医药，2014，10（24）：79–80.

［25］史巧英.内外合治下肢丹毒106例［J］.河南中医，2006（8）：49.

［26］姜仁建，王美元.五味消毒饮外敷治疗Ⅰ期拇趾甲沟炎疗效观察［J］.实用中医药杂志，2017，33（6）：624.

［27］沈青，刘红梅.青敷膏外用治疗甲沟炎的疗效和护理体会［J］.内蒙古中医药，2014，33（21）：163.

［28］于红，孙阿娟.复方三七胶囊联合三棱针外治甲沟炎［J］.吉林中医药，2014，34（3）：305–307.

［29］王剑平，赵蒙.自拟颗粒泡洗方治疗急性甲沟炎临床研究［J］.国际中医中药杂志，2017，39（3）：212–214.

［30］姚配勇，冉晋龙.硫黄火针治疗流行性腮腺炎40例［J］.中国针灸，2014，34（6）：590.

［31］井辉明，孙秀萍.毫针围刺配合中药治疗流行性腮腺炎96例［J］.山西中医，2008，23（1）：18.

［32］王利红，郭秋芳.围刺为主治疗流行性腮腺炎15例［J］.针灸临床杂志，2004，19（3）：48.

第二章　周围血管疾病

第一节　下肢静脉曲张

一、概述

下肢静脉曲张是指下肢大隐或小隐静脉系统迂曲、扩张为主要病变的一类血管疾病。在长期站立或负重人群中发病较高。临床上以大隐静脉系统发病为主。临床特点为下肢沉重、酸胀疼痛、肢体可见曲张突出的静脉团、后期足靴区色素沉着、溃疡。本病相当于中医学的"筋瘤"范畴。

二、病因病机

中医学认为本病多由于长期从事站立负重工作，劳倦伤气，或多次妊娠，气滞血瘀，血壅于下，结成筋瘤；或骤受风寒或涉水淋雨，寒湿侵袭，凝结筋脉，筋挛血瘀，成块成瘤；或因外伤筋脉，瘀血凝滞，阻滞筋脉络道而成。

西医学认为本病病因主要是先天性静脉壁薄弱或瓣膜关闭不全，以及静脉内压力持久升高所引起。往往患者静脉壁中层肌纤维、胶原纤维及弹性纤维缺乏，致静脉壁强度减弱，以至管腔扩大，加上瓣膜功能不全，出现血液反流，静脉迂曲扩张。

三、诊断依据

1. 有静脉曲张家族史或长期站立、寒冷刺激等病史。
2. 肢体有曲张的静脉。
3. 足靴区可见色素沉着、溃疡等。
4. 大（小）隐静脉瓣膜功能试验及穿通支试验提示大隐静脉或小隐静脉瓣膜功能不

全，并可有穿通支瓣膜功能不全。深静脉通畅试验显示深静脉通畅。

5. 超声多普勒或静脉造影示大（小）隐静脉迂曲扩张，瓣膜功能不全。

四、治疗原则

（一）中医治疗原则

根据不同证型分别施以补中益气、散寒祛湿和活血化瘀法。可配合针灸放血疗法及绑腿疗法。

（二）西医治疗原则

症状轻者可应用弹力袜。硬化剂治疗适用于曲张静脉轻而局限或作为手术的辅助治疗。手术是治疗下肢静脉曲张的有效方法。

五、四畔疗法临床应用

针对下肢静脉曲张，诸多医家应用围刺放血疗法、溻渍疗法、艾灸疗法等四畔疗法，取得了显著的疗效。

（一）围刺放血疗法

胡洁等将 60 例下肢静脉曲张患者分为治疗组和对照组各 30 例。对照组口服脉血康胶囊治疗。治疗组给予放痧治疗，操作方法为患者取站位，施术部位常规消毒，在委中穴以及周围相应的浅表静脉突出曲张部位，以一次性三棱针刺络放血，每次 3～5 个部位，每个部位出血量以 3～10mL 为宜。每周治疗 2 次。两组疗程均为 2 周。结果治疗组的痊愈率高于对照组（66.7% vs 60.0%）。两组治疗后静脉疾病临床严重度评分均显著减少，治疗组优于对照组。认为《痧胀玉衡》中所描述的"腿弯上下，有细筋，深青色，或紫色，或深红色者，即是痧筋，刺之方有紫黑毒血"与下肢浅静脉曲张的表现一致，放痧治疗是遵循古法，能有效改善下肢静脉曲张的病情。

甄斯杰将 74 例下肢静脉曲张患者随机分为治疗组和对照组各 37 例，对照组口服迈之灵治疗，治疗组采用改良刺络放血治疗，具体方法为常规消毒后，用三棱针针刺静脉曲张阿是穴临近点，并避开大的静脉曲张球；同时用梅花针叩刺阴陵泉、三阴交、血海、阴廉、委中、委阳穴，少量放血。结果治疗组总有效率高于对照组（89.2% vs 70.3%）。说明刺络放血疗法可有效改善下肢静脉曲张。

庞金榜总结中国中医科学院广安门医院针灸科王寅主任医师用针灸治疗下肢静脉曲张经验。治疗方法为在病损局部及周围常规消毒，酒精灯加热火针至红中透白，点刺静脉曲张部位放血，疾刺速出。取适当大小的火罐迅速吸拔于点刺部位，每个部位出血

50～100mL，使血自然流止为度。根据具体情况一般刺3～5处，每处刺激3～5次，留罐时间大约为5分钟。若有溃疡部位，可同时用火针轻刺溃疡周围组织，放出少量组织间液。再取毫针针刺患侧血海、鹤顶、解溪、足三里、三阴交、太冲等，以及病变最高点罐口上阿是穴。得气后，于血海、鹤顶、解溪、阿是穴连电针仪，留针20分钟。认为此法能有效改善下肢的沉重、酸胀等不适症状。

（二）漏渍疗法

兰晓飞等应用大黄煎剂漏渍缓解下肢静脉曲张症状，治疗方法为大黄60g，附子60g，细辛30g，加水至500mL，武火煎至300mL。将数条毛巾浸入煮好的药液中，取出拧干后迅速漏渍于患肢。待毛巾凉后，再次浸入加热药液后热敷。每日2次，每次反复3次，每次治疗后将下肢垫高，治疗28天后患肢的疼痛、肿胀明显好转。认为大黄煎剂热敷直接作用于患部，能增加药物有效成分的吸收和扩散，有效改善局部组织的营养和代谢，具有里病外治、通经活络的特点。

六、病案举例

（一）贺氏火针治疗下肢浅静脉曲张

贺小靖应用贺氏火针治疗，疗效显著。

患者女性，48岁，2017年9月16日以"下肢疼痛2天，下肢静脉曲张5年余"初诊。现病史：患者2天前因雨后涉水，遂下肢疼痛，遇凉加重。入院症见：左下肢浅静脉迂曲、扩张，轻微肿胀。舌淡苔薄白，脉浮弦。中医诊断：筋瘤（寒湿凝滞型）。西医诊断：下肢静脉曲张。治疗用贺氏中粗火针，将火针于酒精灯上烧灼，待所需针刺深度烧红后，迅速准确地刺入凸起的血管中，随针拔出即有紫黑色血液顺针孔流出，待血色变红或血流自止后用消毒干棉球将血渍擦净，然后按压针孔。治疗1次后下肢疼痛减轻、肿胀消失，但仍见曲张、迂曲的静脉。后继治疗12次后，曲张迂曲的静脉明显减轻。

（二）浴足疗法治疗下肢静脉曲张

贾小庆应用邓铁涛教授浴足疗法治疗下肢静脉曲张，疗效显著。

王某，男，76岁，1999年6月5日初诊。患者左下肢静脉曲张5年，来诊时左下肢静脉曲张如索，局部皮色暗褐，瘙痒，扪之欠温，患肢怕冷，踝部肿胀，按之凹陷，步履艰难，久行久站则患肢胀痛酸困，伴乏力，纳差，短气，舌淡暗有瘀斑、边有齿痕，苔微腻，脉细无力、时有结代。中医诊断：筋瘤（气虚血瘀，湿浊流注）。治以益气温阳，化瘀逐湿法。外洗浴足方（黄芪60g，桃仁12g，红花、升麻、川芎、枳壳、柴胡各10g，川牛膝、赤芍各15g，桑寄生30g，艾叶12g，桂枝、桔梗各10g，威灵仙

20g）上方加生葱根茎6个，生姜6片，煎后加米酒、米醋各50g。趁温热洗患处并泡浴患足，每天2～3次，每次20～30分钟。治疗半月余，患肢静脉曲张明显改善，肿胀消退，久行久站稍有胀痛感。带药20余剂，出院继续治疗。1999年7月28日随访，仅有下肢静脉轻度曲张，余症消失。去桂枝、桔梗、威灵仙，再予15剂，1月后随访无复发。

（三）三步疗法治疗下肢静脉曲张

何天有教授应用三步疗法治疗下肢静脉曲张，疗效显著。

患者，女，55岁，教师，2019年11月28日初诊。主诉：双下肢酸胀、沉重10余年。现病史：患者10年前因长久站立，出现双下肢酸胀，小腿部可见静脉迂曲，久站加重。来诊时见：患者双下肢酸困、沉重，双下肢小腿中段处可见静脉迂曲，伴青紫团块聚集。舌质暗，苔厚腻，脉弦。中医诊断：筋瘤（气滞血瘀）。治疗先用采血针选取双下肢每侧各3个静脉迂曲处点刺放血，约放血50mL而后行铺灸，铺灸方法为在胃肠穴区（足三里、上巨虚、条口、丰隆、下巨虚）擦生姜汁，均匀撒上一层铺灸药粉（复脉汤：黄芪30g，川芎10g，醋乳香10g，醋没药10g，王不留行10g，路路通10g，牛膝10g，白花蛇舌草10g，皂角刺10g，鸡血藤20g，伸筋草20g，连翘10g，甘草6g），以覆盖皮肤为度，最后在药粉上铺上灸饼（由复脉汤药粉加姜汁制成长25～30cm、宽7～8cm、厚1cm的长条灸饼），将艾条置于灸饼之上，点燃艾条，让其自然燃烧，姜饼可移动，待患者有灼热感或不能忍受时，去除艾条。给予复脉汤口服。治疗1个疗程后，患者自觉下肢酸胀感减轻。再治疗1个疗程，患者自觉症状明显好转，迂曲静脉明显回缩，沉重感消失。

第二节　血栓性浅静脉炎

一、概述

血栓性浅静脉炎是发生于肢体、胸腹壁浅静脉的血栓性、炎性病变。其临床表现以浅静脉呈条索状突起、色赤、形如蚯蚓、硬而疼痛为特征，多发于青壮年人，以四肢为多见。本病相当于中医学的"青蛇毒""黄鳅痈""恶脉"等范畴。

二、病因病机

中医学认为本病多由湿热蕴结、寒湿凝滞、痰浊瘀阻、脾虚失运、外伤血脉等因素，致使气血运行不畅，留滞脉中而发病。

西医学认为本病多与血流缓慢淤滞、血管壁损伤、血液高凝状态及血管壁弹性降低有关。

三、诊断依据

本病多见于筋瘤后期，部位则以四肢多见（尤其多见于下肢）。

根据静脉近期有受损伤史，如外伤、感染、输液、穿刺，以及下肢静脉曲张等病史，结合沿浅静脉走向出现红肿、疼痛的索条状物等临床表现，即可明确诊断。

四、治疗原则

（一）中医治疗原则

早期以清热利湿为主，后期以活血散结为主。同时，应积极治疗静脉曲张等原发疾病，并配合外治疗法以提高疗效、防止复发。

（二）西医治疗原则

疼痛轻者，可缠缚弹力绷带或外穿弹力袜行走。疼痛重者除卧床休息外，应配合消炎、镇痛药物内服及外敷治疗。

五、四畔疗法临床应用

针对血栓性浅静脉炎，现代医家主要运用围灸疗法、放血疗法、贴敷疗法等四畔疗法，取得了良好的临床效果。

（一）围灸疗法

喻淑珍选取 32 例血栓性浅静脉炎患者，随机将其分为热敏点灸组（18 例）和西药组（14 例）。热敏点灸组用点燃的纯艾条，以患者病位附近的经穴，皮下条索状物为中心，距离皮肤 2cm 左右施行温和灸。当患者感受到"艾热"向皮肤周围扩散或有瘙痒酸胀感等，此点即为热敏点，分别在每个热敏点上施行温和灸，直至上述现象消失为一次施灸量。西药组口服肠溶阿司匹林，每日 100mg。治疗 20 天。结果热敏点灸组的总有效率和痊愈率明显优于西药组（100% vs 85.7%，44.4% vs 14.3%）。认为热敏点灸能温经通络，化瘀散结，是对传统针灸学理论"刺之要，气至而有效"的继承和完善，用于治疗血栓性浅静脉炎疗效显著。

（二）放血疗法

刘秀芬等将 60 例下肢血栓性浅静脉炎患者随机分为对照组与治疗组各 30 例，对照组给予低分子肝素钠皮下注射，治疗组给予火针放血治疗，治疗方法选用细贺氏火针，将针的中下 1/3 烧红，对准迂曲的中小静脉，色素沉着或水肿明显的部位垂直刺入，随即快速出针。部分出血多的患者采用压迫止血，对于针刺后无血流出的患者可以应用火罐进行吸附。结果治疗组患者有效率优于对照组（100.00% vs 46.67%）。说明火针放血治疗可以改善血栓性浅静脉炎所引起的红、肿、热、痛。

（三）贴敷疗法

张玉冬将 73 例血栓性浅静脉炎患者按中医辨证标准分为湿热型 39 例，瘀结型 34 例，两型均外用大青膏（大青叶 60g，芙蓉叶、黄连、黄柏、大黄、乳香、没药、铜绿、白矾、胆矾、樟丹、五倍子各 30g。制备方法：上药共研为细末，用凡士林调和成膏），并口服自拟中药（苍术 15g，黄柏 15g，牛膝 15g，薏苡仁 30g，当归 15g，丹参 30g，赤芍 15g，郁金 15g，茯苓 30g，金银花 30g，水蛭 6g）治疗，疗程 2 周。结果湿热型治愈率 35.90%，总有效率 100%；瘀结型治愈率 17.65%，总有效率 88.24%，湿热型疗效优于瘀结型。说明外用大青膏治疗湿热型血栓性浅静脉炎具有较好疗效。

刘晓棠将 78 例血栓性浅静脉炎患者随机分为观察组 40 例和对照组 38 例。观察组以双柏散（侧柏叶 60g，大黄 60g，黄柏 30g，薄荷 30g，泽兰 30g，姜黄 60g，白芷 60g，忍冬藤 30g，丝瓜络 30g，赤芍 30g，乳香 30g，没药 30g，红藤 30g，三棱 30g，莪术 30g，冰片 20g，研末备用）醋调外敷患处，外以纱布覆盖，塑料薄膜包扎（既防药渣外渗，又可保持局部湿润）。对照组给予 50% 硫酸镁冷湿敷。结果观察组总有效率明显优于对照组（97.3% vs 63.16%）。认为双柏散具有清热解毒、消肿止痛的作用，且直接作用于病变局部，使用方便有效。

第三节　深静脉血栓形成

一、概述

深静脉血栓形成（deep venous thrombosis，DVT）指血液在深静脉血管内发生异常凝固，从而引起静脉阻塞、血液回流障碍的疾病。其主要表现为肢体肿胀、疼痛、局部皮温升高和浅静脉怒张四大症状，好发于下肢髂股静脉和股腘静脉，可并发肺栓塞而危及生命。本病相当于中医学的"股肿病"的范畴。

二、病因病机

中医学认为本病主要是因为创伤或产后长期卧床，以致肢体气血运行不畅，气滞血瘀，瘀血阻于脉络，脉络滞塞不通，营血回流受阻，水津外溢，聚而为湿，发为本病。

西医学认为本病的的三大因素是静脉血流滞缓、静脉壁损伤和血液高凝状态。而外伤、手术、分娩、肿瘤等可诱发本病。常常是两个或三个因素的综合作用造成 DVT。

三、诊断依据

1. 患肢胀痛或剧痛，股三角区或小腿有明显压痛；患肢皮肤呈暗红色，温度升高；浅静脉怒张；Homans 征阳性。

2. 多有卧床、手术、创伤、恶性肿瘤、旅行、血栓形成倾向、既往静脉血栓栓塞史、妊娠等 DVT 危险因素。

3. 超声多普勒、静脉血流图和静脉造影等可以确诊。

4. 急性期血浆 D-二聚体高于正常。

四、治疗原则

（一）中医治疗原则

中医治疗早期多采用清热利湿、活血化瘀法，后期则重视健脾利湿、活血化瘀。急性期还可使用冰硝散（芒硝：冰片 200 : 1）外敷患处。慢性期可使用中药煎汤外洗。

（二）西医治疗原则

DVT 早期采用介入溶栓、取栓及全身抗凝、溶栓等疗法。对于发生急性肺栓塞和疼痛性股白肿、股青肿者，应采用中西医结合方法积极救治。另外，置入下腔静脉临时滤器可防止发生肺栓塞。

五、四畔疗法临床应用

针对下肢深静脉血栓形成，现代医家主要运用外敷疗法、热熨疗法、熏洗疗法等四畔疗法，取得了良好的临床效果。

（一）外敷疗法

侯玉芬等治疗急性下肢 DVT 患者 92 例，在中药辨证配合静脉滴注尿激酶、蝮蛇抗栓酶等基础上，外敷冰硝散（冰片 2g，芒硝 500g），方法为将冰片、芒硝研为粗末，搅匀，装入缝制有条格的布袋内，均匀地摊平，外敷于患肢，固定。待药袋湿后（药袋内药物可吸入肿胀肢体的部分水液，药物潮解）即将药袋解下，晾干，然后搓揉数次再外敷于患肢上。每用 2 天更换布袋内药物，一般外敷 5～7 天。结果冰硝散外敷 3 天后，患肢疼痛消失 42 例，肿胀减轻 83 例。外敷 5～7 天，92 例患者患肢疼痛完全消失，肿胀均有不同程度减轻。说明冰硝散外敷有显著的消肿止痛作用。

冒卫华等选取 DVT 患者 40 例，随机分为对照组和治疗组，每组 20 例，其中对照组采用尿激酶联合肝素治疗，治疗组在此基础上将通脉活血散（徐长卿、当归、丹参、鸡血藤、葛根、延胡索、桃仁、川芎、姜黄、郁金、血竭、乳香、没药、五灵脂、木香、白檀香、蒲黄、王不留行、三七、穿山甲、樟脑、冰片、白芥子、降香、麝香、细辛）加入蜂蜜中调成糊状，外敷于患肢，2 天 1 次。结果治疗组的凝血酶原延长时间较对照组短（$P < 0.05$），纤维蛋白原较对照组小（$P < 0.05$），对照组和治疗组的 D- 二聚体值均逐渐降至正常（$P > 0.05$），两组的溶栓效果均较好（$P > 0.05$）。说明通脉活血散以益气活血通络为主，配伍了大量芳香性药物，以促进药物对皮肤的穿透力，治疗急性 DVT 安全有效。

郑君等选取缺血性脑卒中后 DVT 患者 62 例，随机分为对照组和治疗组，对照组 28 例，治疗组 34 例。对照组采用低分子肝素钙联合华法林治疗，治疗组在此基础上加用祛湿通络汤（桑枝 50g，桂枝 50g，茯苓皮 50g，地龙 50g，路路通 50g，丹参 50g，川芎 50g，豨莶草 50g，透骨草 50g）蘸湿纱布外敷于患肢 30 分钟，每天 2 次。两组治疗均为 14 天。结果治疗组股静脉通畅率较对照组高（$P < 0.05$）。说明祛湿通络汤以祛湿活血、温经通络为主，配伍了大量芳香性药物，以促进药物对皮肤的穿透力，疗效满意。

（三）热熨疗法

邢艳丽等选取中风并 DVT 患者 60 例，随机分为对照组和治疗组，每组 30 例，对照组采用尿激酶治疗，治疗组在此基础上加用中药海绵巾（丹参、地龙、荆芥、防风、乳香、没药、牛膝、防己、白芍、蒲公英、地丁、木瓜）敷于患处，然后用频谱仪照射，每次治疗 40 分钟，每日 2 次，其热度以患者能够耐受为度。两组均治疗 20 天。结果观察组治疗后内皮素和 D- 二聚体的水平均低于对照组治疗后（$P < 0.05，P < 0.01$）。说明中药海绵巾局部热熨联合尿激酶治疗中风并发 DVT 疗效显著。

（四）熏洗疗法

程志新等选取下肢 DVT 慢性期患者 60 例，随机分为对照组和治疗组，治疗组 40 例，对照组 20 例，对照组采用消栓通脉汤内服、复方丹参注射液静滴、数字渐增压力治疗仪加压治疗，治疗组在此基础上加用活血消肿散（丹参 30g，红花 15g，赤芍 15g，鸡血藤 15g，猪苓 12g）煎汤熏洗，每次 30 分钟，1 天 1 次，两组均应用患肢。

治疗 30 天。结果治疗组治愈例数多于对照组（$P < 0.05$），治疗组肢围较对照组缩小（$P < 0.05$，$P < 0.01$）。说明活血消肿散治疗 DVT 慢性期疗效显著。

第四节　静脉性溃疡

一、概述

静脉性溃疡是由于下肢静脉血液淤滞而发生于足靴区的难以愈合的慢性皮肤溃疡。其临床特点是经久难以收口，或虽经收口，每易因损伤而复发，溃疡周围多伴有组织肿胀、色素沉着等。本病相当于中医学的"臁疮""烂腿""裤口疮""裙风"范畴。

二、病因病机

中医学认为本病多由久站或过度负重而致小腿筋脉横解，青筋显露，瘀停脉络，久而化热，或小腿皮肤破损染毒，湿热下注而成，疮口经久不愈。

西医学认为下肢深、浅静脉及交通支静脉的结构异常、肢体远端的静脉压力持续增高是小腿皮肤营养性改变和溃疡的主要机制，而长期站立、腹压过高和局部皮肤损伤是溃疡的诱发因素。

三、诊断依据

1. 初起小腿肿胀、色素沉着、沉重感，局部青筋怒张，朝轻暮重，逐年加重，或出现浅静脉炎、淤积性皮炎、湿疹等一系列静脉功能不全表现。

2. 继而在小腿下 1/3 处（足靴区）内侧或外侧持续漫肿、苔藓样变的皮肤出现裂缝，自行破溃或抓破后糜烂，滋水淋漓，溃疡形成。

3. 当溃疡扩大到一定程度时，边缘趋稳定，周围红肿，或日久不愈，或经常复发。

4. 后期疮口下陷、边缘高起，形如缸口，疮面肉色灰白或秽暗，滋水秽浊，疮面四畔皮色暗红或紫黑，或四畔起湿疹而痒，日久不愈。继发感染则溃疡化脓，或并发出血。少数患者可因缠绵多年不愈，蕴毒深沉而导致岩变。

5. 血常规检查一般正常，少数可有白细胞计数增高。临床上多用彩色多普勒超声、下肢静脉造影等方法检查其下肢静脉情况。

四、治疗原则

（一）中医治疗原则

臁疮是本虚标实之证，气虚血瘀为基本病机，益气活血法是治疗大法。

（二）西医治疗原则

改善静脉功能，对于经久不愈的溃疡，可行植皮术或静脉结扎术。减少静脉返流，促进溃疡愈合。

五、四畔疗法临床应用

针对静脉性溃疡这种难治性疾病，现代医家主要运用围刺放血疗法、溻渍疗法等四畔疗法，取得了良好的临床效果。

（一）围刺放血疗法

崔璇等将 100 例静脉溃疡患者按随机数字表法分为治疗组和对照组各 50 例，对照组采取清创换药法，治疗组在此基础上加用口服脉血康胶囊联合围刺法。围刺法的操作要点是为清洁创面后，辨证选取足三里、血海、曲池、委中、阿是穴等，针尖以 15°角从疮面边缘皮肤向病灶中心平刺，对于病灶面积较大者，采用双重围刺法，留针 30 分钟。拔针时快速出针，出血不按压，待自行止血后，进行疮面敷药及包扎，并用弹力绷带加压包扎，共治疗 28 天。结果显示治疗组总有效率优于对照组（86% vs 78%），治疗组在创面面积、肉芽形态、渗出、疼痛积分均优于对照组。说明脉血康胶囊联合围刺法治疗静脉溃疡可以促进疮面愈合，提高了治疗效果。

肖刚等采用硬化剂多点围刺注射治疗大隐静脉曲张复发伴溃疡患者 45 例，治疗方法为以溃疡为中心选取溃疡周围及底部的曲张血管进行多点穿刺注射硬化剂，彩超证实曲张静脉内泡沫硬化剂填充充分。注射后溃疡面采用紫草油纱布覆盖，弹力绷带加压包扎。结果：所有患者治疗后 4 个月内下肢溃疡全部愈合，1 年内下肢溃疡无复发。证实了硬化剂多点围刺注射疗法可以在最短时间内闭塞溃疡周围及底部的曲张血管，降低患者溃疡周围的静脉压力，还能闭塞局部的穿通支、交通支，有效加速溃疡的愈合，减少其复发。

（二）溻渍疗法

王雁南等选取静脉性溃疡患者 54 例，随机分为对照组和治疗组各 27 例，对照组常规换药，治疗组在换药前应用公英解毒洗药（蒲公英 30g，黄柏、连翘、苦参、木鳖子各 12g，金银花、牡丹皮、赤芍、白芷、甘草各 10g）湿渍治疗患肢（30±2）分钟，疗程为 4 周。结果治疗组治愈率 28.95%，显愈率 71.05%；对照组治愈率 18.75%，显愈率 43.75%，治疗组效果优于对照组。治疗组血流灌注量基线值、加热后增加率及经皮氧分压性高于对照组（$P < 0.05$，$P < 0.01$）。证实解毒洗药湿渍治疗静脉性溃疡可通过提高创面局部血流灌注量和氧分压提高疗效。

赵波等选取下肢静脉性溃疡患者 75 例，随机分为对照组、复方黄柏液组和公英解毒洗剂组各 25 例。对照组创面采用常规清洁换药；复方黄柏液组和公英解毒洗剂组在进行常规消毒后，分别给予复方黄柏液或公英解毒洗剂（蒲公英 30g，黄柏、连翘、苦参、木鳖子各 12g，金银花、牡丹皮、赤芍、白芷、甘草各 10g）湿敷治疗。结果表明治疗后的第 7、14 天，公英解毒洗剂组血清中 hs-CRP 和 MMP-3 的表达低于对照组与复方黄柏液组，公英解毒洗剂组和复方黄柏液组的创面愈合率高于对照组；证实了公英解毒洗剂可有效抑制炎症反应，有清热解毒祛腐的功效。

符文豪等将 49 例下肢静脉性溃疡患者随机分为治疗组 26 例，对照组 23 例，对照组采取抗生素抗感染、局部常规换药处理，治疗组在对照组的基础上，采用疮疡外洗方（白矾 60g，石榴皮 60g，黄柏 30g，椿根皮 30g，艾叶 30g）冲洗溃疡面，治疗 30 天。结果显示：相较于对照组，治疗组溃疡分泌物减少，红肿疼痛减轻，溃疡面积明显减小，总有效率治疗组优于对照组（96.2% vs 43.5%）。证明疮疡外洗方可作用于下肢静脉性溃疡部位，直接发挥药效，疗效确切，且方法简单安全。

第五节　血栓闭塞性脉管炎

一、概述

血栓闭塞性脉管炎（thromboangiitis obliterans，TAO）是一种中小动静脉的周期性、节段性、慢性炎症病变，是以血管腔发生闭塞，引起局部组织缺血，最后坏死致肢体末端脱落为病变过程的疾病。好发于青壮年男性。本病的临床特点为肢体先有发凉、怕冷、麻木、间跛、皮肤营养障碍，严重时肢端剧痛，形成溃疡、坏疽。本病相当于中医学的"脉痹""脱疽"范畴。

二、病因病机

中医学认为本病因感受寒湿，寒邪客于经脉，寒凝血瘀，气血不行，壅遏不通。或因情志内伤，饮食失节，虚损劳伤以致脏腑功能失调，心阳不足，心血耗伤，血脉运行不畅；或肾水亏损，心火偏亢，则心肾失调，致元气大亏，气血运行不畅；脾肾阳虚，运化失司，不能散精于血脉；或肝气郁结，不得疏泄，久则营卫气血运行失调，气滞血瘀，经脉瘀阻，四肢气血不充，失于濡养则皮肉枯槁，坏死脱落而发生本病。

西医学认为该病的病因尚未完全明确，与吸烟、寒冷、外伤、感染等外来因素及自身免疫功能紊乱、男性激素和前列腺素失调等内在因素有关。其中吸烟是主要因素。主要侵袭周围中小动、静脉，通常起于动脉，多位于下肢，由远端向近端发展。病变血管呈节段性分布，活动期为血管全层的非化脓性炎症、血栓形成、血管闭塞。后期炎症消退血栓机化，周围纤维组织增生。静脉病变的病理变化和动脉大体相同。

三、诊断依据

1. 几乎全为男性，发病年龄 20 ～ 40 岁。

2. 几乎全有吸烟史，或有受寒冻史。

3. 有慢性肢体动脉缺血表现：麻木、怕冷、间歇性跛行、瘀血、营养障碍改变等，常累及下肢，上肢发病者少。

4. 40% ～ 60% 有游走性血栓性浅静脉炎。

5. 各种检查证明，肢体动脉闭塞、狭窄的位置多在腘动脉及其远端动脉。

6. 在疾病活动期，患者血液中 IgG、IgA、IgM、抗动脉抗体、免疫复合物阳性率增高，T 细胞功能指标降低。

7. 动脉造影

（1）病变多在腘股动脉及其远端多见。

（2）动脉呈节段性闭塞、狭窄，闭塞段之间的动脉和近心端动脉多属正常。

（3）动脉闭塞的近远端多有"树根"形侧支循环动脉。

（4）动脉没有纤曲、僵硬和粥样斑块影像。

四、治疗原则

（一）中医治疗原则

以活血化瘀、通络止痛为主要治疗原则，寒湿阻络者加用温阳散寒之品；血瘀重者重用活血行气之品；湿热毒盛者加用清热利湿解毒之品；热毒伤阴者加用养阴清热之品；气阴两虚者加用益气养阴之品。在内服的同时应用外洗、湿敷等外治法。

（二）西医治疗原则

主要着重于改善和增进肢体血液循环，解除或减轻疼痛，挽救肢体，恢复劳动力，防止严重并发症的出现。也可采用开放手术或介入的方法改善血运，对于肢体坏死的患者也可行部分切除甚至截肢术用以挽救患者生命。

五、四畔疗法临床应用

针对血栓闭塞性脉管炎，现代医家主要运用渍渍疗法、贴敷疗法、熏洗疗法等四畔疗法，取得了良好的临床效果。

（一）渍渍疗法

商月娥将 50 例 TAO 患者分成对照组 10 例和治疗组 40 例。对照组予常规治疗。治疗组在常规治疗的基础上加用中药湿敷（紫花地丁 15g，连翘 15g，乳香 15g，没药 15g，防风 15g，白芷 15g，白蔹 15g，蒲公英 15g，露蜂房 15g），两组均治疗 2 个月。结果显示治疗组临床总有效率明显优于对照组（92% vs 70%）。认为活血通脉药物能增加缺血肢体的血流量，改善微循环，改善缺氧及局部营养，同时还能改善血液中的浓黏凝聚状态，并能使纤维蛋白原及纤维蛋白降解产物下降，有抗凝、防止血栓再形成的作用。

（二）贴敷疗法

章练红治疗 60 例 TAO 伴皮肤溃疡患者，随机分为观察组和对照组，各 30 例。对照组常规换药。观察组用金黄散膏（黄柏、姜黄、大黄、白芷、胆南星、苍术）敷于患处，厚 0.3 ~ 0.5cm，药膏范围大于溃疡面积约 1cm^2，每 24 小时换药 1 次。结果显示，观察组的总有效率优于对照组（83.3% vs 50%）。说明金黄散膏治疗血栓闭塞性脉管炎伴有皮肤溃疡者疗效显著。

（三）熏洗疗法

秦珍群将 182 例 TAO 患者随机分为两组各 91 例，对照组给予静滴前列地尔治疗，治疗组在此基础上加用中药（阴寒型：熟地黄 30g，黄芪 30g，鸡血藤 30g，党参 15g，当归 15g，干姜 15g，赤芍 15g，怀牛膝 15g，肉桂 10g，白芥子 10g，熟附子 10g，炙甘草 10g，地龙 15g，麻黄 6g；血瘀型：丹参 30g，赤芍 60g，金银花 30g，土茯苓 60g，当归 15g，川芎 15g，牛膝 15g，鸡血藤 15g，蒲公英 30g，板蓝根 15g）泡洗治疗，结果治疗组全血黏度、血浆黏度和红细胞压积水平低于对照组，踝臂指数明显高于对照组（$P < 0.05$）。说明中药泡洗疗法有利于提升疗效，改善预后。

周潇对 8 例血栓闭塞性脉管炎患者采用自拟通脉逐瘀汤（桃仁、红花、穿山甲、秦艽、独活、当归各 10g，黄芪 12g，甘草 6g）加减内服加外敷治疗。结果治愈 6 例，显效 1 例，有效 1 例，治愈率为 75%，总有效率为 100%。证明通脉逐瘀汤内服外敷治疗血栓闭塞性脉管炎疗效好。

第六节 闭塞性动脉硬化症

一、概述

闭塞性动脉硬化症是由于动脉内膜粥样改变，而导致管腔狭窄、闭塞，发生肢体血液循环障碍，甚至出现溃疡或坏疽，是全身性动脉粥样硬化在肢体的局部表现，常并发高血压病、冠心病、脑血管病和糖尿病。多见于 40 岁以上的中老年人。本病相当于中医学的"脉痹""脱疽"范畴。

二、病因病机

中医学认为本病的发生以饮食不节为主要病因，脾虚为本，寒湿外伤为标，血脉瘀阻为其基本病机。饮食不节，首伤脾胃。脾胃受伤，一则气血生化不足，血行失动力而致瘀，肌肉失温煦濡养；二则脾虚失运，痰饮内生；三则脾胃失运水湿内生，湿性黏滞，滞涩脉道。以上病理终致血脉瘀阻。寒主收引，湿性黏滞，均为阴邪，易伤阳气，故外受寒湿可加重病情，而外伤感邪则可致变症。血脉瘀阻，气不能通达内外则现脉络阴寒之象。血不能通达荣养脏腑、充养四肢，加之瘀久化热而现阴血不足，燥热内生而见脉络瘀热之证。复感外邪，化热而现脉络热毒证。

西医学认为，本病的发生与高血脂、高血压、糖尿病和吸烟等因素密切相关，与脂质代谢紊乱有密切关系，动脉壁功能障碍也是重要因素。病理表现为病变呈节段性，累及大的和中等动脉。动脉内膜粥样硬化斑块形成，内膜中结缔组织基质增加和类脂质沉积，引起内膜增生管腔狭窄。当内膜破坏，斑块坏死和溃疡，引起血栓形成导致管腔闭塞，造成肢端缺血。血栓机化后再通，并在闭塞的两端产生侧支循环，此外管壁钙质沉积。

三、诊断依据

1. 男女之比为 8.5：1.5，发病年龄多在 40 岁以上。
2. 有慢性肢体动脉缺血表现：麻木、怕冷（或灼热）、间歇性跛行、瘀血、营养障碍改变，甚至发生溃疡或坏疽；常四肢发病，以下肢为重，有 20% ～ 25% 发生急性动脉栓塞或动脉血栓形成。
3. 患肢近心端多有收缩期血管杂音。
4. 常伴有高血压病、高脂血症、糖尿病、冠心病、脑血管病变和眼底动脉硬化等疾病。

5.动脉造影

（1）下肢动脉病变，腘－股动脉以上病变占60%以上。

（2）动脉多为节段性闭塞，闭塞段之间的动脉和近心端动脉多呈迂曲、狭窄，因粥样斑块沉积，动脉呈虫蚀样缺损。

（3）由于广泛肢体动脉硬化，侧支血管很少，而肠系膜下动脉、骶中动脉、髂内动脉和股深动脉等主要分支动脉就成为侧支血管，可发生迂曲、狭窄、闭塞。

6.X线平片检查，主动脉弓、腹主动脉和下肢动脉有钙化阴影。

四、治疗原则

（一）中医治疗原则

以益气活血、通络止痛为主要治疗原则，寒湿阻络者加用温阳散寒之品；血瘀重者重用活血行气之品；湿热毒盛者加用清热利湿解毒之品；热毒伤阴者加用养阴清热之品；气阴两虚者加用益气养阴之品；年老体弱者重用益气之品。在内服的同时应用外洗、湿敷等外治法。

（二）西医治疗原则

治疗原则主要着重于改善和增进肢体血液循环，解除或减轻疼痛，挽救肢体。还可采用开放手术或血管介入治疗恢复肢体的血流，以改善肢体循环，阻止坏疽发生或降低截肢平面。

五、四畔疗法临床应用

针对闭塞性动脉硬化症，现代医家主要运用熏洗疗法、针灸疗法等四畔疗法，取得了良好的临床效果。

（一）熏洗疗法

郑光儒将124例下肢动脉硬化闭塞症患者（Ⅰ、Ⅱ期）随机分为治疗组64例和对照组60例。对照组给予前列地尔静脉滴注，并口服阿司匹林治疗。观察组在此治疗基础上内服自拟中药温经化痰汤（制附子10g，桂枝10g，干姜10g，细辛3g，当归10g，乳香10g，没药10g，延胡索10g，山楂15g，生牡蛎25g，海藻30g，浙贝母15g，僵蚕10g，穿山甲20g，姜黄10g），外用温经回阳散（生草乌10g，胆南星10g，桂枝15g，川花椒10g，姜黄10g，红花10g，海桐皮20g，透骨草30g）煎汤3000mL左右，温度在45℃左右，浸足熏洗，1次/天。治疗30天。结果治疗组的总有效率优于对照组（95.3% vs 83.3%），治疗组患肢临床症状和体征及踝肱指数有明显的改善，血脂明显降低。证明中西医结合内、外综合治疗 ASO 能提高疗效。

吴玉泉将 64 例Ⅱ期闭塞性动脉硬化症患者随机分为 2 组，在常规治疗的基础上，治疗组的 32 例加用中药熏蒸治疗（当归尾 25g，红花 15g，苏木 15g，三棱 15g，丹参 30g，鸡血藤 20g，木通 15g，汉防己 20g，桂枝 15g，生牛膝 15g，伸筋草 20g。透骨草 20g，川芎 10g，蜈蚣 3 条，地龙 10g，僵蚕 10g），对照组 32 例采用温水熏蒸，治疗 45 天。结果治疗组的总有效率优于对照组（87.50% vs 53.13%）。说明中药熏蒸可以有效改善患者肢体怕凉、酸胀、麻木、间歇性跛行、静息痛等症状。

董明霞等将 75 例闭塞性动脉硬化症患者随机分为治疗组（43 例）及对照组（32 例），治疗组用大通洗剂（组成：制川乌 12g，制草乌 12g，乳香 12g，没药 12g，羌活 18g，独活 18g，防风 18g，细辛 12g，炙麻黄 12g，赤芍 18g，葛根 24g，桂枝 18g，全蝎 12g，制马钱子 3g，血竭 1g，山柰 3g，鬼箭羽 100g，鸡血藤 100g，清风藤 100g）。用法：水煎 500mL，泡洗患肢，每日 1 剂，每日 2 次，每次 30 分钟。对照组：患肢予热水泡洗，每日 2 次，每次 30 分钟。两组均以 4 周为 1 个疗程。每个疗程开始前及结束后均做下肢彩色多普勒超声、凝血系列、肝肾功能等项检查。结果：治疗组 43 例中痊愈 2 例，显效 18 例，有效 22 例，无效 1 例，总有效率 97.7%。对照组 32 例病例中，有效 4 例，无效 28 例。总有效率为 12.9%。治疗组的总有效率优于对照组（97.7% vs 12.9%）。说明中药外洗法直接作用病变部位，减轻口服药带来胃肠反应，无毒副作用，疗效好。可以有效改善患者肢体酸胀、麻木、怕冷、疼痛及间歇性跛行等症状。

（二）针灸疗法

周华青将 80 例闭塞性动脉硬化症患者随机分为两组各 40 例，对照组给予中药（黄芪 30g，丹参 30g，芍药 30g，当归 15g，川芎 15g，红花 10g，桃仁 10g，牛膝 15g，地龙 10g，延胡索 10g）治疗，治疗组在此基础上加用针灸治疗（取关元、气海；患侧血海、委中、足三里、阳陵泉、三阴交、太溪、丘墟、太冲穴），治疗 30 天。结果治疗组的总有效率优于对照组（90.0% vs 70%）。认为针刺可以引起胫前动脉血流量增加从而改善下肢的血供，有效改善患者间歇性跛行、麻木、疼痛和冷沉重感等症状。

韩爽等将 120 例阳虚寒凝型闭塞性动脉硬化症患者随机分为两组各 60 例，对照组予阳和汤（熟地黄 20g，鹿角胶 6g，炮姜炭 6g，肉桂 6g，麻黄 6g，芥子 12g，生甘草 6g，鸡血藤 15g，黄芪 15g）加减治疗，治疗组在此基础上应用温和灸治疗，操作方法：取双侧足三里、丰隆、涌泉，将点燃的艾条火头朝下放进灸盒，将灸盒固定在合适的施灸部位。治疗 28 天。结果治疗组肢体皮肤发凉、酸胀、麻木、间歇性跛行积分以及总胆固醇的降低程度比对照组更为明显（$P < 0.05$，$P < 0.01$），治疗组踝肱比升高程度比对照组更明显（$P < 0.01$），治疗组总有效率优于对照组（93.33% vs 90.00%）。认为温和灸有抗血管损伤、预防动脉粥样硬化的作用，艾灸足三里、丰隆、涌泉穴能够改善微循环障碍及神经细胞的缺血缺氧，降低血液黏稠度，有降低血脂的作用，治疗阳虚寒

凝型闭塞性动脉硬化症，能有效提高临床疗效，改善患者的症状。

第七节　糖尿病足

一、概述

糖尿病足是指糖尿病患者由于合并神经病变及各种不同程度末梢血管病变而导致足部感染、溃疡形成和（或）深部组织的破坏等一系列症状。本病相当于中医学的"脱疽""筋疽"范畴。

二、病因病机

中医学认为本病继发于消渴病，消渴病的病机以肝肾阴虚、气阴（血）两伤、燥热偏盛为主。消渴病病程迁延，一则阴损及阳，阴阳俱虚，多表现为脾肾阳虚；二则病久入络，血脉瘀阻。血脉瘀阻是本病的基本病机。肝肾亏虚，阴虚燥热，热盛津伤可致血脉涩滞；气血不足则血行无力致血脉瘀阻；脾肾阳虚，阳气不温，血不行致血脉瘀阻。此外，寒、痰、湿等病理产物及外邪也可痹阻脉络，致血脉瘀阻。气血津液无法散布，最终导致经脉失养，脉络淤阻，肌肉失养，进而导致了坏疽的发生。局部外伤破损、胼胝压迫，外受湿热可加重坏疽，而坏疽可产生邪毒。湿热邪毒相合，甚至可现内陷危象。

西医学认为，本病的发生与感觉性神经病变及轻度的自主与运动神经病变引起的感觉异常与负重关节破坏性病变有关，进而可发生足的变形、溃疡和感染。

三、诊断依据

1. 有糖尿病病史，或有血糖值高、尿糖阳性等。

2. 有肢体缺血性表现，发凉、怕冷、麻木、疼痛、间歇性跛行。皮色苍白或紫红，营养障碍性改变、静息痛。

3. 患肢胫后动脉、足背动脉搏动减弱或消失，甚至股腘动脉搏动减弱或消失。

4. 有足部溃疡或坏疽，常继发感染而呈湿性坏疽。严重者除局部红、肿、热、痛外，可有发热、淡漠、食欲不振等全身中毒症状。

5. 足部有周围神经病变者，有痛觉、温觉、触觉减退或消失；皮肤及皮下组织萎缩等。

6. 多普勒超声显示肢端血管变细，血管弹性减低，血流量减少及流速减低造成缺血或坏疽。血管造影证实，血管腔狭窄或阻塞。电生理检查显示周围神经传导速度减慢或肌电图体感诱发电位异常改变。X线检查显示骨质疏松脱钙，骨质破坏，骨髓炎或关节病变，手足畸形及夏科关节等改变者。

四、治疗原则

（一）中医治疗原则

应整体治本，局部治标。糖尿病足溃脓时采用益气托毒法。

（二）西医治疗原则

首先以控制糖尿病为基本治疗，配合使用调脂、降纤、祛聚、溶栓等综合治疗，改善血液流变学状态，改善微循环；对于血管严重闭塞的患者，采用开放或腔内手术治疗重建血运；对于感染严重的患者采用清创引流、使用抗生素等方法控制感染。

五、四畔疗法临床应用

针对糖尿病足这种疑难疾病，现代医家主要运用箍围疗法、针灸疗法、溻渍疗法等四畔疗法，取得了良好的临床效果。

（一）箍围疗法

李可可等将48例湿热毒盛型糖尿病足随机分为治疗组和对照组，各24例。对照组局部采用庆大霉素加胰岛素换药，治疗组给予油调膏（黄柏、煅石膏、香油）外敷处理。结果治疗组的总有效率高于对照组（91.67% vs 75.00%）。治疗组的疮面红肿开始消退时间为（3.21±1.35）天，显著短于对照组的（5.29±1.98）天（$P < 0.05$）。说明油调膏外敷既可以促进湿热毒盛型糖尿病足的疮面愈合，又可以明显缩短局部肿胀消除时间，外敷直接作用于疮面，起效迅速。

杜丽荣等使用将军散（生大黄、玄明粉、生甘草）箍围治疗感染性糖尿病足30例。应用时将军散加生理盐水调成糊状，均匀的箍围在创面周围，观察3个月。结果30例中，神经性溃疡10例全部愈合，复合型溃疡愈合14例，显效6例。发现将军散治疗糖尿病足可控制感染、减少抗生素的用量和使用时间，促进糖尿病足痊愈。

孟艳娇等将60例糖尿病足溃疡患者分为治疗组和对照组各30例。对照组采用乳酸依沙吖啶常规换药，治疗组采用乳酸依沙吖啶常规换药加清热解毒药物（生石膏、大黄、乳香粉碎混匀，与0.9%氯化钠以1g∶1mL调成糊状）箍围。结果治疗组的总有效率优于对照组（93.33% vs 73.33%）。治疗组溃疡愈合及红肿范围、局部肿胀开始消退时间、局部麻木刺痛症状改善均优于对照组（$P < 0.05$）。提示清热解毒箍围法治疗

Texas2 级 B 期感染性糖尿病足溃疡属热毒壅盛型者，可促进溃疡愈合，加快水肿消退，改善局部麻木、疼痛等症状。

（二）针灸疗法

王国强等将 120 例 0 级糖尿病足患者随机分为两组各 60 例，对照组给予甲钴胺片口服治疗，治疗组给予中药通痹汤（黄芪 30g，桂枝 10g，当归 20g，鸡血藤 20g，乳香 10g，没药 10g，全蝎 5g，丹参 30g）外用熏洗和针刺治疗（穴位取环跳、八风、阴陵泉、三阴交、太溪、夹脊、曲池、内关、合谷、八邪、肾俞），治疗 8 周。结果治疗组中医证候积分、腓总神经传导速度及踝肱比的改善情况均显著优于对照组（$P < 0.05$）。说明中药熏洗的益气活血化瘀作用与针刺治疗的通络止痛作用对于 0 级糖尿病足，安全有效，费用低廉，能有效改善患者症状、体征。

马春霞将 28 例老年 2 型糖尿病足部溃疡患者随机分成治疗组 15 例和对照组 13 例，对照组采用康惠尔溃疡贴治疗，治疗组采用艾灸治疗，具体操作方法是将艾条点燃，对准创面，先温和灸，再施以回旋灸、雀啄灸，艾灸结束后以无菌纱布覆盖创面。结果治疗组患者足部溃疡面积减少程度明显优于对照组（$P < 0.05$），创面愈合时间较对照组明显缩短（$P < 0.05$），治疗组的总有效率优于对照组（100% vs 69.23%）。认为艾灸疗法能有效改善局部血液循环，治疗老年 2 型糖尿病足寒邪凝滞型溃疡创面效果明显，能加快溃疡创面愈合，提高患者生活质量。

（三）溻渍疗法

马正将 120 例糖尿病足患者随机分为治疗组和对照组各 60 例。对照组用康复新液湿敷，治疗组用中药湿敷（红花 10g，川芎 10g，金银花 10g，白芷 10g，白矾 10g），每日 2 次，每次 1 小时，4 周为 1 个观察周期，连续治疗 3 个周期。结果治疗组第 1、2、3 个观察周期末分别治愈 3、17、30 例，对照组分别治愈 0、3、29 例。每个观察周期治疗组糖尿病足溃疡愈合例数均多于对照组（$P < 0.05$）。3 个观察周期后治疗组愈合率优于对照组（83.3% vs 53.3%）。认为中药煎汤外敷使药力直达病所，能促进糖尿病足溃疡愈合。

邵鑫等将 57 例糖尿病足溃疡患者随机分为治疗组 29 例和对照组 28 例。对照组给予下肢动脉血管介入术及基础治疗。治疗组在此基础上给予中药（透骨草 25g，伸筋草 25g，大黄 10g，黄柏 10g，丹参 15g，桂枝 12g，当归 12g，红花 10g，黄芪 15g，冰片 1.5g 等）湿敷创面，两组均治疗 8 周。结果治疗组总有效率优于对照组（93.10% vs 78.57%），治疗组中医证候积分、创面面积、伤腔容积改善情况明显优于对照组（$P < 0.01$）。说明介入治疗结合中药外敷可提高临床疗效，中药湿敷能提高临床总有效率，降低中医证候积分，减少创面面积、伤腔容积，增加创面愈合率。

丁毅等将 80 例患者随机分为两组各 40 例，对照组每日行常规换药。治疗组中符合中医辨证湿毒蕴结腐肉不脱者，先予溻渍 I 号方（败酱草 30g，马齿苋 30g，蒲公英

30g，黄柏30g，苦参30g，赤芍30g，甘草15g）泡洗患足20分钟。符合血瘀阳虚新肉不生者，先予渍渍Ⅱ号方（红花15g，当归30g，苏木30g，伸筋草30g，桂枝30g，肉桂10g，紫草30g）泡洗患足20分钟，后均常规换药，疗程为2周。结果治疗组炎性渗出与坏死组织的减少表现较对照组更为突出（$P < 0.05$），治疗组MMP-2、MMP-9酶活性明显低于对照组（$P < 0.01$），两组治疗后TIMP-1、TIMP-2含量均明显高于治疗前（$P < 0.01$）。说明中药渍渍Ⅰ号、Ⅱ号方对局部创面能够有效促进炎症消退，具有祛腐疗效显著的作用，对糖尿病足疮面有较好临床疗效。

陈云仙等将76例糖尿病足患者随机分为两组各38例。对照组给予常规护理，治疗组在此基础上给予芪桂生肌通络方（黄芪、透骨草、威灵仙、伸筋草、大黄、当归、红花、黄柏、黄连各20g，桂枝25g，乳香、没药各30g）熏洗足部，待创面干燥后换药治疗，两组均治疗1个月。结果治疗组创面换药次数、换药时间及创面愈合时间均少于对照组（$P < 0.05$）。第14天、第21天、第28天治疗组创面愈合面积多于对照组（$P < 0.05$）。认为中药熏洗治疗能够借助热力将药力带至发病部位，能疏经通络、调节气血畅通，在热力作用直接将药力输送至患处，同时能够扩张血管，加速微循环，有效降低坏疽的发生，改善患者的生活质量。

第八节　淋巴水肿

一、概述

淋巴水肿是淋巴液回流障碍导致淋巴液在皮下组织持续积聚，甚则引起纤维组织增生的一种慢性进展性疾病。其临床特点是好发于四肢，以下肢最常见，表现为肢体肿胀，早期多呈凹陷性水肿，休息或患肢抬高后水肿减轻，后期患部皮肤及皮下组织纤维增生，汗腺、皮脂腺均遭到破坏，皮肤粗糙增厚，坚如象皮，并可继发感染，形成溃疡，少数可恶变。本病相当于中医学"大脚风""象皮腿"的范畴。

二、病因病机

中医学认为本病的发生主要是由于摄生不慎，久居湿地，寒湿之邪入侵，留恋不去，日久化热，流注下肢，阻塞经络；或脾虚水停，痰湿内生，阻遏气机，经络阻塞不通，气血瘀滞不行所致。总之，本病初期多为脾虚寒湿阻络，湿热蕴滞；病程日久，则多为痰湿阻络，气滞血瘀。

西医学认为本病可分为原发性淋巴水肿和继发性淋巴水肿两类。常由于感染（如丝虫感染和链球菌感染引起淋巴管纤维性阻塞）、损伤（如手术、放疗、灼伤等引起局部组织纤维化，淋巴管阻塞）及恶性肿瘤浸润等引起淋巴管阻塞，阻塞远侧的淋巴管扩张，瓣膜破坏，淋巴液淤积，由于淋巴液的蛋白含量较高而易凝结，有利于成纤维细胞的增生，因而皮内和皮下组织产生大量纤维，加重淋巴管的阻塞，脂肪组织被大量纤维组织代替，皮肤及皮下组织极度增厚。

三、诊断依据

1. 淋巴水肿的患者均有下肢肿胀，这种肿胀均有先前反复发作的病史，如先天性淋巴管异常、反复感染病史、创伤或手术后。

2. 早期肿胀常因体位不同而有变化，肿胀的皮肤柔软、光滑，早期淋巴水肿应与黏液性水肿、心力衰竭、肾病综合征、营养不良相鉴别。

3. 后期淋巴水肿皮肤粗糙，似橘皮，皮肤坚韧形成"象皮肿"。

4. 淋巴水肿的患者，应排除各种肿瘤疾患。

四、治疗原则

（一）中医治疗原则

应根据患者证候、分期辨证论治。脾虚湿阻者，以健脾利湿，活血通络为主；湿热下注者，以清热利湿，活血消肿为主；痰瘀阻滞者，以健脾化痰，活血通络为主。

（二）西医治疗原则

主要以体位引流、加压包扎、利尿为主，必要时可行手术治疗。

五、四畔疗法临床应用

针对淋巴水肿这难治性疾病，现代医家主要运用外敷疗法、熏洗疗法、热熨疗法等四畔疗法，取得了良好的临床效果。

（一）外敷疗法

张洁文将 80 例乳腺癌术后淋巴水肿患者随机分为两组各 40 例，治疗组应用加味金黄膏（黄柏、苍术、厚朴、陈皮、生胆南星、天花粉、大黄、姜黄、白芷、甘草、冰片）穴位贴敷，并且与温经活络方（当归、红花、干姜、艾叶、天南星、生半夏、白芷、泽兰、苦参、皂角刺）中药喷雾联合治疗，对照组给予安慰剂穴位贴敷。结果治疗组总有效率高于对照组（95.0% vs 70.0%）。认为该外治疗法融热度、湿度、药物浓度于一体，因病施治，药物对症，能有效减轻患肢水肿、疼痛、肢体麻木等症状，改善患者的生活质量。

耿文倩等将 60 例乳腺癌术后上肢淋巴水肿患者随机分为对照组和治疗组各 30 例，对照组采用上肢功能锻炼配合患肢向心性按摩的治疗方式，治疗组在此基础上给予冰硝散（冰片 5g，芒硝 1000g）外敷。结果治疗组肩关节活动度和疼痛评分的改善程度均优于对照组（$P < 0.05$，$P < 0.01$）；治疗组总有效率优于对照组（83.3% vs 50.0%）。认为中药外敷疗法既可以弥补内治法的不足，又可以缓解药物毒性和不良反应。冰片、芒硝联用，药物经透皮吸收，直达病所，能快速缓解局部症状。

（二）熏洗疗法

宋奎全等选用活血洗剂（醋香附、透骨草、花椒、栀子、红花、当归、艾叶、桑枝、川芎、松节、赤芍、苏木）对 43 例下肢淋巴水肿治疗组患者进行熏洗治疗，并以硫酸镁湿敷作为对照。结果显示，治疗后 10 天治疗组皮肤全层、皮下组织及深筋膜增厚度和内踝上 5cm 肢围均明显下降（$P < 0.05$），而对照组上述指标变化不明显；治疗后 20 天治疗组皮下组织增厚度明显下降（$P < 0.05$）。认为活血洗剂具有活血祛湿消肿之功，加上熏洗、浸泡的外治疗法，能够加速淋巴液的回流，改善远端的淋巴水肿，降低皮下的炎性反应程度，有效缓解患者的临床症状。

（三）热熨疗法

李军将 70 例下肢淋巴水肿患者随机分为两组各 35 例，对照组给予口服迈之灵治疗，治疗组在此基础上给予中药热奄包（透骨草、伸筋草、炒艾叶、威灵仙、肉桂、花椒、川芎、茯苓皮、泽泻、猪苓、黄芪、大青盐）穴位热敷，热敷穴位为神阙、关元、气海、血海、承山、涌泉。2 组均治疗 14 天。结果治疗组下肢周径差值的减少程度高于对照组（$P < 0.05$），治疗组各症状积分明显低于对照组（$P < 0.05$），治疗组总有效率明显高于对照组（91.4% vs 71.4%）。认为中药热奄包以其温热之性，并通过相关经络、穴位直达病所，具有温阳通络、利水消肿之功，发挥了中药与经络穴位相结合的双重作用，从而达到内病外治之效。

参考文献

［1］李卫红，周晓娜，董丽萍，等. 中药热奄包对妇科术后下肢深静脉血栓的预防性护理［J］. 云南中医中药杂志，2012，33（1）：75-76.

［2］杜娟娇，张力，黄新，等. 壮药潟肿熏洗剂配合尿激酶溶栓治疗急性下肢深静脉血栓形成的疗效观察［J］. 南京中医药大学学报，2014，30（2）：114-116.

［3］许磊，肖娜. 中药熏洗结合运动康复护理预防 THA 术后下肢深静脉血栓形成的临床应用分析［J］. 双足与保健，2017，26（12）：189-190.

［4］张雄风，张力. 下肢深静脉血栓形成的中医外治研究进展［J］. 大众科技，2018，20（226）：94-96.

［5］兰晓飞，樊成虎，肖正军，等.大黄煎剂热敷缓解下肢静脉曲张症状探析［J］.亚太传统医药，2017，13（1）：49-50.

［6］贺小靖，赵志恒.贺氏火针治疗下肢浅静脉曲张的临证体会［J］.天津中医药，2019，36（6）：584-587.

［7］贺小靖，贺林，赵祥斐."贺氏三通法"治疗下肢静脉曲张临床经验［J］.中国卫生标准管理，2014，5（9）：12-14.

［8］贾小庆，赵益业.邓铁涛教授浴足法治疗下肢静脉曲张经验［J］.新中医，2000，32（9）：8-9.

［9］曹洁，赵中亭，银东山，等.何天有治疗下肢静脉曲张的临床经验［J］.中国民间疗法，2020，28（23）：32-33.

［10］张玉冬.大青膏外用治疗血栓性浅静脉炎73例［J］.中医外治杂志，2009，18（3）：16-17.

［11］喻淑珍，许向东.热敏点灸治疗血栓性浅静脉炎疗效观察［J］.上海针灸杂志，2008，27（12）：29.

［12］刘秀芬，冶尕西，王顺吉.火针放血治疗下肢血栓性浅静脉炎疗效观察［J］.现代中医药，2016，36（1）：34-35+41.

［13］刘晓棠，周碧惠.双柏散外敷治疗血栓性浅静脉炎40例［J］.中医外治杂志，2008，14（4）：8-9.

［14］信铁锋，张超，张茜.中医药治疗血栓性浅静脉炎56例临床观察［J］.中国现代药物应用，2014，8（10）：209-210.

［15］侯玉芬，周涛，刘春梅.冰硝散外敷对急性期下肢深静脉血栓形成的作用［J］.中国中西医结合外科杂志，1998，5（1）：3-5.

［16］郑君，曲芳，李东.外敷祛湿通络汤治疗缺血性脑卒中后下肢深静脉血栓［J］.中国实用医药，2015，10（26）：188-189.

［17］邢艳丽，赵惠，刘明芳.中药海绵巾局部热熨对中风并发下肢深静脉血栓患者ET、D-二聚体的影响［J］.中国中医药科技，2005，12（6）：397.

［18］程志新，侯玉芬，张玥.外治法在下肢深静脉血栓形成慢性期康复中的应用［J］.中医外治杂志，2006，12（2）：23-24.

［19］冒卫华，叶琴，谢翠华，等.通脉活血散治疗急性下肢深静脉血栓形成临床研究［J］.山西中医，2015，31（10）：20-22，33.

［20］马树梅，康煜冬.散刺法联合朱红膏纱条换药治疗臁疮临床观察［J］.河北中医，2017，39（2）：284-286.

［21］胡芷君.新九针优势技术组合治疗原发性下肢静脉曲张的临床疗效观察［D］.山西中医药大学，2019.

［22］崔璇，高杰，曾斌，等.脉血康胶囊联合围刺法治疗静脉溃疡［J］.中国中西医结合外科杂志，2018，24（4）：484-488.

［23］肖刚，陈志国，雷霆，等.硬化剂多点围刺注射治疗复发性下肢静脉曲张伴溃疡的临床效果［J］.临床医学研究与实践，2019，4（36）：37-38.

［24］王雁南，陈柏楠，许永楷，等.解毒洗药湿渍治疗对下肢静脉性溃疡疮周微循环的影响［J］.中国中西医结合外科杂志，2015，21（5）：443-445.

［25］赵波，王雁南，许永楷，等.公英解毒洗剂对下肢静脉性溃疡患者血清MMP-3及TIMP-1表达的影响的研究［J］.中国中西医结合外科杂志，2020，26（1）：53-57.

［26］符文豪，宋蒙恩.崔公让教授疮疡外洗方治疗下肢静脉性溃疡49例［J］.中国中医药现代远程教育，2016，14（6）：68-69.

［27］胡璇.四畔疗法对臁疮创面愈合的影响［D］.北京：北京中医药大学，2017.

［28］马红云，李移朋，韩甜甜.康复新液联合中药熏洗法治疗臁疮34例临床观察［J］.中国民族民间医药，2017，26（14）：127-128.

［29］赵计轩.疮疡外洗方治疗臁疮气虚血瘀型的临床观察［D］.郑州：河南中医药大学，2017.

［30］商月娥，冯中贤，王建一.中药湿敷治疗血栓闭塞性脉管炎疗效观察［J］.现代中西医结合杂志，2010，19（7）：830-831.

［31］章练红.金黄散膏外敷治疗血栓闭塞性脉管炎皮肤溃疡疗效观察［J］.浙江中西医结合杂志，2012，22（4）：311-312.

［32］蒋志斌，郭建波.四妙勇安汤加味治疗脱疽11例［J］.吉林中医药，2007，29（6）：37.

［33］秦亚鹏，赵玉群.生肌玉红膏促进血栓闭塞性脉管炎（脱疽）患者伤口愈合的临床疗效［J］.血管与腔内血管外科杂志，2019，5（6）：509-512.

［34］秦珍群.前列地尔联合中药泡洗治疗血栓闭塞性脉管炎的疗效研究［J］.中国处方药，2018，16（9）：70-71.

［35］周潇.通脉逐瘀汤加减治疗血栓闭塞性脉管炎疗效观察［J］.新中医，2010，42（5）：62-63.

［36］郑光儒.中西医结合治疗下肢动脉硬化闭塞症64例［J］.西部中医药，2011，24（12）：4-6.

［37］吴玉泉.温经复脉汤治疗Ⅱ期闭塞性动脉硬化症32例临床观察［J］.北京中医药，2008，27（6）：453-455.

［38］董明霞.外洗法治疗双下肢动脉粥样硬化性闭塞症［J］.北京中医，2005，24（8）：220.

［39］周华青.针药并用治疗下肢动脉硬化闭塞症40例［J］.上海针灸杂志，2011，30（3）：188.

［40］韩爽，刘显峰，郭娴，等.温和灸治疗阳虚寒凝型下肢动脉硬化闭塞症60例临床观察［J］.河北中医，2015，37（5）：666-668+675.

［41］李可可，李大勇．油调膏外敷治疗湿热毒盛型糖尿病足溃疡的临床效果观察［J］．中国当代医药，2016，23（12）：116-118+121.

［42］杜丽荣，徐磊，田卫．将军散箍围治疗感染为主的糖尿病足30例［J］．山东中医杂志，2015，34（5）：356-357.

［43］孟艳娇，王连洁，赵谏，等．清热解毒箍围法治疗热毒壅盛型2级B期感染性糖尿病足溃疡［J］．中国临床医生杂志，2015，43（1）：71-73.

［44］王国强，王秀阁，米佳，等．通痹汤熏洗配合针刺治疗糖尿病足的疗效［J］．中国老年学杂志，2015，35（15）：4327-4328.

［45］马春霞．艾灸辅助治疗老年2型糖尿病足溃疡寒邪凝滞型创面疗效观察［J］．内蒙古中医药，2013，32（35）：40-41.

［46］马正．中药湿敷治疗糖尿病足溃疡疗效观察［J］．北京中医药，2015，34（6）：482-483.

［47］邵鑫，冉颖卓，吴学苏，等．中药湿敷对糖尿病足溃疡患者血管介入术后疗效影响［J］．南京中医药大学学报，2018，34（2）：136-139.

［48］丁毅，赵京霞，徐旭英，等．辨证应用中药溻渍Ⅰ号、Ⅱ号方对糖尿病足疮面MMPs-2、MMPs-9酶活性的影响［J］．北京中医药，2015，34（2）：136-138.

［49］陈云仙，陈育群．芪桂生肌通络熏洗方对糖尿病足溃疡愈合情况影响观察［J］．新中医，2016，48（2）：130-132.

［50］张洁文．加味金黄膏穴位贴敷联合中药喷雾治疗乳腺癌术后上肢淋巴水肿疗效观察［J］．山东中医杂志，2019，40（8）：735-739.

［51］耿文倩，孙贻安．冰硝散外敷配合肢体锻炼治疗乳腺癌术后上肢淋巴水肿的临床疗效观察［J］．世界最新医学信息文摘，2018，18（105）：187-189.

［52］宋奎全，孙庆，张恒龙，等．活血洗剂熏洗治疗下肢淋巴水肿临床效果观察［J］．中国医学创新，2019，12（18）：62-66.

［53］李军．中药热奄包联合迈之灵治疗慢性下肢淋巴水肿疗效观察［J］．现代中西医结合杂志，2020，29（19）：2053-2056+2061.

第三章 甲状腺疾病

第一节 单纯性甲状腺肿

一、概述

单纯性甲状腺肿是指颈前结喉部漫肿伴结块，按之柔软，肿块随喜怒而消长，是最常见的瘿病。其临床特点是女性多见，好发于高原、山区等缺碘地区；表现为颈前结喉两侧弥漫性肿大，伴有结节，质地不硬，皮色如常，生长缓慢。本病相当于中医学的"瘿病"范畴。

二、病因病机

中医学认为本病多由于所居之地的水源及食物中含碘不足，水土饮食失宜，加之情志不畅，肝气郁滞，冲任失调等导致水停痰凝，痰气搏结，日久形成血脉瘀阻，气滞、血瘀、痰凝于颈前，形成肿块。

西医学认为本病的病因是由于甲状腺激素原料碘的缺乏、甲状腺激素需要量激增、致甲状腺肿物质产生、酶缺乏及甲状腺素合成和分泌障碍等导致的甲状腺代偿性肿大。一般不伴有甲状腺功能的改变。

三、诊断依据

（一）临床表现

女性多见。颈前结喉处漫肿，一侧或两侧可及多个结节，光滑，质软不痛，随吞咽动作而上下移动。如甲状腺肿块较大时，可压迫气管、食管和喉返神经等而引起各种症状，如呼吸困难、吞咽不利、声音嘶哑等。

（二）辅助检查

B超检查甲状腺增大，甲状腺内多发囊性、实性或囊实性结节。颈部X线检查可以帮助判断有无气管受压、偏移。

四、治疗原则

（一）中医治疗原则

治疗上采用内治和外治相结合的治法，内治以理气开郁、化痰软坚、调和冲任为主。外治以化痰软坚、消瘰散结、活血化瘀为主。

（二）西医治疗原则

生理性甲状腺肿，宜多食含碘丰富的食物。可以给予小量甲状腺素，缓解甲状腺的增生和肿大。巨大且有压迫症状者，应手术治疗。

五、四畔疗法临床应用

针对单纯性甲状腺肿，现代医家主要运用箍围疗法、贴敷疗法、针刺疗法等四畔疗法，取得了良好的临床效果。

（一）箍围疗法

刘宏方等选取甲状腺良性结节患者80例，将其随机分为治疗组及对照组各40例。对照组内服左甲状腺素片。治疗组内服中药散结1号方（夏枯草30g，香附10g，莱菔子10g，浙贝母15g，猫爪草10g，山慈菇15g，玄参10g，青皮15g，陈皮15g，煅牡蛎15g，党参10g，黄芪10g），加局部外敷散结2号方（夏枯草50g，猫爪草50g，山慈菇50g，用蜂蜜调制成糊状）于双侧气瘿穴。观察3个月。结果治疗组总有效率明显高于对照组（92.5% vs 47.5%）。认为内服散结1号方可疏肝理气，益气养阴，配合外敷散结2号方经皮透入，直达病灶，可以更好地发挥疏肝理气、健脾化痰、软坚散结的功效，可有效地缩减甲状腺结节。

（二）贴敷疗法

金航选取了12例甲状腺囊肿的门诊患者，在常规治疗的基础上，采用玄明粉热敷患处，每日1次，7日为1疗程。结果：治疗1～3个疗程后，经B超检查痊愈者8例；好转2例；无效2例；囊肿增大恶化0例。总有效率为83.33%，取得了良好的临床疗效。说明玄明粉热敷患处可促进药力内渗，起到软坚、泻下、消肿、脱水的效果，具有良好的临床疗效。

黄文智用自制消瘿膏局部敷贴治疗甲状腺肿45例，在原发甲状腺病常规治疗的基础上，加用消瘿膏（白芥子、苏子、猫爪草、蜣螂虫、水蛭、香附、冰片等药适量。上药研为细末，与凡士林共同调匀为软膏）外敷甲状腺肿处，共治疗6周。结果经治疗后，痊愈10例，显效18例，有效12例，无效5例，显效率为40%，总有效率为88.9%。表明外用消瘿膏可以直接作用于局部，发挥药效，改善局部微循环和组织代谢作用。

（三）针刺疗法

谭双总结了付晓敏教授治疗甲状腺功能亢进症的经验，在临床上付晓敏教授采用颤针围刺"气瘿穴"的方法，围绕腺体中心点围刺2～4针，配合针刺（内关、神门、足三里、三阴交、太冲）疗法和耳穴压豆（神门、心、肝、肾、脾、胃、内分泌）疗法，取得了良好的临床疗效。说明了围刺甲状腺所在部位，可以达到疏经通络、行气散结的效果，对甲状腺亢进症的治疗有良好的效果。

曹仰华采用中药结合针灸治疗甲状腺肿患者35例，中药以化痰软坚为治法，方用海藻汤（海藻20g，昆布15g，夏枯草12g，当归9g，熟地黄9g，赤芍10g，川芎9g，延胡索6g，甘草3g），针灸治以疏肝理气，调和气血，取双侧合谷穴、人迎穴、三阴交穴、昆仑穴，每日1次，每次30分钟，间隔5分钟行针1次，7天为1个疗程。结果治疗总有效率为94.3%。说明海藻汤配合针灸疗法可调和阴阳气血，使气血运行通畅，经络疏通，达到消除肿块的目的。

第二节　亚急性甲状腺炎

一、概述

亚急性甲状腺炎是指结喉处突然出现肿块伴疼痛的疾病。其临床特点为结喉处结块、肿胀、疼痛，伴有发热，起病急骤。本病相当于中医学的"瘿病"范畴。

二、病因病机

中医学认为初期外感风热火毒或风温疫毒之邪侵入肺卫，致卫表不固，加之内伤七情，情志不舒，肝郁化火，灼津成痰，导致风热夹痰上攻，壅滞于颈前。后期热病伤阴耗气，可致气阴两虚或阴损及阳，日久阳气亏虚。

西医学认为本病与病毒感染关系密切，大多数患者在发病前 1～3 周常常有上呼吸道感染病史，多由病毒引发的变态反应致甲状腺炎症。

三、诊断依据

（一）临床表现

发病年龄多在 30～50 岁，颈结喉处突然出现肿胀疼痛，疼痛牵引至同侧头部、耳后枕部，活动或吞咽时加重，皮色不变，按之质地坚硬压痛明显。伴有口干咽痛，发热以午后为甚。病程日久也可见肢冷肿胀、神疲乏力、气短懒言等症。

（二）辅助检查

初期血清 T_3、T_4 值升高，甲状腺吸碘率降低，两者呈分离现象。血沉增快。白细胞总数及中性粒细胞比例正常或增高。甲状腺超声有助于诊断。

四、治疗原则

（一）中医治疗原则

本病初期，治疗以疏风清热、化痰散结为主；热退痛减后，治以疏肝清热，养阴散结为主；后期治疗以益气温阳为主。

（二）西医治疗原则

可给予泼尼松，同时加用甲状腺素制剂，效果较好。停药后如果复发，则予放射治疗，效果较持久。

五、四畔疗法临床应用

针对亚急性甲状腺炎，现代医家主要采用箍围疗法、贴敷疗法、隔物灸法等四畔疗法，取得了良好的临床效果。

（一）箍围疗法

王媛媛将 66 例亚急性甲状腺炎患者随机分为治疗组和对照组各 33 例。对照组予瘿痛汤（紫花地丁、蒲公英、金银花、野菊花、连翘、天葵子、土茯苓、延胡索、牡丹皮、赤芍、薄荷、生甘草）口服；治疗组在此基础上加用消瘿止痛散（姜黄、栝楼根、生南星、夏枯草、大黄、黄柏、白芷、甘草、苍术等）外敷，用蜂蜜调成糊状后敷于患者双侧甲状腺组织周围。两组均治疗4周。结果治疗组总有效率高于对照组（96.97% vs 80.65%）。表明消瘿止痛散局部外敷，使药力直达患处，可以显著改善亚急性甲状腺炎患者的症状及体征。

（二）贴敷疗法

李理等将52例患者随机分成两组，对照组25例，予夏枯草口服液治疗；治疗组27例，予瘿痛消（大黄、栀子、天南星、乳香、僵蚕、冰片、陈皮等）穴位贴敷治疗。结果与对照组对比，治疗组患者的甲状腺疼痛、压痛消失时间，红细胞沉降率下降时间相对较短。结果表明瘿痛消穴位贴敷在症状消除、指标改善方面均有显著的临床疗效。

崔鹏等选取亚急性甲状腺炎患者120例，随机分为对照组和治疗组各60例，对照组采用常规治疗。治疗组采用甲肿一号（将苏子、厚朴、香附、郁金、生牡蛎、鳖甲、麝香粉碎，与薄荷脑、冰片混匀。将香油、蜂蜡炼至200℃，放凉后加入上述细粉及青黛混匀即得）外敷于颈前，每日1次贴敷，1周为1个疗程，可连用4个疗程。消瘿方（大青叶30g，板蓝根30g，金银花25g，北豆根10g，炙甘草10g，连翘25g，鱼腥草30g，牛蒡子15g，柴胡15g等）口服，每日1剂，水煎100mL分3次温服。结果治疗组临床疗效、实验室检查及复发率明显优于对照组（$P < 0.05$）。说明消瘿方具有疏肝解郁、清热解毒的功效，配合甲肿一号局部外敷，使药力直达患处，治疗亚急性甲状腺炎疗效确切。

王伟杰等选取亚急性甲状腺炎患者260例，随机分为对照组和研究组，每组各130例，对照组采用常规治疗，治疗组予以自拟瘿痛汤口服及消肿止痛膏贴敷于颈前部双侧甲状腺部位。瘿痛汤（蒲公英30g，金银花20g，延胡索20g，赤芍10g，紫背天葵子10g，紫花地丁15g，野菊花20g，牡丹皮12g，薄荷6g，土茯苓30g，连翘10g，生甘草9g）每日1剂，分早晚2次温服。消肿止痛膏（姜黄、大黄、黄柏、苍术、夏枯草、甘草、生天南星、白芷、天花粉按比例打粉后，取粉剂10g，用适量蜂蜜调制成膏状，将药膏均匀涂抹在敷料上，膏药厚度3～5mm）贴敷于颈前部双侧甲状腺部位，贴敷范围完全覆盖甲状腺区，用医用胶布或医用弹力绷带固定。每日1次，每次贴敷6小时。两组治疗5～7周。结果治疗组有效率优于对照组，且停药后3个月、6个月的复发率、并发症率也较对照组低（$P < 0.05$）。说明瘿痛汤联合消肿止痛膏局部贴敷治疗亚急性甲状腺炎（热毒壅盛型），具有内外合治、标本兼顾的作用，治疗效果显著。

（三）隔附子饼灸法

卢继东等选取亚急性甲状腺炎患者81例，随机分为对照组40例和观察组41例。对照组给予常规治疗。观察组在此基础上使用隔姜灸（将姜片放置足三里、气海、关元、甲状腺局部阿是穴部位，上置艾炷点燃，每穴各灸6壮，隔日1次，每周治疗3次，共治疗8周）。结果观察组疗效均优于对照组（$P < 0.05$）。说明隔姜灸法具有成本较低、操作简单、祛病保健的特点，配合治疗亚甲炎可以提高治愈率。

第三节　慢性淋巴细胞性甲状腺炎

一、概述

慢性淋巴细胞性甲状腺炎又称桥本甲状腺炎，是一种自体免疫性疾病。其临床特点是起病隐匿，发展缓慢，病程较长；主要表现为甲状腺肿大，多数为弥漫性，质地韧；大多发展成甲减，也可伴有甲亢。本病相当于中医学的"瘿肿""瘿痛""瘿气"等范畴。

二、病因病机

本病的发生与七情失调、劳倦内伤和体质遗传等因素有关。多属本虚标实之证，痰瘀互结为标，正气亏虚为本。因忧思恼怒，导致肝气郁结，气化不利，聚津成痰；痰凝和气滞血瘀互结，形成瘿肿。或素体阳虚，劳倦伤气，脾失健运，肾失运化，痰湿凝聚，结于颈前；脾虚生化无源，气虚推动无力；肾阳不足，机体失于温煦，可导致诸多虚寒征象。病久耗伤气伤阴，或气郁化火耗伤气阴等，可导致气阴两虚；或阴精亏虚，阴不制阳，引起阴虚阳亢。

西医学认为，本病的发生是遗传和环境因素共同作用的结果，自身免疫功能失调是其主要发病机制。由于 B 淋巴细胞和 T 淋巴细胞及其亚群的平衡失调，特异性甲状腺自身抗体形成，促炎性细胞因子与抗炎性细胞因子失衡，抗体依赖性细胞介导的细胞毒性作用，以及细胞凋亡异常等多种原因导致甲状腺组织破坏和功能低下。

三、诊断依据

（一）临床表现

多见于中年女性，起病隐逸，发展缓慢。主要表现为甲状腺弥漫性肿大，或伴有结节，表面光滑，质韧。可有颈部憋闷不适。伴有甲减时，表现为乏力、怕冷、心动过缓、肿胀等；伴有甲亢时，表现为怕热、心慌、消瘦、急躁、心动过速等。

（二）辅助检查

抗甲状腺过氧化物酶抗体、抗甲状腺球蛋白抗体明显增高是其特征。甲状腺功能多表现为甲减，亦可出现甲亢，或正常。B 超示甲状腺弥漫性肿大，回声不均，可伴有结节。甲状腺穿刺细胞学检查有大量淋巴细胞浸润可确诊。

四、治疗原则

（一）中医治疗原则

本病在甲状腺肿大时治疗重在消瘿散结，伴有甲状腺功能异常时以扶正补虚为主。

（二）西医治疗原则

可长期用甲状腺素制剂治疗，多有疗效。有压迫症状者应行活组织病理检查或手术以排除恶变。

五、四畔疗法临床应用

针对慢性淋巴细胞性甲状腺炎，现代医家主要采用贴敷疗法、针刺疗法、隔物灸法等四畔疗法，取得了良好的临床疗效。

（一）贴敷疗法

张毅等将 65 例桥本甲状腺炎患者随机分为治疗组 33 例和对照组 32 例，对照组给予常规治疗，治疗组在此基础上于颈前甲状腺投射区域局部外敷青黛治疗，疗程 6 个月。结果治疗组中医证候疗效优于对照组（81.82% vs 65.63%），治疗组临床疗效总有效率优于对照组（84.85% vs 71.88%），血清中甲状腺球蛋白抗体、甲状腺过氧化物酶抗体水平较前均下降（$P < 0.05$）。认为青黛外用于甲状腺投影部位即肝经循行部位，可清肝经气分之火，表明在常规治疗基础上加用青黛能有效降低甲状腺自身免疫性抗体指标，提高疗效。

（二）针刺疗法

胡从富对 35 例散发性甲状腺肿患者应用针刺治疗，取穴是阿是穴、间使、气舍、天突。阿是穴用扬刺法，再刺天突，再刺间使、气舍，作慢按紧提的泻法。结果治愈率（甲状腺肿块完全消失）25%，有效（甲状腺肿块部分消失）94%。认为近取阿是穴直捣病所以软坚散结，远取间使以理气散滞，气舍是治瘿主穴，配以泻天突，共奏疏通经络、行气破结消瘿之效。可明显缩小甲状腺局部肿块及改善全身症状。

（三）隔附子饼灸法

胡国胜等将 103 例桥本甲状腺炎患者随机分为艾灸 I 组 35 例、艾灸 II 组 36 例和对照组 32 例。艾灸 I 组采用隔附子饼灸，在饼下加温阳中药粉末；艾灸 II 组在附子饼下加益气温阳和活血化瘀的中药粉末，两组取穴膻中、中脘、关元、大椎、命门、肾俞。

对照组常规口服甲状腺片治疗。结果显示，艾灸Ⅱ组对甲状腺局部情况的改善、血清甲状腺抗体结合率的降低及甲状腺功能的改善方面均优于对照组（ $P < 0.01$ ），与对照组相比，艾灸Ⅰ组和艾灸Ⅱ组治疗后甲状腺抗体结合率均明显降低，对照组则无明显改善。认为单纯附子饼灸和加入活血化瘀药物后的药饼灸，均能使患者症状、体征改善，且加入活血化瘀药的隔药饼灸在减轻甲状腺肿大，消除甲状腺结节等方面作用明显优于单纯附子饼灸，说明活血化瘀中药能明显促进艾灸对甲状腺症状的改善及降低血清抗甲状腺自身抗体的作用。

夏勇等将 85 例桥本甲状腺炎患者随机分为随机分为治疗组 42 例和对照组 43 例，对照组单纯口服优甲乐 25μg，每天 1 次；治疗组在此基础上予隔附子饼灸（穴取：①膻中、中脘、关元；②大椎、肾俞、命门。两组交替，轮流施灸）每天 1 次。结果治疗组甲状腺功能改变总有效率优于对照组（87.5% vs 57.5%）。认为桥本患者后期因病程日久而出现脾肾亏虚、命门火衰证候，命门、关元培补元阳，配穴膻中调畅气机，中脘温补脾土，大椎、肾俞配合关元和命门，助以扶阳经，隔药饼灸以上穴位之后，脾肾之阳得以培补，病情得到有效缓解，向着良好趋势恢复。

徐惠芬等将 59 例慢性淋巴细胞性甲状腺炎患者随机分为治疗组 30 例和对照组 29 例，对照组给予常规治疗。治疗组在此基础上，给予隔药饼灸：①取穴：大椎、命门、膻中、中脘、关元、肾俞、足三里。②药饼制法：将中药附子、鹿角霜、肉桂、乳香、枸杞子按 3∶2∶1∶1∶1 比例混合，酒精调制后用模具造饼。③灸法：将药饼置于穴位上，将艾炷置于药饼上，点燃施灸。结果治疗组总有效率高于对照组（86.67% vs 75.86%），治疗组的游离三碘甲状腺原氨酸、游离甲状腺素、促甲状腺素、抗甲状腺过氧化物酶抗体、抗甲状腺球蛋白抗体等指标的改善程度均优于对照组（ $P < 0.05$ ）。认为药饼灸是利用艾炷燃烧的热力，使局部穴位处毛孔扩张、血液循环加快，药物通过扩张的毛孔渗透入特定的穴位，迅速产生药效，从而发挥药物和穴位的双重作用。隔药饼灸操作简单安全，在改善症状及甲状腺功能方面有较好的疗效。

第四节　甲状腺腺瘤

一、概述

甲状腺腺瘤是指瘿病中结喉肿块较局限而柔韧者，属于甲状腺良性肿瘤。其临床特点是颈前喉结一侧或两侧结块，柔韧而圆，如肉之团，随吞咽动作而上下移动，发展缓慢。好发于中青年女性。本病相当于中医学的"肉瘿"范畴。

二、病因病机

中医学认为本病由于忧思郁怒，气滞、痰湿、瘀血凝结而成。情志抑郁，肝失条达，气滞血瘀；或忧思郁怒，肝旺侮土，脾失健运。气滞、湿痰、瘀血随经络而行，留注于任、督，汇聚于结喉，聚而成形，乃成肉瘿。总之，情志不遂是本病的诱发因素，气滞、痰凝是本病病机特点。

西医学对本病的病因认识尚不清楚，有学者认为甲状腺瘤是由甲状腺内残留的胚胎细胞发展而形成。可能与慢性促甲状腺激素的刺激、甲状腺放射及缺碘、摄入致甲状腺肿物质等因素有关。可能与碘代谢变化、女性激素、地理环境及家族遗传有关。

三、诊断依据

（一）临床表现

多见于 40 岁以下的中青年女性。在结喉一侧或双侧有单个肿块，呈半圆形或椭圆形，表面光滑，质韧有弹性，可随吞咽动作上下移动，按之不痛，生长缓慢，一般无明显全身症状。若肿块增大，可感到憋气或有压迫感。部分患者可伴有急躁、心悸、易汗、脉数、月经不调、手部震颤等；或出现能食善饥、体重减轻、形体消瘦、神疲乏力、脱发、便溏等甲状腺功能亢进（甲亢）征象。少数患者可发生癌变。

（二）辅助检查

B 超检查显示甲状腺内有实质性肿块，或有液性暗区；甲状腺同位素 ^{131}I 扫描多显示温结节，囊肿多为凉结节，伴甲亢者多为热结节。

四、治疗原则

（一）中医治疗原则

一般多采用内治法，治法以理气解郁、化痰软坚为主。外治多采用手术、围针或贴敷治疗。

（二）西医治疗原则

早期行包括腺瘤的患侧甲状腺大部或部分（腺瘤小）切除。

五、四畔疗法临床应用

针对慢甲状腺腺瘤，现代医家主要采用贴敷疗法、围针疗法等四畔疗法，取得了良好的临床疗效。

（一）贴敷疗法

黄文智等用消瘿膏（白芥子、苏子、猫爪草、蜣螂、水蛭、香附、冰片等药适量。上药研为细末，与凡士林共同调匀为软膏）贴敷患处。操作方法为每晚取适量药膏敷于颈前甲状腺肿处，其面积超过甲状腺肿的边缘 5mm，厚度超过 2mm，上覆保鲜膜，晨起洗净。连续使用 6 周为 1 个疗程。疗程结束后，采用甲状腺 B 超探查测量甲状腺大小。局部敷贴治疗甲状腺肿 45 例，结果痊愈 10 例；显效 18 例；有效 12 例；无效 5 例，显效率为 40%，总有效率为 88.9%。认为消瘿膏能够疏肝理气，逐瘀散结，治疗甲状腺肿，临床效果显著。

庄连奎用紫金膏贴敷为主治疗甲状腺腺瘤 32 例，方法内服四海舒郁丸 6g，每日 2 次。外敷紫金膏（松香、蓖麻仁、香柏油、广丹、大黄、牡蛎、青黛等制膏药）加海碘雄姜散（1% 三碘甲烷；干姜、雄黄 5：1。），每周 1 次，30 天为 1 个疗程。经治疗 3 个疗程，结果痊愈 25 例，好转 7 例，总有效率 100%。认为紫金膏贴敷治疗甲状腺腺瘤，具有活血化瘀、软坚消肿作用，疗程短，疗效高，临床效果显著。

包素珍等内外兼治甲状腺腺瘤 45 例，采用内服基本方：海藻、昆布、牡蛎、象贝、夏枯草、王不留行、皂角刺、姜半夏、山楂、青木香、赤芍、甘草。配合外用膏药：金方九香膏，由九龙下海散、十面埋伏散、九香散组成。主要药物：乳香、没药、蜈蚣、文蛤、穿山甲片、僵蚕、蝉蜕、麝香、雄黄、辰砂、密陀僧、白薇、白芷、白及、山奈、肉桂、甘松等。操作方法为根据肿块大小采用大小不同的金方九香膏贴敷患处，3～5 天 1 换。经治 1 个疗程后，痊愈 16 例，占 35.6%；好转 20 例，占 44.4%，无效 9 例，占 20%。认为金方九香膏结合内治疗法能够理气化痰、活血散结、温经散寒治疗甲状腺腺瘤，临床效果显著。

（二）围针疗法

李庆杭等用围针加中药治疗甲状腺腺瘤 23 例，选穴及操作方法为在腺瘤周围取 12 点、6 点、3 点、9 点，常规消毒后，用 30 号 1.5 寸毫针向中间方向平刺，深浅度以刺入肿块表面 0.3cm 为宜，中间 1 针垂直进针刺入 0.5cm，行平补平泻手法，留针 30 分钟，每 10 分钟行针 1 次。每日治疗 1 次，15 次为 1 个疗程，疗程之间隔 5 天。中药配方：海藻 30g，夏枯草 30g，生牡蛎 30g，玄参 30g，皂角刺 50g，连翘 30g，瓜蒌 30g，桔梗 24g，半夏 24g，浙贝母 30g，青皮 24g，制成丸剂，每次口服 9g，日 2 次。结果：痊愈 18 例，占 78.3%；5 例好转后中断治疗，占 21.7%，有效率为 100%。认为围针加中药治疗甲状腺腺瘤具有活血化瘀、消瘿散结的作用，两者配合，相得益彰，使瘿瘤得以消散，其临床效果显著。

第五节 甲状腺癌

一、概述

甲状腺癌是指甲状腺肿块坚硬如石者，属于恶性病变。其特点是结喉处结块，坚硬如石，高低不平，推之不移。如《三因极一病证方论》所说："坚硬不可移者，名曰石瘿。"本病相当于中医学的"瘿病""石瘿""肉瘿"等范畴。

二、病因病机

本病是由于情志内伤，肝脾气逆，痰湿内生，气滞则血瘀，瘀血与痰湿凝结，上逆于颈部而成。或痰瘀结聚颈前，加之素体虚弱或病久耗伤正气，或手术和放射治疗等耗气伤津，导致阴液亏损与痰瘀互结同时存在，虚实并见。或禀赋不足，年老体弱，术后耗伤正气等，导致气阴两虚。

西医学认为，本病的发生与遗传、辐射、自身免疫功能失调等因素有关。有分化型甲状腺癌家族史的人群，患癌可能性较大。青少年使其接受过量的 X 线照射甲状腺可能造成甲状腺细胞核变性，引发癌变。当机体促甲状腺激素水平过高时，甲状腺细胞异常增生不受机体控制时，会形成甲状腺癌。

三、诊断依据

（一）临床表现

本病多见于 30 ～ 40 岁女性，多为颈前结喉处单个肿块，质地坚硬如石，表面凹凸不平，推之不移。若肿块压迫，可引起呼吸或吞咽困难、声音嘶哑等症。容易出现颈淋巴结转移。少数患者原有其他瘿病。

（二）辅助检查

甲状腺同位素扫描显示甲状腺肿物为冷结节；超声和 CT 检查显示甲状腺肿物质地不均，内有沙粒样钙化，边缘不清。穿刺细胞学或活组织病理检查可确诊。

四、治疗原则

（一）中医治疗原则

不能手术者或术后患者配合中药治疗。在辨证论治的基础上，可加用解毒散结等抗肿瘤中药辨病治疗。

（二）西医治疗原则

首选手术治疗。并辅助应用核素、甲状腺激素及放射外照射等治疗。

五、四畔疗法临床应用

针对甲状腺癌，现代医家主要采用围针疗法、热熨疗法等四畔疗法，取得了良好的临床疗效。

（一）围针疗法

远慧茹等对 35 例甲状腺腺瘤门诊患者给予针刺治疗，患者取坐位或仰卧位，肿瘤部位消毒后，左手固定肿物，右手持针从肿物边缘向肿物中心部斜刺，一般要穿透肿物。针刺时针尖斜向中心部刺 8 ～ 10 针，再从肿物上向中心部刺一针，即围刺、扬刺法。各穴均在得气后施捻转泻法 1 分钟，留针 20 分钟。配穴外关、合谷、太冲、足三里、丰隆。每日针刺治疗 1 次，治疗 20 天。结果治疗总有效率为 94.29%。认为局部围刺是取得疗效的主要环节，具有软坚散结化瘀的作用。

（二）热熨疗法

林霜等将 108 例甲状腺术后患者随机分为 2 组各 54 例，对照组于术后第 1 天单纯予粗盐热奄包外敷治疗，将其敷于患者颈项部；治疗组于术后予颈舒散热奄包（木香、虎杖、川木瓜、羌活、威灵仙、川乌、没药各 30g）外敷，配合中医耳穴压豆治疗；取内分泌、交感、神门、肾、心等穴位。结果治疗组切口愈合不佳率、声音嘶哑率及术后疼痛评分均优于对照组（$P < 0.05$）。认为颈舒散热奄包作为散剂采取热奄包的形式直接对颈项部产生作用，可促使药物于皮肤渗透到筋；刺激耳穴可发挥补虚泻实、调理脏腑、疏通经络及调整气血之功效。二者联合，不仅能够缓解患者疼痛感，而且有效促进切口愈合，降低声音嘶哑风险。

参考文献

［1］刘宏方，刁伟强，胡旭辉，等．中药内服结合外敷气瘿穴治疗甲状腺良性结节的临

床研究［J］.中国医药导报，2016，13（3）：150-153.

［2］金航.外敷玄明粉治疗甲状腺囊肿 12 例［J］.中医外治杂志，1997，6（31）：30.

［3］谭双.符晓敏教授治疗甲状腺机能亢进症的经验［J］.中医临床研究，2015，7（28）：20-21.

［4］曹仰华.中药配合针灸治疗地方性甲状腺肿 35 例［J］.菏泽医专学报，2003，15（3）：61.

［5］黄文智.外用消瘿膏治疗甲状腺肿临床观察及护理［J］.湖北中医杂志，2007，29（8）：46.

［6］王媛媛.消瘿止痛散外敷治疗亚急性甲状腺炎（热毒壅盛证）的临床观察［D］.郑州：河南中医药大学，2017.

［7］崔鹏，高天舒，梅兰.中药内服外敷治疗亚急性甲状腺炎临床疗效观察［J］.中华中医药学刊，2012，30（9）：2032-2034.

［8］李理，张宇巍.瘿痛消穴位贴敷治疗亚甲炎的临床观察［J］.世界最新医学信息文摘，2018，18（23）：20-21.

［9］王伟杰，冯志海.瘿痛汤联合消肿止痛膏外敷治疗亚急性甲状腺炎临床观察［J］.中医学报，2018，33（6）：1119-1123.

［10］卢继东，吴松，梁凤霞，等.隔姜灸联合糖皮质激素治疗亚急性甲状腺炎：随机对照研究［J］.中国针灸，2016，36（1）：7-11.

［11］赵一冰，付贵珍，冯志海.冯志海教授治疗亚甲炎急性发作期经验总结报道［J］.中国民族民间医药，2016，25（11）：43-45.

［12］张毅，张敏，黄宁静.外用青黛治疗桥本甲状腺炎疗效及其对甲状腺自身免疫性抗体的影响［J］.中国中医药信息杂志，2014，21（11）：24-27.

［13］胡从富.针刺治疗散发性甲状腺肿 35 例［J］.浙江中医杂志，2005，40（2）：85.

［14］胡国胜，陈汉平，侯永建，等.隔药灸治疗桥本氏甲状腺炎临床观察［J］.中医杂志，1992，30（5）：30-32.

［15］夏勇，夏鸣喆，李艺，等.隔附子饼灸关元、命门为主对桥本甲状腺炎患者甲状腺功能的影响［J］.中国针灸，2012，32（2）：123-126.

［16］徐惠芬.隔药饼灸加左旋甲状腺素钠治疗慢性淋巴细胞性甲状腺炎［J］.浙江中西医结合杂志，2013，23（6）：459-461.

［17］黄文智.外用消瘿膏治疗甲状腺肿临床观察及护理［J］.湖北中医杂志，2007，29（8）：46.

［18］庄连奎.紫金膏贴敷为主治疗甲状腺腺瘤 32 例［J］.浙江中医学院学报，1998，22（1）：23.

［19］包素珍，鲁贤昌.内外兼治甲状腺腺瘤四十五例［J］.浙江中医学院学报，1990，14（6）：21.

［20］远慧茹，卞金玲，郑健刚，等．针刺治疗甲状腺腺瘤 35 例临床观察［J］．中国针
　　　　灸，2000，20（8）：5-6+4.

［21］林霜．中医外治法治疗甲状腺术后并发症的临床观察［J］．中医临床研究，2019，
　　　　11（35）：52-53.

第四章 乳腺疾病

第一节 急性乳腺炎

一、概述

急性乳腺炎是发生在乳房部的最常见的急性化脓性疾病。其临床特点是乳房结块，红肿热痛，溃后脓出稠厚，伴恶寒发热等全身症状。好发于产后1个月以内的哺乳妇女，尤以初产妇为多见。本病相当于中医学的"乳痈"范畴。

二、病因病机

中医学认为本病常由初产妇乳头易碎，或乳头先天畸形、凹陷，影响充分哺乳；或哺乳方法不当，或乳汁多而少饮，或断乳不当，均可导致乳汁郁积，乳络阻塞结块，郁久化热酿脓而成痈肿。或者妇人情志不畅，肝胃郁结，厥阴之气失于疏泄；产后饮食不节，脾胃运化失司，阳明胃热壅滞，均可使乳络闭阻不畅，郁而化热，形成乳痈。还可因为产妇体虚汗出受风，或露胸哺乳外感风邪；或乳儿含乳而睡，口中热毒之气侵入乳孔，均可使乳络郁滞不通，化热成痈。

西医学认为本病多因产后乳汁淤积，或乳头破损，细菌沿淋巴管、乳管侵入乳房，继发感染而成。其致病菌多为金黄色葡萄球菌，其次为白色葡萄球菌和大肠杆菌。

三、诊断依据

1. 多为哺乳期女性，常发生在产后3～4周；也可为非哺乳期女性。

2. 患侧乳房出现红、肿、热、痛等急性炎症表现，常伴有患侧腋窝淋巴结肿大、压痛等，随炎症发展常伴有寒战、高热、脉搏加快等全身中毒表现。

3.实验室检查：白细胞计数明显增高。

4.影像学检查：超声提示有炎性浸润，单个或多个脓腔形成。

四、治疗原则

（一）中医治疗原则

治疗以疏肝清热、通乳散结为原则。强调及早处理，以消为贵。注重疏络通乳，避免过用寒凉药物。积极配合使用多种外治法。

（二）西医治疗原则

消除感染，排空乳汁。早期可应用抗菌药物，脓肿形成后，应及时切开引流。患侧乳房停止哺乳。

五、四畔疗法临床应用

针对急性乳腺炎，现代医家主要采用箍围疗法、贴敷疗法、火针疗法、热熨疗法、熏洗疗法等四畔疗法，取得了良好的临床疗效。

（一）箍围疗法

赵慧朵等将204例非哺乳期乳腺炎患者分为对照组和观察组各102例。对照组采用乳痈方（柴胡15g，香附15g，白芍15g，当归12g，陈皮12g，三棱9g，莪术9g，郁金15g，茯苓12g，全瓜蒌10g，延胡索9g，赤芍9g，蒲公英30g）治疗，观察组采用乳痈方联合外敷中药[将铁箍散（芙蓉叶、紫花地丁、藤黄和冰片）与复方化毒膏（大黄、赤芍、雄黄、川黄连、乳香、没药、贝母、甘草、冰片、牛黄等）]按照1∶1的比例混合，涂抹约1元硬币的厚度，涂抹范围大于病灶范围。结果治疗后，两组症状体征积分均较治疗前低，且观察组低于对照组（$P < 0.05$），观察组临床治疗总有效率高于对照组，观察组复发率低于对照组（$P < 0.05$），认为采用乳痈方联合外敷法治疗非哺乳期乳腺炎，可改善患者临床症状，降低复发率，临床疗效显著。

宁伟将200例非哺乳期乳腺炎患者分为对照组和观察组，对照组100例应用乳痈方（蒲公英20g，瓜蒌、赤芍、当归、金银花、茯苓、益母草、人参、黄芪、当归、川芎、白芍、白术、茯苓、金银花、白芷、甘草、皂角刺、桔梗各15g，延胡索、郁金、陈皮、知母各10g），观察组患者联合外治法（郁乳期应用芙蓉膏、蒲公英等药物外敷，1日3次；成脓期将局部脓肿进行穿刺抽出脓液，必要时切开应用九一丹、八二丹药线引流，再进行外敷；溃后期在脓液排出干净后用生肌散收口，外敷金黄膏或金黄散，患侧应用棉垫束紧促使其收口）进行治疗。结果观察组治疗后总有效率高于对照组（97.00%

vs 66.00%），两组患者均随访 1 年，观察组复发率小于对照组（2.00% vs 19.00%）。认为非哺乳期乳腺炎患者应用乳痈方联合外治法可有效改善患者乳房红肿、疼痛症状，临床效果显著。

（二）贴敷疗法

陈昱君等选取哺乳期急性乳腺炎初期患者 60 例随机分为治疗组和对照组，每组各 30 例。对照组采用瓜蒌牛蒡汤化裁（瓜蒌 15g，牛蒡子 15g，黄芩 9g，栀子 12g，金银花 9g，连翘 9g，蒲公英 15g，皂角刺 9g，青皮 9g，陈皮 9g，柴胡 10g，王不留行 10g（炒），漏芦 9g，甘草 6g）治疗，治疗组在此基础上联合消痈膏（芙蓉叶、三棱、莪术、泽兰叶、王不留行、大黄、黄柏、黄芩、黄连各 250g。配置方法：用凡士林调成 20% 的软膏）外敷治疗，2 组均治疗 5 天。观察 2 组治疗后乳房疼痛、乳房肿块的变化，评价 2 组临床疗效。结果治疗后，治疗组总有效率明显高于对照组（90.0% vs 83.3%，$P < 0.05$），治疗组乳房疼痛评分明显低于对照组（$P < 0.05$），治疗组红肿范围消失时间明显短于对照组（$P < 0.05$）。认为消痈膏外敷联合内服治疗可缓解哺乳期急性乳腺炎初期患者的疼痛，缩小肿块面积，缩短红肿范围消失时间，其临床疗效显著。

廖安平等将 37 例哺乳期乳腺炎患者应用自制芒硝加味金黄散乳贴（芒硝、大黄、天南星、丹参、厚朴、天花粉、漏芦、姜黄、白芷、全蝎、蒲公英）作为试验组，上药研末，用陈醋调匀成糊状，患者敷药前定时排空患乳，敷药厚度 5mm 以上，面积大于炎症面积 2～3cm，摊于棉纸上敷于患处，外面敷盖新鲜荷叶（或保鲜膜）保护，再用腹带、乳罩或绷带固定。同时选取 25 例哺乳期乳腺炎患者作为对照组，对照组采用常规治疗。结果试验组患者的乳腺肿块变小、症状体征的改善及治疗效果明显高于对照组，疗程也明显缩短。认为应用乳贴外敷治疗哺乳期乳腺炎疗效显著。

郭志清等选择气滞热壅证外吹乳痈 74 例，随机分为对照组和治疗组各 37 例，对照组患者采用西医常规治疗，治疗组患者在此基础上加用中药内服（金银花 15g，野菊花 15g，蒲公英 15g，紫背天葵 15g，紫花地丁 15g，生黄芪 30g，当归 15g，穿山甲 3g，皂角刺 20g，川芎 15g，路路通 30g，王不留行 20g，丝瓜络 30g，漏芦 15g），并芒硝 100g，麻油调匀后外敷乳腺。结果治疗组患者体温、中性粒细胞百分比、乳房胀痛较对照组明显改善，两组间有显著差异（$P < 0.05$）；白细胞计数、C 反应蛋白水平较治疗前明显改善。认为中西医结合治疗气滞热壅证外吹乳痈，中药能够清热解毒，消痈散结，较单纯西医治疗能够提高临床疗效。

（三）火针刺法

尹兴玲等采用毫火针赞刺法治疗气滞热壅型外吹乳痈患者 60 例，操作方法为患者取仰卧位，暴露患侧乳房，在肿块周围选择针刺部位，皮肤消毒后，用无菌针灸针的针尖及针体伸入火的外焰烧红后，迅速直刺入肿块部位及膻中、乳根穴约 1mm 深度。毫火针治疗结束后，于局部用火罐罩住肿块使针刺点被纳入罐内为度，留罐 5 分钟，以局部皮肤轻度瘀血为度，通常可拔出少量血液、渗出液等。结果治愈 39 例，好转 18 例，无效 3 例，有效率为 95.0%。治疗后患者乳房疼痛评分、肿块大小评分均较治疗前明显降低（$P < 0.05$），认为毫针赞刺膻中、乳根、阿是穴能够开泻郁火、活血化瘀、消肿止痛，补益气血化生乳汁，治疗气滞热壅型外吹乳痈，临床疗效显著。

吕士琦采用毫火针加膏肓俞刺血拔罐治疗外吹乳痈，选取 84 例外吹乳痈患者随机分为毫火针加膏肓俞刺血拔罐治疗组 42 例，对照组 42 例。治疗组采用无菌毫针烧至通红，沿整个乳房围刺，点刺膻中、中脘、乳根等穴位，其后拔罐，再行膏肓俞刺血拔罐治疗，每日 1 次，治疗 3 天。对照组给予常规治疗。结果治疗组和对照组的愈显率分别为（100.00% vs 78.57%）。治疗组患者在症状体征积分，疼痛缓解程度，肿块消除情况方面明显优于对照组（$P < 0.05$）。认为毫火针加膏肓俞刺血拔罐治疗外吹乳痈具有较好的临床效果，能够尽快解除乳房疼痛，消除肿块，有效阻止脓肿的发生。

（四）热熨疗法

宋永卫将 82 例早期乳痈患者随机分为对照组和治疗组。对照组患者采取常规治疗方案，治疗组患者采取中医综合治疗方案，内服瓜蒌牛蒡汤（瓜蒌皮 18g，牛蒡子 15g，皂角刺 30g，天花粉 10g，黄芩 10g，陈皮 8g，栀子 12g，青皮 10g，柴胡 15g，连翘 10g，金银花 10g，甘草 6g），加味双柏油膏（侧柏叶 18g，大黄 12g，泽兰 12g，黄柏 15g，薄荷 10g）加热到 38 ～ 40℃，贴敷在患乳结块部位或肿痛部位，并实施揉抓排乳疗法。结果治疗后治疗组的总有效率高于对照组（92.68% vs 75.61%），不良反应发生率明显低于对照组（7.32% vs 24.39%）。认为采用中医综合疗法治疗早期乳痈的治疗效果显著。

刘勇等将 70 例哺乳期急性乳腺炎患者随机分为治疗组及对照组。治疗组用金黄散外敷（大黄 160g，黄柏 160g，天花粉 320g，白芷 16g，厚朴 64g，姜黄 160g，生苍术 64g，生天南星 64g，陈皮 64g，甘草 64g），外敷方法为将金黄散用植物油或蜂蜜调成糊状，涂敷于纱布上，特定电磁波适当加热后外敷于患处，外敷范围超出肿块边缘约 2cm，露出乳头，以利于乳汁排出。并抓揉排乳和穴位按摩（膻中、乳根、少泽、内关、肩井、太冲）。对照组采用 50% 硫酸镁湿热敷。结果治疗组的总有效率高于对照组（100% vs 85.71%，$P < 0.05$），且治疗组的乳房红肿面积、疼痛程度及乳汁分泌情况的改善程度优于对照组（$P < 0.05$）。认为中医外治法综合治疗哺乳期急性乳腺炎可避免内服药物对哺乳的影响，有利于产妇的康复及婴儿的健康，临床效果显著。

（五）熏洗疗法

金彩香等将 80 例哺乳期乳痈患者随机分成试验组和对照组各 40 例，试验组给予中药熏蒸（蒲公英 30g，金银花 15g，醋柴胡 15g，赤芍 30g，紫花地丁 30g，红花 5g）加按摩治疗，对照组给予按摩治疗。结果试验组患者乳房红肿消退时间优于对照组。认为中药熏蒸配合按摩治疗哺乳期乳痈临床疗效稳定、可操作性强、医疗成本低、简便易行，不影响正常哺乳。

第二节 浆细胞性乳腺炎

一、概述

浆细胞性乳腺炎是发生于非哺乳期和非妊娠期妇女的慢性化脓性乳腺疾病。其临床特点是常有乳头凹陷或溢液，化脓溃破后脓液中夹有粉刺样物质，易反复发作，形成瘘管，经久难愈，全身症状较轻。本病相当于中医学的"粉刺性乳痈"范畴。

二、病因病机

中医学认为本病素有乳头凹陷畸形，加之情志抑郁不畅，肝郁气滞，经络阻滞，气血瘀滞，聚结成块，郁蒸腐肉酿脓而成，溃后容易成瘘；若气郁化火，迫血妄行，可有乳头溢血。

西医学认为本病由于乳头凹陷或乳腺导管堵塞，积聚物分解产生的化学性物质刺激导管壁而引起管壁炎性细胞浸润和纤维组织增生。

三、诊断依据

（一）临床表现

好发于 30～50 岁的非哺乳期妇女，发病部位多位于乳晕区，以乳晕后方多见，多伴乳头内陷。早期多为不同程度的乳腺导管扩张，多表现为单侧或双侧乳头溢液，可为浆液性或血性溢液。导管周围发生炎症时，表现为乳晕区或乳晕后方肿块，质地尚软，可伴触痛，可自愈，易复发。随着病情进展，乳晕区或乳晕后方脓肿形成，皮肤红肿，皮温升高，触痛明显，可呈多灶性分布，后期脓肿可自发破溃，迁延不愈，形成瘘管或窦道。

（二）辅助检查

乳腺超声和磁共振检查有助于明确诊断，判断病变范围。一般脓液培养提示无细菌生长。乳腺病灶空芯针穿刺组织病理学支持非特异性炎症性病变。

四、治疗原则

（一）中医治疗原则

注意内治与外治相结合。未溃偏重内治，治以疏肝清热，化滞通乳；已溃偏重外治，治以活血解毒，消肿排脓。乳头溢液患者宜寻找病因，适当对症处理。

（二）西医治疗原则

首选手术治疗，病情严重时可考虑酌情加用抗生素、糖皮质激素治疗。

五、四畔疗法临床应用

针对浆细胞性乳腺炎，现代医家主要采用箍围疗法、贴敷疗法、热熨疗法、外洗疗法等四畔疗法，取得了良好的临床疗效。

（一）箍围疗法

彭锦芳等将 50 例粉刺性乳痈女性患者随机分为治疗组 27 例和对照组 23 例。治疗组给予自制金黄膏、拔毒生肌膏、九一丹外敷。具体方法为创面和周围外敷金黄膏（黄柏 75g，大黄 75g，姜黄 75g，白芷 75g，天花粉 150g，苍术 30g，厚朴 30g，胆南星 30g，陈皮 30g），根据情况每 1～2 天换药 1 次。露出新鲜红活肉芽创面后，改用拔毒生肌膏（桑枝 60g，大黄 60g，地榆 60g，白芷 100g，川椒 8g 等）外敷，掺上九一丹（9 份熟石膏，1 份红升丹）填塞创面，每 2 天换药 1 次。对照组创面用 0.2% 雷佛奴尔外敷，每 2 天换药 1 次。结果治疗组有效率明显高于对照组（92.6% vs 56.5%）。认为中药外敷有清热解毒、活血消肿、生肌敛口之功效。

赵卫兵等将 134 例浆细胞乳腺炎患者采用分期辨证内外合治治疗。对于以乳腺肿块为主的患者，主要采用箍围法治疗，予金黄膏（大黄、黄柏、姜黄、白芷、天南星、陈皮、苍术、厚朴、甘草、天花粉）外敷。已有脓肿及脓肿已破的患者则可采用内服中药的药渣的热熨疗法。内服中药分期论治：溢液期的中药用女贞子、红景天、鹿角霜、瓜蒌、蜂房、路路通；肿块期用白花蛇舌草、连翘、夏枯草、生牡蛎、石见穿、浙贝母；脓肿期用赤芍、败酱草、皂角刺、黄芪；瘘管期用柴胡、郁金、香附、陈皮、苍术、茯苓。结果 134 例病例治疗后痊愈 114 例，好转 14 例，有 6 例放弃治疗，痊愈率为 85%。认为本病分期辨证内外合治治疗浆细胞乳腺炎疗效显著。

（二）贴敷疗法

李可嘉将 80 例粉刺性乳痈患者随机分为两组各 40 例，对照组予以常规西医治疗，治疗组应用中药外敷（大青叶、芙蓉叶、大黄、黄柏各 10g，五倍子、浙贝母、白芷、铅丹、没药、乳香各 8g，白矾、胆矾、铜绿、黄蜡各 3g）配合西黄胶囊治疗。结果治疗组的治疗总有效率高于对照组（95.00% vs 80.00%）；半年后随访中治疗组的复发率明显低于对照组（3.57% vs 21.88%）。认为应用中药外敷配合西黄胶囊治疗粉刺性乳痈，可更好地改善患者的症状，提高治疗效果，还可有效预防疾病复发。

（三）热熨疗法

张颖等将 70 例粉刺性乳痈患者随机分为两组各 35 例。对照组采用常规治疗。治疗组在内服柴蒌消痈汤（柴胡、青皮、陈皮各 9g，瓜蒌、炒白芍、赤芍、延胡索、莪术、浙贝母、丹参各 12g，当归、薏苡仁、蒲公英、生牡蛎、夏枯草 15g），外贴消结止痛膏（附子、当归、桂枝、淫羊藿、菟丝子、僵蚕、赤芍、三棱、昆布、海藻、延胡索、川楝子、陈皮、香橼）。结果治疗组总有效率明显高于对照组（100.0% vs 91.4%）。认为柴蒌消痈汤结合消结止痛膏外贴法治疗粉刺性乳痈具有较好的临床疗效，可减少复发，更好的保持乳房外形。

（四）外洗疗法

薛静娴等将 40 例浆细胞性乳腺炎患者随机分为两组各 20 例。所有患者切开排脓或脓肿自溃后，对照组生理盐水冲洗，生理盐水纱条引流；治疗组采用疮灵液（黄蜀葵花、红花、大黄、诃子）30mL 冲洗，疮灵液纱条引流，1 周 2 次，共 4 周。结果治疗组肿块缩小程度，疼痛评分减轻程度，肿瘤坏死因子 α、白介素 1β 及干扰素 -γ 水平降低幅度较对照组更为明显（$P < 0.05$）。认为疮灵液具有燥湿排脓、清热解毒、收敛生肌、活血化瘀之效，而外用疮灵液可抑制局部的炎症，缩小浆细胞性乳腺炎的局部肿块。

第三节 乳腺增生病

一、概述

乳腺增生病是乳腺组织的既非炎症也非肿瘤的良性增生性疾病。其临床特点是单侧或双侧乳房疼痛并出现肿块，乳痛和肿块与月经周期及情志变化密切相关。本病好发于 25 ～ 45 岁的中青年妇女。本病相当于中医学的"乳癖"范畴。

二、病因病机

中医学认为由于情志不遂，久郁伤肝，或受到精神刺激，急躁易怒，导致肝气郁结，气机阻滞于乳房，经脉阻塞不通，不通则痛，引起乳房疼痛；肝气郁久化热，热灼津液为痰，气滞、痰凝、血瘀，即可形成乳房肿块。或因肝肾不足，冲任失调，使气血瘀滞；或脾肾阳虚，痰湿内结，经脉阻塞而致乳房结块、疼痛、月经不调。

西医学认为该病是因为内分泌激素代谢失衡，雌激素水平增高，对乳腺产生持续刺激，导致乳腺组织发生增生性改变。

三、诊断依据

1.发病年龄多在 25 ～ 45 岁。城市妇女的发病率高于农村妇女。

2.乳房疼痛以胀痛为主，疼痛常在月经前加剧，经后疼痛减轻，或疼痛随情绪波动而变化。

3.乳房肿块可发生于单侧或双侧，肿块的质地中等或硬韧，表面光滑或呈颗粒状，活动度好，大多伴有压痛。肿块的大小不一，直径一般在 1 ～ 2cm，大者可超过 3cm。肿块的形态常可分为片块型、结节型、混合型、弥漫型。乳房肿块可于经前期增大变硬，经后稍见缩小变软。

4.乳房疼痛和乳房肿块可同时出现，也可先后出现，或以乳痛为主，或以乳房肿块为主。患者常伴有月经失调、心烦易怒等症状。

5.乳房超声检查、钼靶 X 线摄片有助于诊断和鉴别诊断。对于肿块较硬或较大者，可考虑做组织病理学检查。

四、治疗原则

（一）中医治疗原则

止痛与消块是治疗本病之要点。根据辨证属肝郁痰凝或者冲任失调而施以疏肝解郁、调摄冲任和化痰散结治法。

（二）西医治疗原则

对症治疗。对于长期服药而肿块不消反而增大，且质地较硬，边缘不清，疑有恶变者，应手术切除。

五、四畔疗法临床应用

针对乳腺增生病，现代医家主要采用箍围疗法、贴敷疗法、火针刺法、热熨疗法、熏洗疗法等四畔疗法，取得了良好的临床疗效。

（一）箍围疗法

王瑞智选取乳腺增生症患者 83 例，以乳疾散（郁金、王不留行、穿山甲、山慈菇、土贝母、白花蛇舌草各 30g，红花、乳香、没药、莪术、血竭、香橼、夏枯草、五倍子、昆布、木鳖子各 20g，冰片 6g）研面装瓶备用，使用时取适量药粉用米醋调和成软膏状，平摊于病变部位相应大小的纱布上敷于病变局部，药膏 0.3 ～ 0.4cm 厚，敷于病变局部，每隔 2 天换药 1 次，10 次为 1 疗程。结果痊愈 35 例，好转 46 例，无效 2 例，总有效率 97.6%。说明乳疾散中诸药合用行疏肝理气、软坚散结、清热解毒之功，直接敷于患处，更便于吸收，使乳癖得消。

（二）贴敷疗法

娄海波等选取乳腺增生病 60 例，随机分为对照组和治疗组，对照组采用小金丸治疗。治疗组采用内外治相结合的方法，内服方剂为柴胡 9g，川楝子 12g，薏苡仁 30g，茯苓 12g，仙茅 9g，淫羊藿 10g，香附 12g，三棱 10g，莪术 12g，青陈皮各 10g；外用贴膏为将甘遂、木鳖子、生草乌等按传统制膏法制作，贴膏视局部肿块大小而别，5 天一换，连用 3 个月。结果治疗组治愈 15 例，显效 8 例，有效 3 例，无效 4 例，总有效率 86.7%；对照组治愈 7 例，显效 10 例，有效 4 例，无效 9 例，总有效率 70.0%，治疗组优于对照组。说明内外治合用治疗乳腺增生病能行气化痰散瘀、调摄冲任，使痰瘀得去，乳癖得消。

黄巧等选取乳腺增生病患者 60 例，随机分为对照组和治疗组。对照组采取远端取穴法，选用双侧间使、三阴交、丰隆及四关穴（合谷、太冲）共 10 个穴位。针刺穴位皮肤消毒，每日 1 次，腧穴针刺达到一定深度有针感后留针，留针 20 分钟。治疗组在此基础上采用消化膏（炒炮姜 30g，草红花 24g，肉桂 15g，白芥子 18g，麻黄 21g，天南星 18g，法半夏 21g，黑附子 21g）进行局部湿热敷治疗，每次湿热敷治疗 20 分钟，每日 1 次。结果治疗组在缓解乳房疼痛、改善情感积分、缩小乳房肿块、改善肿块质地、改善中医证候积分方面，疗效均优于对照组（$P < 0.05$）。说明消化膏全方具有温筋通络、活血化瘀、散寒止痛等作用，湿热敷疗法可加快清除疼痛部位的代谢废物、炎性渗出物及致痛物质，从而使疼痛得到缓解，从而提高乳痛症的中医疾病疗效，改善全身症状，达到全身调节的目的。

申艳梅等选取乳腺增生病 106 例，随机分为治疗组和对照组各 53 例。对照组口服乳核散结片，同时外敷消炎镇痛膏。治疗组以乳癖汤方（柴胡、香附、当归、白芍、白术、莪术、全蝎、浙贝母、鳖甲、海藻、穿山甲）口服；外用消癖乳罩（柴胡、乳香、没药、海藻、昆布、当归、淫羊藿、生牡蛎、冰片等份）碾成细末，装入用纯棉细布制成的布袋中，将药袋放入乳罩内紧贴于患处；治疗2个月。结果治疗组的总有效率优于对照组（92.5% vs 73.6%）。说明乳癖汤以逍遥散疏肝理气为主，兼能活血化瘀、软坚散结，消癖乳罩方可通经止痛，活血化瘀，软坚散结，局部外用可使药物直达病所，具有消癖止痛之功效。

申艳梅等用消癖搽剂辅以近红外热磁振治疗乳腺增生症53例，消癖搽剂方（乳香、没药各20g，路路通、瓜蒌皮、海藻、昆布各30g，生牡蛎40g）制成酊剂，用时以棉签蘸药液搽于患处。再用近红外热磁振治疗仪治疗20～30分钟，每日1～2次，15天为1个疗程。结果治愈38例，好转11例，未愈4例，总有效率为92.5%。说明消癖搽剂方能疏肝理气，活血通络，化瘀止痛，软坚散结，外热磁振治疗仪振动按摩时可消除肿胀压迫、减少瘀滞，使疼痛消失，二者合用可将药物导入患部，渗透于乳腺，改善局部微循环，消除组织硬结，能取得较好的临床效果。

杨军等采用JY-2320型红外线乳腺治疗仪中药离子导入外治乳腺增生病386例，同时与口服乳块消及乳癖消片的336例对照组做对比观察。治疗组将中药乳香6g，没药6g，当归12g，红花15g，血竭6g等药制成酊剂，给红外线乳腺治疗仪2个治疗手柄的储药盒中每次各注入3～5mL。每次治疗20～30分钟，1次/天。10天1个疗程。1疗程结束后，间隔2～4天，行下一疗程，一般治疗6～12个疗程。结果治疗组的总有效率优于对照组（87.6% vs 70.5%）。说明中西医结合治疗乳腺增生病可以更快减轻乳房疼痛，缩小乳房肿块，治疗效果及预后也更好。

（三）火针刺法

万欢等采用火针配合针刺治疗乳腺增生患者40例，操作方法：消毒后将火针烧至通红白亮时，迅速由外向内点刺乳腺增生的肿块结节，疾进疾出，直至点刺所有肿块，火针治疗结束后，采用普通毫针治疗，取三阴交、血海、足三里、太溪四穴，采用针灸泻法；膻中、乳根、屋翳、肩井、天宗采用平刺，得气后留针30分钟，期间行针3次，均隔日1次，14天为1个疗程，持续治疗6疗程。结果治愈23例，好转13例，无效4例，总有效率为90.0%。说明火针兼有的针刺与温热的双重作用，再配合毫针，诸穴合用共奏调节气血、行气通络、散结开瘀之功。

（四）热熨疗法

何清源等选取乳腺增生患者80例，随机分为对照组和治疗组各40例。对照组采用乳癖克贴治疗。治疗组采用乳癖消熨剂，熨剂制备方法是将蒲公英、鸡血藤、木香、鹿角、昆布、漏芦、牡丹皮、三七、天花粉、赤芍、海藻、玄参、夏枯草、连翘、红花加水、氯化钠、木粉、活性炭、铁粉、醋酸，混合储存，24小时后装入可透气的纸袋，再装入密封塑料袋内备用。使用时将密封塑料外袋打开，取出内袋，抖动内袋至开始发热后置入患处（胸罩内）即可。结果治疗组的总有效率优于对照组（100% vs 90%）。说明乳癖消熨剂具有活血理气、解毒散结、软坚消癥等功能，并借助熨剂缓慢产热透皮作用，使其中药物的功能直达病所，治疗乳腺囊性增生病显效快、疗效确切、疗程短、使用方便、安全、无副作用。

（五）熏洗疗法

张亚利等将 56 例乳腺增生病患者，以苦参 60g，透骨草 30g，当归 15g，川芎 10g，乳香 15g，没药 15g，红花 10g，艾叶 30g，金银花 15g，荆芥 15g，防风 10g，白芷 15g，甘草 6g，葱根 7 棵，槐树枝 7 节煎水外洗，每晚外洗患乳 1 次，时间约 30 分钟，然后用手托乳房晃动 3～5 分钟，1 剂外洗 3 次，每晚 1 次。结果 56 例患者治疗时间最短者 9 天，最长者 56 天，配合口服天冬素、逍遥丸者 18 人，痊愈 37 人，好转 19 人，总有效率 100%。说明方中透骨草、艾叶温经通络止痛，当归、川芎、乳香、没药、红花活血化瘀止痛，荆芥、防风、白芷、葱根辛温轻散，能发邪从毛窍出，双花、甘草、槐枝清热解毒，苦参清热燥湿。局部外洗，使药力直达病处，使经络气血通畅，对于乳腺增生病有很好的疗效。

第四节　乳腺癌

一、概述

乳腺癌是指乳房部的恶性肿瘤。其临床特点是乳房部出现无痛、无热、皮色不变而质地坚硬的肿块，推之不移，表面不光滑，凹凸不平，或乳头溢血，晚期溃烂，凹如泛莲。本病相当于中医学的"乳岩"范畴。

二、病因病机

中医学认为，乳腺癌的发病是由于情志失调、饮食失节、冲任不调或先天禀赋不足引起的机体阴阳平衡失调，脏腑失和，致使邪毒之气阻塞经络，气滞血瘀或日久停痰结瘀，发为本病。

西医学认为，本病的发病原因尚不明确，未经生育的妇女，月经初潮早（＜12 岁）、绝经晚（＞55 岁）、不孕及初次生育年龄晚（＞30 岁）、哺乳时间短、停经后进行雌激素替代疗法的妇女以及乳腺癌家族史的妇女发病率相对较高。

三、诊断依据

1. 发病年龄一般在 40 ～ 60 岁，绝经期妇女发病率相对较高。

2. 临床分类及表现：可分为一般类型乳腺癌及特殊类型乳腺癌。

（1）一般类型乳腺癌

常为乳房内触及无痛性肿块，边界不清，质地坚硬，表面不光滑，不易推动，常与皮肤粘连而呈现酒窝征，个别可伴乳头血性或水样溢液。后期随着癌肿逐渐增大，产生不同程度疼痛，皮肤可呈橘皮样水肿、变色；病变周围可出现散在的小肿块，状如堆栗；乳头内缩或抬高，偶可见到皮肤溃疡。

（2）特殊类型乳腺癌

①炎性癌：临床少见，多发于青年妇女，半数发生在妊娠或哺乳期。起病急骤，乳房迅速增大，皮肤肿胀，色红或紫红，发热，但无明显的肿块。转移甚广，对侧乳房往往不久即被侵及，并很早出现腋窝部、锁骨上淋巴结肿大。本病恶性程度极高，病程较短，常于 1 年内死亡。

②湿疹样癌：早期临床表现似慢性湿疮，乳头和乳晕的皮肤发红，轻度糜烂，有浆液渗出，有时覆盖着黄褐色的鳞屑状痂皮。病变的皮肤甚硬，与周围分界清楚。多数患者感到奇痒，或有轻微灼痛。中期为数年后病变蔓延到乳晕以外皮肤，色紫而硬，乳头凹陷。后期表现为溃后易于出血，逐渐乳头蚀落，疮口凹陷，边缘坚硬，乳房内也可出现坚硬的肿块。

③超声检查、钼靶 X 线摄片和磁共振等影像学检查是诊断乳腺癌的重要参考。病理检查是乳腺癌的最终确诊的依据。

四、治疗原则

（一）中医治疗原则

乳腺癌的治疗原则上以手术为主。中医药治疗对晚期和手术患者有良好的调治作用，对放化疗有减毒增效的作用，可提高患者生存质量，是乳腺癌综合治疗的重要部分。

（二）西医治疗原则

手术治疗是乳腺癌的主要治疗方法之一，还有辅助化学药物、内分泌、放射治疗和生物治疗等。

五、四畔疗法临床应用

针对乳腺癌，现代医家主要采用贴敷疗法、火针疗法等四畔疗法，起到辅助治疗作用。

（一）贴敷疗法

王凤娟等将 60 例乳腺癌患者随机分为治疗组和对照组各 30 例，对照组患者予以西医常规治疗。治疗组在此基础上加用药物贴敷（双黄连 2400mg，利多卡因 100mg，两者混合搅拌均匀制成药膏）于膻中穴、乳根穴、乳中穴、极泉穴、天池穴。每日更换 1 次，2 周为 1 个疗程。结果治疗组总有效率明显高于对照组（83% vs 33%），治疗组乳腺肿块减小、止痛明显，疗效确切，且方法简便。说明双黄连利多卡因穴位贴敷是缓解乳腺癌临床症状的有效途径。

张云玲等将 130 例乳腺浸润性导管癌患者随机分成对照组和观察组各 65 例，对照组采用常规治疗。观察组在此基础上采用穴位贴敷（丁香、法半夏、吴茱萸等比例碾细，取适量与醋调成糊状，纱布包裹做成球状），睡前贴敷患者双侧足三里及内关穴。干预 3 个月。结果表明观察组血清乙酰胆碱酯酶活性、抑制素均高于对照组，而胃泌素、胃动素低于对照组；化疗住院期间，观察组患者胃肠道反应轻于对照组。说明穴位贴敷对于乳腺癌患者化疗后效果显著，可明显提高其胃肠道功能，从而有效减少化疗副作用。

（二）火针刺法

刘晓芳选取 82 例乳腺癌患者随机分为观察组和对照组各 41 例，对照组给予乳腺癌对症支持治疗。观察组在此基础上给予火针针刺阿是穴、膻中穴、乳根穴、屋翳穴等穴位，隔日一次，持续 4 周。结果治疗后观察组疼痛评分（NRS 数字分级法）显著低于对照组（$P < 0.05$）；从躯体、情绪、认知、社会、角色、整体等各方面评分比较，观察组患者生活质量显著高于对照组（$P < 0.05$）。表明在乳腺癌常规支持治疗的基础上，实施火针治疗能够显著缓解患者癌痛，同时可以提高患者生活质量。

参考文献

［1］王睿智.乳疾散治疗乳腺增生症 83 例［J］.陕西中医，1995，16（6）：256.

［2］徐勤.外敷结合内服治疗乳腺增生病 200 例临床观察［J］.浙江中西医结合杂志，2008，18（6）：369-370.

［3］娄海波，楼丽华，赵虹.内外兼治治疗乳腺增生病 30 例［J］.江西中医药，2005，36（8）：41-42.

［4］陈刚.复方灵仙膏治疗乳腺增生病 56 例［J］.中医外治杂志，2005，14（5）：

18–19.

［5］罗纪峰.穴贴治疗乳腺增生病86例［J］.中医外科杂志，2007，16（2）：48.

［6］黄巧.中药湿热敷治疗中、重度周期性乳痛症的临床研究［D］.北京：北京中医药大学，2016.

［7］万欢，张录杰.火针配合针刺治疗乳腺增生40例［J］.上海针灸杂志，2014，33（1）：63.

［8］何清源，张宇，刘晓红，等.乳癖消熨剂治疗乳腺囊性增生病［J］.江西中医药，2005，36（7）：16–17.

［9］申艳梅，王贤斌.乳癖汤配合消癖乳罩治疗乳腺增生病临床观察［J］.湖北中医杂志，2008，30（3）：33.

［10］文明峰.自拟乳罩散外治乳腺增生29例［J］.中医外治杂志，1998，4（7）：17.

［11］申艳梅，谭运兰.消癖搽剂辅以近红外热磁振治疗乳腺增生症53例［J］.湖北中医杂志，2002，24（2）：32.

［12］杨军，王红萍.乳腺囊性增生病不同治疗方法的效果分析［J］.2007，27（4）：29–31.

［13］张亚利，张瑞海，殷秀娟.中药外洗法治疗乳腺小叶增生56例［J］.中医外治杂志，2001，10（3）：24.

［14］赵慧朵，程旭锋.乳痈方联合外治法对非哺乳期乳腺炎患者的影响［J］.实用中西医结合临床，2020，20（6）：35–36.

［15］宁伟.乳痈方结合外治法治疗非哺乳期乳腺炎的临床疗效观察［J］.海峡药学，2019，31（1）：217–218.

［16］陈昱君，朱永军.消痈膏联合内服治疗哺乳期急性乳腺炎初期的临床研究［J］.现代中西医结合杂志，2020，29（17）：1884–1886+1890.

［17］廖安平，李伟，朱时飞.芒硝加味金黄散乳贴综合治疗哺乳期乳腺炎临床观察［J］.中国中医药现代远程教育，2020，18（10）：79–81.

［18］郭志清，吴俞虹，刘萍萍，等.中西医结合治疗外吹乳痈初期气滞热壅证74例临床观察［J］.中医临床研究，2020，12（5）：108–110.

［19］尹兴玲，刘攀.毫火针赞刺法治疗气滞热壅型外吹乳痈60例［J］.中国针灸，2020，40（3）：325–326.

［20］吕士琦.毫火针加膏肓俞刺血拔罐治疗外吹乳痈的临床观察［J］.光明中医，2017，32（20）：2970–2973.

［21］宋永卫.中医综合疗法治疗早期乳痈的临床疗效观察［J］.中国现代药物应用，2019，13（12）：155–156.

［22］刘勇，王莉.中医外治法综合治疗哺乳期急性乳腺炎初期疗效观察［J］.河北中医，2017，39（2）：208–211+237.

［23］金彩香，王裕玲，顾巧丽，等.中药熏蒸配合按摩疗法对初产妇哺乳期乳痈的疗

效观察研究 [J]. 中医临床研究，2018，10（28）：104-105.

[24] 彭锦芳. 自制金黄膏、拔毒生肌膏、九一丹外敷治疗粉刺性乳痈 27 例 [J]. 山东医药，2014，54（11）：101-102.

[25] 赵卫兵，郑丽，张晓军. 分期辨证内外合治治疗浆细胞乳腺炎 134 例 [J]. 世界中西医结合杂志，2015，10（10）：1427-1429.

[26] 李可嘉. 西黄胶囊配合中药外敷治疗粉刺性乳痈的效果 [J]. 临床医学研究与实践，2018，3（16）：131-132.

[27] 张颖，蔡国良，王玉珍，等. 中药内服外贴法治疗粉刺性乳痈的临床研究 [J]. 陕西中医药大学学报，2016，39（3）：66-68.

[28] 薛静娴，曹思涵，唐甜，等. 疮灵液外治对浆细胞性乳腺炎肿块的影响 [J]. 中国中西医结合杂志，2020，40（4）：418-421.

[29] 王凤娟，张静. 双黄连利多卡因联合穴位贴敷缓解 60 例乳腺癌症状的疗效观察 [J]. 中国现代药物应用，2015，9（5）：125-126.

[30] 张云玲，叶春丽，毛爱钰. 穴位贴敷联合情志护理干预乳腺癌化疗患者效果研究 [J]. 新中医，2020，52（15）：173-176.

[31] 刘晓芳. 火针治疗乳腺癌对患者生活质量的影响观察 [J]. 世界最新医学信息文摘，2018，18（61）：136+170.

第五章　皮肤病

第一节　银屑病

一、概述

银屑病是一种以红斑、丘疹、鳞屑损害为主要表现的慢性复发性炎症性皮肤病。其临床特点为在红斑的基础上覆有因白色鳞屑，刮去鳞屑有薄膜及点状出血，病程长，反复发作为。男性多于女性，北方多于南方，春冬季易发或加重，夏秋季多缓解，本病相当于中医学的"白疕"范畴。

二、病因病机

中医学认为本病因营血亏损，血热内蕴，化燥生风，肌肤失养所致。初起内有蕴热，外感风寒或风热之邪侵袭肌肤，蕴结不散而发；或兼湿热蕴积，外不能宣泄，内不能利导，阻于肌表而发。病久则耗伤营血，阴血亏虚，生风化燥，肌肤失养，或加之素体虚弱，气血不足，病程日久，气血运行不畅，以致经脉阻塞，气血瘀结，肌肤失养而反复不愈，或热毒炽盛，气血两燔而发。

西医对本病的病因尚未完全明确，一般认为发病与遗传因素、环境因素、感染因素、代谢障碍、内分泌及免疫等多种因素有关。通过免疫介导的共同通路，最后引起角质形成细胞发生增殖。

三、诊断依据

本病以临床表现及组织病理学检查为诊断标准。

根据临床表现一般分为寻常型、脓疱型、关节型和红皮病型4种类型。

（一）寻常型

临床最多见，发病较急，皮损初起为针头大小丘疹，逐渐扩大为淡红色红斑及斑丘疹，融合成不同斑片，边缘清楚，上覆以多层银白色糠秕状鳞屑，轻轻刮去鳞屑。可见一层淡红色半透明发亮的薄膜，称薄膜现象。刮除薄膜后可见小出血点，称为点状出血现象，为本病特征性皮损。发生在头部，其发成束状，但毛发正常，无脱落；发生在指甲，则甲板呈顶针状。

皮损可发生于身体各处，对称分布，初发时多在头皮及肘、膝关节等处。可见点滴状、钱币状、斑块状等多种形态。

根据病情，病程一般分为三期：

1. 进行期

新皮疹不断出现，原皮疹不断扩大，颜色鲜红，鳞屑较多，针刺、摩擦、外伤处可出现皮疹，即"同形反应"阳性。

2. 静止期

病情稳定，基本无新疹出现，原皮疹色暗红，鳞屑减少，既不扩大，也不消退。

3. 退行期

皮损缩小，颜色变淡，鳞屑减少或从中心开始消退，遗留暂时性的色素减退斑或色素沉着斑。

组织病理学改变主要为显著角化不全，颗粒层变薄或消失，棘层增厚，表皮突延长，深入真皮。真皮乳头呈杵状向表皮内上伸。真皮浅层血管周围淋巴细胞浸润。

（二）脓疱型

临床少见，可继发于寻常型，亦可为原发性。临床上可分为泛发性和掌跖脓疱型两种。

1. 泛发性脓疱型

临床表现为皮疹初发多为炎性红斑，或在寻常型银屑病的皮损伤上出现密集的、针尖到粟粒大、黄白色浅在的小脓疱，表面覆盖少量鳞屑，约2周消退，再发新脓疱；严重者，可急性发病，全身出现密集脓疱，并融合成脓湖。实验室检查示血白细胞增高，血沉加快，可有低蛋白血症及低钙血症。

2. 掌跖脓疱型

临床表现为皮损仅限于手、足部，掌跖出现对称性红斑，其上密集针尖至粟粒大小的脓疱，不易破溃，2周左右干枯、结痂、脱皮、脓疱常反复发作，顽固难愈。组织病理学检查示表皮内海绵状脓疱，疱内多数嗜中性粒细胞，脓疱多位于棘细胞上层。真皮浅层血管扩张，周围有淋巴细胞和组织细胞及少量中性粒细胞浸润。

（三）关节炎型

西医又称银屑病性关节炎。除有红斑、鳞屑外，又有关节的酸痛、肿胀、活动受限，甚至变形。多侵犯指（趾）末段关节，关节红肿热痛，可见骨质疏松，可伴有发热等全身症状。实验室检查示类风湿因子阴性，血沉增快，X 线检查见有类似类风湿关节炎的骨关节破坏。

（四）红皮病型

西医称为银屑病性剥脱性皮炎。常由寻常型治疗不当或脓疱型消退过程中转变而成。表现为全身皮肤弥漫性潮红、肿胀、浸润和大量脱屑，仅有少量片状正常皮肤（称"皮岛"），掌跖角化，指（趾）甲增厚甚至脱落。可伴有发热、畏寒、头痛及关节痛、淋巴结肿大等全身症状。病程较长，可数月或数年不愈。组织病理学检查：除白疕的病理改变外，与慢性皮炎相似，呈明显的角化不全，颗粒层消失，棘层肥厚，上皮脚延长，表皮细胞内及细胞间水肿，真皮浅层水肿，血管扩张充血，周围炎性细胞浸润。

四、治疗原则

（一）中医治疗原则

本病进行期多以清热凉血解毒为基本治疗原则，静止期多以养血滋阴润燥或活血化瘀、解毒通络为基本治疗原则，对于特殊型则注重标本兼治。

（二）西医治疗原则

银屑病有局部治疗、物理治疗和系统治疗等多种疗法。临床医师应权衡利弊，根据个体病因、疾病亚型、严重程度和治疗要求合理制定治疗方案。对中、重度银屑病患者，若单一疗法效果不佳，应予联合、交替或序贯疗法治疗。

五、四畔疗法临床应用

针对银屑病，现代医家主要采用围针刺疗法、走罐疗法、溻渍疗法、中药封包疗法等四畔疗法，提高临床疗效。

（一）围针刺疗法

张秀君等用电针围刺治疗静止期寻常型银屑病患者 120 例，随机分成对照组和电针围刺组，电针围刺治疗组将皮损用 4 根针顺时针围刺，以刺至真皮下、筋膜上为度，30 分钟 / 次每例患者取 2 块皮损，每 3 天 1 次，治疗 10 次。空白对照组皮损不给予治疗手段。结果电针围刺治疗组，较治疗前硬厚斑块分解、皮损颜色变淡、鳞屑变薄；CLSM（皮肤 CT）检测局部皮损，电针围刺组各项数值均明显低于空白对照组，差异有统计学意义（$P < 0.05$）。认为电针围刺具有活血化瘀和消炎作用，可通过使表皮厚度变薄、乳头密度增多、血管直径变小而达到治疗静止期寻常型银屑病患者。

韦福巧等用围刺疗法联合血府逐瘀汤口服治疗斑块型银屑病，其中对照组予以血府逐瘀汤（生地黄 10g，炒枳壳 15g，红花 6g，赤芍、柴胡各 10g，桃仁 6g，川芎、桔梗、川牛膝、甘草各 10g）口服，配合 1% 他扎罗汀乳膏治疗。治疗组在此基础上在皮疹处围刺治疗（根据皮损斑块范围的大小，在其皮损周围约 1cm 处取穴，针与针间距可保持约 3cm，留针 30 分钟）。结果治疗组的愈显率高于对照组（74.07% vs 57.14%，$P < 0.05$）。认为围刺使病变部位血流丰富，能有效抑制表皮细胞增生角化过程，使皮疹消退速度加快并且缓解瘙痒。

（二）走罐疗法

何斌等用走罐法治疗寻常型银屑病血瘀证，分为观察组和对照组各 60 例，观察组予走罐法（双手握住火罐，依次循足太阳膀胱经第一侧线、华佗夹脊穴由上自下往返推移，速度为 10 ~ 15cm/s，依此法重复作用于皮损处 40 次，吸附力以罐内皮肤约凸起 3 ~ 4mm）治疗，对照组予以异维 A 酸软胶囊口服。结果 8 周后治疗组总有效率优于对照组（93.33% vs 76.67%，$P < 0.05$）。认为走罐法具有活血祛瘀、通经活络、引邪外出作用，能够治疗寻常型银屑病血瘀证患者，安全有效，临床效果显著。

（三）湿渍疗法

李婷等将 60 例血热型银屑病患者随机分为试验组和对照组各 30 例。两组患者均给予口服热毒清颗粒（金银花、连翘、桑白皮、茵陈、柴胡、浙贝母、丹参、牡丹皮、茯苓、山药等）。在此基础上，试验组给予银黄溶液（金银花、黄柏、熟大黄、黄精等）外洗治疗，对照组给予卡泊三醇软膏外涂治疗。结果试验组的皮损面积和皮肤病生活质量指标评分均优于对照组（$P < 0.01$），试验组的总有效率优于对照组（93.33% vs 76.67%，$P < 0.01$）。认为口服热毒清颗粒的基础上，联合银黄溶液外洗治疗血热型寻常型银屑病效果优于联合卡泊三醇软膏外用，且其具有操作简便、安全性高、疗效明确等优点。

郑明警等将 110 例斑块型银屑病患者分为试验组和对照组，对照组用窄谱中波紫外线照射治疗，试验组在此基础上用中药药浴疗法（侧柏叶、炙麻黄、党参、玄参、当归、白芍各 50g，熟地黄、鸡血藤、麦冬、蛇床子、白鲜皮、丹参各 20g），洗浴方法为 1000mL 水煎煮取汁 500mL，加入装有 30L 温水的木桶中，进行药浴治疗，水温控制在 35 ~ 40℃，每天 1 次，每次沐浴时间约 20 分钟，治疗 8 周后，结果观察组总有效率高于对照组（89.09% vs 72.73%，$P < 0.05$），试验组的皮肤皮肌炎活动和严重程度指数及皮肤病生活质量指数均优于对照组，且试验组的炎症因子（C- 反应蛋白、白细胞介

素 –6、肿瘤坏死因子 – α）水平降低更为明显。认为中药药浴联合窄谱中波紫外线照射治疗斑块型银屑病疗效显著，可以改善患者的皮损，提高生活质量，减轻炎症反应。

（四）中药封包疗法

李晓睿等将 48 例银屑病患者采用自身对照研究法，治疗组以患者右下肢靶皮损外涂青黛膏（由青黛、滑石、石膏、黄柏等组成）后加热封包；对照组以患者左下肢皮靶损外涂卡泊三醇软膏治疗，均治疗 4 周，结果治疗组在改善鳞屑积分、改善浸润积分方面明显优于对照组（P < 0.05）。认为青黛膏具有良好的抗增殖、抗炎症功效，联合加热封包疗法能够明显增强外用药物的吸收率，提高药物疗效，有效改善斑块型银屑病患者的皮损肥厚状态。

陈力等采用加味黄芩膏局部封包治疗斑块型银屑病患者，将 79 例患者分为治疗组 49 例和对照组 30 例，其中治疗组予以加味黄芩膏（黄芩膏 87g，将枯矾 5g，青黛 5g，冰片适量研细末与之调匀制成）局部封包配合中药清热凉血活血方剂口服治疗，使用方法为手指将药物均匀涂布于皮损上，其中加味黄芩膏组继用无毒冰箱保鲜膜覆盖其上，并用手抚平，使其吸附在皮肤上，封包治疗。晚间敷之、晨起除掉清洗。对照组予以醋酸曲安缩松 – 尿素软膏治疗。治疗 2 周后，结果治疗组的基本治愈率优于对照组（42.9% vs 30%，P < 0.05），治疗组有效率优于对照组为（81.6% vs 54%，P < 0.05）。认为加味黄芩膏具有清热解毒凉血、散热杀虫作用能够治疗银屑病，临床效果显著。

六、病案举例

王莒生用药、针、浴结合治疗红皮病型银屑病脉案 1 则，疗效显著。

患者，雒某，男，50 岁，主诉"头身皮肤反复起红斑、脱屑 8 年余，加重两年余"。入院时症见全身皮肤弥漫性红斑，脱屑伴瘙痒，左膝关节肿胀、疼痛，部分指关节肿胀，纳可，夜寐欠安，大便干，小便可，舌红、苔少、脉滑数。查体：头皮、躯干、四肢弥漫性浸润性红斑、淡红斑，有大量银白色鳞屑，皮损面积占全身总皮肤的 95% 以上；指、趾甲明显粗糙增生肥厚；左膝关节、右踝关节肿胀压痛；部分指关节肿胀，左食指指间关节变形、活动受限。辅助检查：血常规：白细胞计数 $7×10^9$/L，中性粒细胞 52%；C– 反应蛋白 32.4mg/L，HLA–B27 阴性。中医诊断：白疕（血热炽盛、湿热内蕴、血虚风燥）；治法：凉血活血，清热解毒，散风除湿。

予中药内服、药浴及针灸治疗。内服凉血活血汤（生地黄 15g，牡丹皮 15g，赤芍 15g，白茅根 30g，地骨皮 30g，当归 10g，金银花 30g，连翘 10g，浮萍 15g，桑白皮 15g，茯苓皮 15g，大腹皮 10g，白蒺藜 10g，苍术 15g，防风、防己各 10g，白鲜皮 30g，地肤子 30g，全蝎 6g，夜交藤 30g，炒酸枣仁 30g）。每日 1 剂，水煎服，早晚分服）。中药浴（透骨草 100g，生侧柏叶 100g，大皂角 100g，鸡血藤 100g，马齿苋 100g，白鲜皮 100g，生艾叶 100g，大青叶 60g）。每次 1 剂，无纺布包裹，煎汤稀释后泡浴，水温 39 ~ 40℃，每周 3 次，每次 30 分钟。针灸：针刺双侧曲池、合谷、血海、三阴交等穴以养血润燥，息风止痒；每周 5 次，每次留针 25 分钟，平补平泻。对于畸形、活动受限的关节，予火针烧红后迅速点刺肿胀、萎缩、畸形的关节等处，以行气活血、温通经络；每周 3 次。整个治疗方案中不使用任何西药。

二诊：皮疹减轻，瘙痒仍明显，脱屑较多；口干，大便干结；舌红、苔少，脉滑数。服药在原方基础上加大凉血、解毒、养阴之力，加紫草 15g，草河车 15g，土茯苓 15g，生槐花 20g，北沙参 10g，麦冬 10g。药浴、针灸治疗同前。

三诊：皮疹进一步减轻，已可见较多淡红色正常皮肤，脱屑、瘙痒明显减轻；大便仍干，舌红绛，苔少、根略黄腻，脉滑数。内服药原方酌加祛风，通腑之品：加用白花蛇舌草 15g，蜂房 5g，白蒺藜 9g，熟大黄 10g。针灸治疗同前，药浴减少至每周 1 ~ 2 次。

四诊：皮肤颜色淡红，可见较多正常、润泽皮肤，少量脱屑，无明显瘙痒，二便调，夜寐安，食纳可，舌红、苔薄，脉滑。病情好转出院，继续服用前方巩固治疗，并且每周来院药浴治疗 1 次。

第二节 湿 疹

一、概述

湿疹是一种过敏性炎症性皮肤病。以皮损对称分布，多性损伤，剧烈瘙痒，有渗出倾向，反复发作易成慢性化为临床特征。本病男女老幼皆可罹患，而以先天禀赋不耐者为多。本病属于中医学的"湿疮"范畴。

二、病因病机

中医学认为本病总因禀赋不耐，风、湿、热阻于肌肤所致。或因饮食不节，过食辛辣鱼腥动风之品，或嗜酒，伤及脾胃，脾失健运，致湿热内生，又外感风湿热邪，内外合邪，两相搏结，浸淫肌肤发为本病；或因素体虚弱，脾为湿困，肌肤失养或因湿热蕴久，耗伤阴血，化燥生风而致血虚风燥，肌肤甲错，发为本病。

西医对本病的病因目前尚不明确。机体内因包括免疫功能异常（如免疫失衡、免疫缺陷等）和系统性疾病（如内分泌疾病、营养障碍、慢性感染、肿瘤等）以及遗传性或获得性皮肤屏障功能障碍。外因如环境或食品中的过敏原、刺激原、微生物、环境温度或湿度变化、日晒等均可以引发或加重湿疹。社会心理因素如紧张焦虑也可诱发或加重本病。

三、诊断依据

（一）急性期

起病较快，皮损对称分布，常有红斑、潮红、流滋、结痂并存，可发生身体任何部位，但以发于头面、耳后、手足、外阴、肛门等，多成对称分布。病变为片状或弥漫性。无明显边界。皮损为多数密集的粟粒大小的丘疹、丘疱疹，基底潮红，抓破后，流滋、糜烂、结痂。皮损中心较重，如不转为慢性，1～2个月脱去痂皮而愈。

（二）亚急性期

皮损较急性期轻，以丘疹、结痂、鳞屑为主，仅有少量水疱及轻度糜烂。自觉瘙痒，夜间加重。

（三）慢性期

常由急性期和亚急性期处理不当，长期不愈，或反复发作而成。皮损多局限于某一部位，如小腿、手足、肘窝、膝窝等处，表现为皮肤肥厚粗糙，触之较硬，色暗红或紫褐，皮纹显著或呈苔藓样变。皮损表面常覆有鳞屑，伴抓痕、血痂色素沉着。患者自觉瘙痒，呈阵发性，夜间或精神紧张、饮酒，食辛辣发物加重病程长，反复发作，时轻时重。

根据发病部位不同分为耳部湿疮、头部湿疮、面部湿疮、乳房湿疮、脐部湿疮、手部湿疮、阴囊湿疮（潮湿型和干燥型）、小腿湿疮、钱币湿疮。

四、治疗原则

（一）中医治疗原则

本病以清热利湿止痒为主要方法。急性者以清热利湿为主；亚急性者，以健脾利湿为主；慢性者以养血润肤为主。外治宜用温和的药物，以免加重病情。

（二）西医治疗原则

主要目的是控制症状、减少复发、提高患者生活质量。治疗应从整体考虑，兼顾近期疗效和远期疗效，特别要注意治疗中的医疗安全。

五、四畔疗法的临床应用

针对湿疹，现代医家主要采用围针灸疗法、溻渍疗法等四畔疗法，取得良好的临床疗效。

（一）围针灸疗法

叶红用围针加围灸治疗急性湿疹患者 72 例，治疗组 38 例使用直径 0.30mm，长 25 ～ 40mm 毫针，先在湿疹起始部位边缘正常皮肤处呈 15 ～ 30°角进针，尖透向病灶中心，一般使用 4 针，将湿疹围住，捻转使之得气；然后将艾绒搓捻成麦粒大小的圆锥状艾炷，用酒精灯点燃其尖，底部在湿棉球上蘸少许水，置在湿疹上，逐个进行直接灸，每日治疗 1 次；对照组口服开瑞坦 10mg，每日 1 次；外用派瑞松软膏，每日 2 次。结果两治疗 2 疗程后，治疗组治愈率优于对照组（73.7% vs 44.15，$P < 0.01$）。认为围针加围灸可直捣病灶，有效阻断邪气的扩散，围而歼之，攻补兼施，清热散瘀又通脉温经，调和气血，透达经络，扶正祛邪，标本兼治，可更有效地祛除病邪，临床疗效显著。

（二）溻渍疗法

章斌等将 68 例慢性湿疹患者，随机分为治疗组和对照组，治疗组 34 例给予蜈倍汤（蜈蚣粉 5g，五倍子 15g，地肤子 15g，白鲜皮 15g，桃仁 15g）中药溻渍治疗，治疗方法为每日将 2 包制备好的中药药汁及 100mL 白醋、醋制过的蜈蚣粉加入药汁一同加热，待药汁温度维持在 40℃左右时熏洗患处，每日早晚各治疗 1 次，每次治疗时间约为 10 分钟。对照组 34 例给予 5% 水杨酸软膏联合樟脑软膏外涂治疗。结果治疗 4 周后发现两组患者的红斑 / 丘疹、角化 / 脱屑、瘙痒、睡眠影响评分较治疗前均降低，治疗组症状总积分优于对照组（$P < 0.05$），治疗组总有效率优于对照组（93.33% vs 74.19%，$P < 0.05$）。认为蜈倍汤中药溻渍治疗慢性湿疹具有较佳的功效，能明显改善患者的临床症状。

青俐君等将 90 例急性湿疹患者随机将患者分为治疗组和对照组，治疗组 45 例用中药外洗方（土槿皮、黄柏、苦参、白鲜皮、桃仁、红花、蛇床子各 30g，枯矾 15g）治疗急性湿疹，使用方法为上药加适量清水浸泡 20 分钟，水沸后再煮 20 分钟，待温度合适，同渣熏洗，2 次 / 天。对照组 45 例外用卤米松软膏治疗。结果治疗 4 周后治疗组总有效率优于对照组（88.9% vs 57.8%，$P < 0.05$）。认为中药外洗方具有清热燥湿、祛风止痒的功效，局部熏洗则可使药力直达病所，起到治疗作用，临床效果显著。

宋晓蕾等运用中药药浴治疗 108 例湿疹患者，对照组口服氯雷他定片，局部外用激素药膏治疗，治疗组加用中药药浴（路路通 20g，苍术 20g，苦参 30g，地肤子 30g，百部 20g，艾叶 20g，黄柏 10g），药浴方法为将煎药倾倒于药浴木桶之中，加入适量的温水予以搅匀稀释，患部能浸泡水中即可，对年老体弱的湿疹患者，水温 30 ～ 35℃，经过 2 个疗程后。结果治疗组总有效率优于对照组（100% vs 89.9%，$P < 0.05$），认为中药药浴具有清热解毒、疏风止痒、消肿止痛等作用，同时可抑制细菌繁殖，具有促进血液循环、加快新陈代谢等功效，治疗湿疹疗效明显，且安全性好。

王文颖等将 40 例急性湿疹患者分为治疗组和对照组各 20 例，2 组均予氯雷他定片口服，对照组予外用 3% 硼酸溶液湿敷治疗，治疗组予苋榆洗液（马齿苋 30g，生地榆 30g，苦参 20g，黄柏 20g，白鲜皮 20g，紫草 20g，苍术 15g，生甘草 10g），湿敷方法将 6 层无菌纱布浸泡在苋榆洗液药液中，取出稍加拧挤至不滴水为度，大小与皮损相当，每次 30 分钟，每隔 5 ～ 10 分钟更换 1 次，每日 2 次，7 日为 1 个疗程。结果治疗 1 周后发现治疗组严重程度评分、瘙痒程度评分均明显低于对照组（$P < 0.01$），且治疗组愈显率优于对照组（100% vs 55%，$P < 0.01$）。认为苋榆洗液湿敷治疗急性湿疹具有清热祛湿、凉血愈显消肿、解毒止痒的功效，快速缓解患者症状，临床效果显著。

第三节　带状疱疹

一、概述

带状疱疹是由长期潜伏在脊髓后根神经节或颅神经节内的水痘—带状疱疹病毒（varicella–zostervirus，VZV）经再激活引起的感染性皮肤病。带状疱疹是皮肤科常见病，除皮肤损害外，常伴有神经病理性疼痛，常出现在年龄较大、免疫抑制或免疫缺陷的人群中，严重影响患者生活质量。本病相当于中医学的"蛇串疮"范畴。

二、病因病机

中医学认为本病多为情志内伤，肝郁气滞，久而化火，肝经火毒，外溢肌肤而发；或饮食不节，脾失健运，湿邪内生，蕴而化热，湿热内蕴，外溢肌肤而生；或感染毒邪，湿热火毒蕴结于肌肤而成。年老体虚者，常因血虚肝旺，湿热毒盛，气血凝滞，以致疼痛剧烈，病程迁延。

西医认为 VZV 属于人类疱疹病毒 α 科，命名为人类疱疹病毒 3 型。VZV 可经飞沫和（或）接触传播，原发感染主要引起水痘。残余的 VZV 可沿感觉神经轴突逆行，或经感染的 T 细胞与神经元细胞的融合，转移到脊髓后根神经节或颅神经节内并潜伏，当机体抵抗力降低时，VZV 特异性细胞免疫下降，潜伏的病毒被激活，大量复制，通过感觉神经轴突转移到皮肤，穿透表皮，引起带状疱疹。

三、诊断依据

根据典型临床表现即可诊断。如患处先出现潮红斑，很快出现粟粒至黄豆大小丘疹，成簇状分布而不融合，继而迅速变为水疱，疱壁紧张发亮，疱液澄清，外周绕以红晕。皮损沿某一周围神经区域呈带状排列，多发生在身体的一侧，一般不超过正中线，神经痛为主要症状。

也可通过收集疱液，用 PCR 检测法、病毒培养予以确诊。无疹性带状疱疹病例的诊断较难，需做 VZV 活化反应实验室诊断性检测。由于实验室诊断操作难度较大，目前主要依靠临床诊断。对于伴发严重神经痛或发生在特殊部位的带状疱疹，如眼、耳等部位，建议同时请相应专业科室会诊。对于分布广泛甚至播散性、出血性或坏疽性等严重皮损、病程较长且愈合较差、反复发作的患者，需要进行抗 HIV 抗体或肿瘤等相关筛查，以明确可能合并的基础疾病。

四、治疗原则

（一）中医治疗原则

本病初起多为湿热困阻、湿毒火盛，以清热利湿解毒为先；后期多为火热伤阴、气滞血瘀或脾虚失运，余毒未清，以活血化瘀理气为主，兼顾扶正固本。

（二）西医治疗原则

以缓解急性期疼痛，缩短皮疹持续时间、防止皮疹扩散、预防或减轻并发症为原则。系统性的药物治疗有 3 个层面：抗病毒药物、止痛和减少并发症，早期使用抗病毒药物可有效抑制水痘 – 带状疱疹病毒的复制，降低带状疱疹的严重性，降低持续时间，预防并发症。

五、四畔疗法临床应用

针对带状疱疹，现代医家主要采用围针疗法、湿敷疗法等四畔疗法，取得良好的临床疗效。

（一）围针疗法

刘明强等将 60 例带状疱疹后遗神经痛患者随机分为两组各 30 例，对照组予口服普瑞巴林胶囊，治疗组采用围针联合热敏灸治疗，具体方法为在离疼痛或感觉异常区域 1cm 处针尖分别朝着病灶方向呈 0 ～ 15° 斜刺进针，使用平补平泻的手法进针，得气后留针；然后将点燃的热敏灸艾条以雀啄灸、温和灸和回旋灸的手法在疼痛或感觉异常区域寻找热敏点，灸完后拔针，疗程为 4 周。结果治疗组疼痛评分的降低幅度明显优于对照组（$P < 0.05$），治疗组总有效率明显高于对照组（93.3% vs 67.7%），认为围针通过刺激周围皮肤及神经，从而提高痛阈，提高患者对痛觉的耐受，加强对局部外周神经的刺激，增加机体的免疫反应。围针斜刺的方法能直达病所，具有调理气血、通络止痛的作用。

齐凤军对 98 例带状疱疹患者采用围针疗法治疗，具体方法是在每一个疱疹及患处周围有红色疹点直接针刺，快速进针直刺向疱疹中心，不行针，留针 30 分钟，梅花针刺表皮出血后，即用闪火法拔火罐，定罐 5 分钟，排出血量 5 ～ 10mL 即可。结果 98 例临床治愈率 100%，均没有留后遗症。认为局部围针疗法可阻止邪气的扩散，可迅速阻断对神经的进一步损害，调和局部气血、散瘀清热、疏通经脉，从而缓解疼痛，发挥消炎、活血、止痛之效。

（二）湿敷疗法

李青等将 64 例带状疱疹患者随机分为两组各 32 例，两组患者均给予常规口服西药治疗，对照组在此基础上采用雷夫奴尔进行湿敷，治疗组则在此基础上采用复方青黛膏纱布贴敷，治疗 10 天。结果治疗组局部皮疹结痂时间明显短于对照组（$P < 0.05$），两组治疗后患者疼痛强度均较前有显著降低，而治疗组改善程度优于对照组（$P < 0.05$）。认为复方青黛膏具有清热解毒、消肿止痛、燥湿敛疮之效，使毒邪去而湿热除，气血畅而疼痛止。较现代西药湿敷，在促进局部皮损愈合、缩短结痂时间和减轻患者疼痛强度方面有疗效。

六、病案举例

程海英采用多种针法联合治疗带状疱疹临床经验 1 例。

患者，男，46 岁，因"右侧腰背部红斑水疱伴疼痛 20 天"初诊。患者右侧腰背部起红斑、水疱，局部跳痛，影响睡眠，予口服清热利湿中药、伐昔洛韦片、甲钴胺片等治疗，皮疹有好转，但疼痛仍明显。予放血、毫针疗法配合中药治疗。放血部位为"龙尾"之后、"龙头"之前（疱疹首先出现处为"龙尾"，疱疹延伸方向之端称为"龙头"），以及皮损局部最为疼痛部位，并辅以拔罐，治疗 2 次。毫针疗法以皮损局部围刺，以及针刺双侧绝骨、丘墟、侠溪等穴，泻法为主，留针 20 分钟，3 次 / 周。二诊时皮疹大部分结痂，疼痛明显减轻，继续用放血、拔罐等方法治疗，毫针加神门、三阴交，手法同前。三诊时皮疹大部分消退，痂皮脱落，疼痛基本消失。舌红，苔黄腻，脉弦数。治疗有效，继续放血、拔罐、毫针等治疗，方法同二诊。认为放血疗法有清热解毒、消肿止痛的功效，对缓解带状疱疹急性期疼痛有立竿见影的作用。放血后配合拔罐，可以增强疗效。毫针可通其经脉，调其气血，多种疗法联合治疗带状疱疹，疗效甚佳。

第四节　白癜风

一、概述

白癜风是无自觉症状的局限性白色斑片性皮肤损害，其特点是皮肤白斑可发生于任何部位、任何年龄，单侧或对称，大小不等，形态各异，边界清楚；亦可泛发全身；慢性病程，易诊难治。任何年龄均可发病，以儿童及青壮年多见。世界范围内患病率为0.1%～2%，我国患病率约0.56%，其中9.8%的患者有家族史。本病相当于中医学的"白驳风"范畴。

二、病因病机

中医学认为本病由机体内因与外因相互作用的。外由风邪外侵，内由情志内伤、肝气郁结、气机不畅，心火肺热或脾胃虚弱、肝肾不足等脏腑失调，导致皮肤气血失和，瘀阻脉络，肌肤腠理失养酿成白斑。

西医学认为本病的发病机理尚不清楚，目前研究认为其发病常与遗传学、神经与化学学说、自身免疫学说、黑素细胞自毁学说、微量元素缺乏学说相关，其他因素如外伤亦可刺激本病发生。大多学者认为其发病是多种内外因素共同作用的结果。

三、诊断依据

（一）临床表现

皮损呈白色或乳白色斑点或斑片，逐渐扩大，边界清楚，周边色素反见增加，患处毛发也可变白，大小不等，形态各异，融合成片，可对称或单侧分布，甚至沿神经走形呈带状分布，泛发全身者仅存少许正常皮肤，患处皮肤光滑，无脱屑、萎缩等变化，有的皮损中心可出现色素岛状褐色斑点，称"晕痣"，自觉症状不明显。

（二）皮肤病理检查

检查显示表皮明显缺少黑素细胞及黑素颗粒。

四、治疗原则

（一）中医治疗原则

进展期表现为风湿郁热证、肝郁气滞证，稳定期表现为肝肾不足证、瘀血阻络证。儿童常表现为脾胃虚弱。治疗上进展期以祛邪为主，疏风清热利湿，疏肝解郁；稳定期以滋补肝肾、活血化瘀为主，根据部位选择相应引经药。

（二）西医治疗原则

积极排查病因，若有并发疾病应积极治疗。尝试激素治疗，对于白斑不断增多或变大的患者，可口服或注射中小剂量激素或免疫抑制剂。

五、四畔疗法临床应用

针对白癜风，现代医家主要采用围针疗法、溻渍疗法等四畔疗法，取得良好的临床疗效。

（一）围针疗法

沈玉山等将 82 例自体表皮移植术后白癜风患者随机分为 2 组，治疗组患者均采用口服自拟归芎首乌散配合梅花针叩刺治疗白癜风表皮移植术后留下的缝隙处及面积小于 1cm 的不规则白斑，而对照组未行任何治疗，叩刺的具体方法：由白斑中心向四周呈环形叩刺，叩至点状出血及按经络叩刺，以白斑的走向确定所在的经络。半年后治疗组复色率为 82.01%，优于对照组的 69.51%。认为运用梅花针叩刺人体皮肤或某部腧穴，可以激发经络功能、调整脏腑气血、扶正祛邪，从而达到治疗疾病的目的。

（二）溻渍疗法

任雷生等将 120 例白癜风患者随机分为三组各 40 例，对照 1 组单纯外用钙泊三醇倍他米松软膏治疗，对照 2 组单纯采用中药（补骨脂、干姜、桂枝、艾叶、黄芪、木香、郁金、怀牛膝、甘草各 10g）泡洗治疗，治疗组则采用中药泡洗后外用钙泊三醇倍他米松软膏治疗。结果治疗组有效率明显高于其他两组（57.5% vs 35.0% vs 30.0%）。认为中药泡洗具有温热作用，泡洗后外搽药物治疗，有助于外用药物在局部的透皮吸收，提高外用药的利用率，联合治疗有协同增效作用，进一步提高临床疗效。

李璇等将 60 例白癜风患者随机分为两组各 30 例，对照组给予 308 准分子激光治疗，1 次 / 周，治疗组在此基础上给予中药（补骨脂、沙苑子、白芷各 20g，桂枝、红花各 15g，鸡血藤 20g，姜黄、独活、牛膝各 15g，自然铜 20g）热敷治疗，具体方法为将中药以纱布包好后水煎煮，外敷于白斑处，每天1次，每次持续30分钟，两组均连续治疗3个月。治疗组有效率明显高于对照组（86.7% vs 53.3%）。认为中药热敷疗法在白癜风的治疗上具有靶向治疗与热应激作用的双重起效手段，还具有使白斑处血管扩张、增加血流量、改善微循环、加速新陈代谢的作用。

第五节 痤 疮

一、概述

痤疮是一种好发于青春期并主要累及面部的毛囊皮脂腺单位慢性炎症性皮肤病，临床上以颜面部的丘疹、脓疱或结节、囊肿为特征，易反复发作。好发于颜面、胸、背部，本病相当于中医学的"粉刺"范畴。

二、病因病机

中医学认为本病以素体阳热偏盛，加之青春期生机旺盛，营血日渐偏热，血热外壅，气血郁滞，蕴阻肌肤，而发本病；或因过食辛辣肥甘之品，肺胃积热，循经上熏，血随热行，上壅于胸面。若病情日久不愈，气血郁滞，经脉失畅；或肺胃积热，久蕴不解，化湿生痰，痰瘀互结，致使粟疹日渐扩大，或局部出现结节。总之，素体血热偏盛是发病的内因；饮食不节、外邪侵袭是致病的条件。

西医学认为遗传背景下激素诱导的皮脂腺过度分泌脂质、毛囊皮脂腺导管角化异常、痤疮丙酸杆菌等毛囊微生物增殖及炎症和免疫反应等与之相关。遗传因素在痤疮尤其是重度痤疮发生中起到了重要作用；雄激素是导致皮脂腺增生和脂质大量分泌的主要诱发因素，皮脂腺大量分泌脂质被认为是痤疮发生的前提条件，毛囊皮脂腺导管角化异常、炎症与免疫反应是痤疮的主要病理特征，且炎症反应贯穿了疾病的全过程。

三、诊断依据

（一）临床表现

好发于颜面，亦可见于胸背上部及肩胛部等处；典型皮损为毛囊性丘疹，多数呈黑头粉刺，周围色红，用手挤压，有小米或米粒样白色脂栓排出，少数呈灰白色的小丘疹，以后色红，顶部发生小脓疱，破溃后痊愈，遗留暂时性色素沉着或有轻度凹陷的疤痕。有时形成结节、脓肿、囊肿等多种形态损害，愈后留下明显疤痕，皮肤粗糙不平，伴有油性皮脂溢出。一般无自觉症状或稍有瘙痒，若炎症明显时，可引起疼痛或触痛。病程缠绵，往往此起彼伏，有的可迁延数年或十余年，一般到 30 岁左右可逐渐痊愈。

（二）辅助检查

部分女性患者有性激素异常。

四、治疗原则

（一）中医治疗原则

本病以清热祛湿为基本治疗原则，或配合化痰散结、活血化瘀等法，内外治相结合。

（二）西医治疗原则

根据痤疮的发病机制，主要治疗为抑制皮脂腺的分泌、控制痤疮丙酸杆菌的繁殖、调节体内激素水平、减轻炎症，对于严重的痤疮需要外用药和口服药联合治疗数月。

五、四畔疗法临床应用

针对痤疮，现代医家主要采用围针疗法、溻渍疗法等四畔疗法，取得良好的临床疗效。

（一）围针疗法

李锋利采用中医综合疗法治疗寻常性痤疮患者 165 例，先采用针清治疗（酒精消毒过的粉刺针平刺在痤疮基底部，用带环的一端放在暗疮口旁轻力挤压，将内容物挤出），治疗前常规清洁面部皮肤，然后针对丘疹型痤疮用 1 号针灸针再进行围针治疗（皮肤常规消毒后用 1 号针灸针沿痤疮基底部向内平刺，围绕痤疮 1 周，均为浅刺），1 个疗程后患者皮损消退总有效率达 70% 以上，显著缩短病程，控制并发症，减少副作用。

吕明芳等选取痤疮患者 82 例，随机分为对照组和观察组，每组各 41 例。对照组采用清热祛疮汤外洗治疗。清热祛疮汤（黄芩、蒲公英、当归、金银花、苦参、连翘、野菊花、皂角刺、夏枯草各 15g），水煎后外洗，每 2 天 1 剂。观察组在此基础上加用围刺法进行治疗（取 28 号 1 寸毫针在皮损区边缘进行一定角度斜向中心刺入，每针距离相隔 1cm，进针深度以得气为佳。肿大明显的痤疮进行向心性围刺）。治疗后，观察组临床总有效率为 95.12%，显著高于对照组的 78.05%（$P < 0.05$），认为在痤疮患部进行包围式针刺，可起到调理脏腑、疏通经络、行气活血的作用。

（二）溻渍疗法

贾颖等观察中药内服配合中药外用熏洗治疗痤疮的疗效，将 88 例肺经风热型痤疮患者随机分为两组，每组 44 例，两组同时内服中药枇杷清肺饮治疗，其中治疗组同时配合中药熏洗治疗（药物组成：金银花 30g，玫瑰花 15g，野菊花 15g，凌霄花 15g，月季花 15g 等。水煎 400mL，用水蒸气先熏蒸面部，待温度降到 60℃左右洗面，水温到 30℃左右用干净毛巾蘸取药液敷面，反复洗患处，每次 20 ～ 30 分钟），两组患者治疗后，对照组总有效率为 68.18%，治疗组为 88.64%，治疗组疗效明显优于对照组（ $P<0.05$ ）。

第六节　荨麻疹

一、概述

荨麻疹是由于皮肤、黏膜小血管扩张及渗透性增加出现的一种局限性水肿反应。本病以皮肤上出现瘙痒性风团，发无定处，骤起骤退，消退后不留任何痕迹为临床特征。一年四季均可发病，老幼都可罹患，有 15% ～ 20% 的人一生中发生过本病。临床上可分为急性和慢性，急性者骤发速愈，慢性者可反复发作。中医古代文献又称风瘩癗、风疹块、风疹等。本病相当于中医学的"瘾疹"范畴。

二、病因病机

中医认为本病总因禀赋不耐，人体对某些物质过敏所致。可因卫外不固，风寒、风热之邪客于肌表；或因肠胃湿热郁于肌肤；或因气血不足，虚风内生；或因情志内伤，冲任不调，肝肾不足，而致风邪搏结于肌肤而发病。

西医认为肥大细胞是荨麻疹发病中关键的效应细胞，通过免疫和非免疫机制被诱导活化。凝血系统异常激活也被认为参与荨麻疹发病。少数荨麻疹患者肥大细胞活化的机制并不清楚，甚至其发病可能不依赖肥大细胞。

三、诊断依据

皮肤上突然出现风团，色白或红或正常肤色；大小不等，形态不一；局部出现，或泛发全身，或稀疏散在，或密集成片；发无定时，但以傍晚为多。风团成批出现，时隐时现，持续时间长短不一，但一般不超过 24 小时，消退后不留任何痕迹，部分患者一天反复发作多次。自觉剧痒、烧灼或刺痛。部分患者，搔抓后随手起条索状风团；少数患者，在急性发作期，出现气促、胸闷、呼吸困难、恶心呕吐、腹痛腹泻、心慌心悸。急性者，发病急来势猛，风团骤然而起，迅速消退，瘙痒随之而止；慢性者，反复发作，经久不愈，病期多在1～2个月以上，甚至更久。

四、治疗原则

（一）中医治疗原则

本病实证者易疏风清热、疏风散寒或清热利湿、凉血解毒祛邪为主；虚证者以益气养血，固表扶正为主；虚实夹杂者扶正与祛邪并用。

（二）西医治疗原则

西医主要以去除病因，避免诱发因素为原则。

五、四畔疗法临床应用

针对荨麻疹，现代医家主要采用围针疗法、熏洗疗法等四畔疗法，取得了良好的临床疗效。

（一）围针疗法

何洁茹等选取荨麻疹患者60例，随机分为对照组和治疗组，每组各30例。对照组予口服开瑞坦治疗，治疗组在此基础上运用围针治疗（在皮疹边缘，一般距皮疹区域外0.5～1.0寸）选取数点，常规无菌操作后，以28号1寸毫针，皮肤呈15～30°进针，针尖透向病灶中心，使用4～8针，两针相距2cm左右，捻转手法使之得气，每隔10分钟行针1次，留针30分钟，最终治疗组总有效率优于对照组（90.0% vs 66.8%），说明围针法可增强了刺激强度，直达病所，阻断邪气的扩散。

（二）熏洗疗法

赵永艳等选取荨麻疹患者60例，随机分为对照组和治疗组，每组各30例，对照组采用常规抗过敏治疗，治疗组在此基础上加用中药熏蒸（防风、荆芥、当归、蝉蜕、紫草、蛇莓、苦参、苍术、白鲜皮、蛇床子、地肤子、黄柏、赤芍、刺蒺藜、乌梢蛇等组成，加水1500mL，置于熏蒸锅中，煮沸15分钟后，温度设置在38～40℃，让患者躺在适宜的熏蒸机床内，夏季熏蒸25～30分钟，冬季30～40分钟）配合穴位针刺（通常选用的穴位有血海、曲池、风池、三阴交、足三里、合谷、膈俞、脾俞。所选穴位均常规消毒，取0.3mm×40mm一次性无菌针灸针，进针后提插捻转手法得气，足三里、血海施以补法，风池、曲池施以泻法，其余穴位以平补平泻。所有手法操作以患者感舒适耐受为度，每次留针 25 分钟，7 天为 1 个疗程）。结果治疗组总有效率 96.7%，高于对照组的 73.3%（$P < 0.05$），说明中药熏蒸配合穴位针刺，使药物通过皮肤的吸收和渗透，更好地达到温通经络、祛风除湿、养血止痒等目的，同时使郁积在体内的风湿之邪借助熏蒸的热效散于体外。

张卫平选取荨麻疹患者 70 例，随机分为对照组和治疗组，每组各 35 例。对照组给予复方倍氯米松樟脑乳膏外涂，治疗组采用黄倍煎剂（黄芪 20g，当归 15g，大黄 9g，五倍子 10g，白鲜皮 15g，防风 12g，黄柏 9g，夜交藤 25g），以三倍的黄倍煎剂煎汤熏洗，熏洗时加冰片 2g，薄荷脑 2g，时间以 20 分钟为宜，1 次 / 天，2 个月后随访服药情况。结果治疗组有效率高于对照组（91.11% vs 80.00%），说明采用中药内服外洗能有效地改善临床证候和缩短病程，治疗荨麻疹有较好的临床效果。

第七节　黄褐斑

一、概述

黄褐斑为一种面部局限性对称色素沉着性皮肤病，多见于中青年女性，易诊难治。其主要表现为额、眉、颊、上唇等处出现局限性淡褐色或褐色斑片，境界清楚，呈对称性分布。本病属于中医学"黧黑斑""黑皯""面尘"的范畴。

二、病因病机

中医学认为黄褐斑发病由气机不畅，腠理受风，忧思抑郁，肝脾肾功能失调所致。病机为脾虚肝郁、情志不遂、精血受损。由于肾阳不足，肾精亏虚，无以荣养颜面；或肝气郁结，瘀血阻络，颜面气血失和；或脾胃虚弱，气血不足，无以润泽颜面导致。湿浊瘀毒阻滞络脉是黄褐斑病机的关键。

西医认为目前病因尚不清楚，遗传易感性、紫外线照射、性激素水平变化是黄褐斑三大重要发病因素，血中雌激素水平高是主要原因。妊娠、长期口服避孕药、月经紊乱等也发挥了重要作用。色斑处血管增生、皮肤炎症及屏障功能紊乱可能也参与了黄褐斑的发生。

三、诊断依据

1. 面部淡褐色至深褐色、界限清楚的斑片，通常对称性分布，无炎症表现及鳞屑。

无明显自觉症状。

2.女性多发，主要发生在青春期后。

3.病情可有季节性，常夏重冬轻。

4.排除其他引起的色素沉着的疾病，如颧部褐青色痣、黑变病及色素性光化性扁平苔藓等。

四、治疗原则

（一）中医治疗原则

内外合治相结合，标本兼顾。总体以疏肝、健脾、补肾、化瘀为原则。

（二）西医治疗原则

目前对黄褐斑仍缺乏特别有效的治疗方法。但基本策略是避免诱发因素，强调防晒，注重保湿和修复皮肤屏障，合理选择外用药；恰当联合系统用药、激光和中医药治疗。

五、四畔疗法临床应用

针对黄褐斑，现代医家主要采用围针疗法等四畔疗法，取得了良好的临床疗效。

（一）围针疗法

汤滴微等应用围针刺法联合大光斑低能量调Q激光治疗55例女性黄褐斑患者。方法：选用35号美容针灸针对斑片局部进行围针刺，进针1～3mm，5天一次；根据患者病症分型、皮损颜色深浅、皮损位置将调Q开关激光调至适合的治疗参数，治疗至局部皮肤潮红为度。结果：治愈9例，显效30例，总有效率71%，患者面部色斑面积缩减，颜色变淡。表明围针刺法联合大光斑低能量调Q激光治疗能够改善局部血液循环与表皮细胞代谢，同时也可以调节内分泌，改善血清中超氧化物歧化酶水平，对淡化黄褐斑、缩减黄褐斑面积疗效显著。

殷麟等选取78例女性黄褐斑患者，随机分为治疗组和对照组各39例，对照组采用口服维生素C及维生素E治疗，治疗组采用针刺配合雷火灸治疗。方法：采用毫针围刺阿是穴（黄褐斑周围），针刺神门、列缺、太冲、合谷、曲池、中极、血海、足三里、三阴交，结合雷火灸阿是穴（面部皮损部）及双耳，每次治疗30分钟，每周治疗2次，治疗3月为1个疗程。结果显示治疗后治疗组有效率显著优于对照组（82.1% vs 61.5%），患者黄褐斑明显淡化消散。表明通过针刺结合雷火疗法灸可温通冲任，调和气血，改善面部皮损部位的血液循环，可达到祛斑的作用。

沈乐等选取黄褐斑患者 60 例，分为对照组和治疗组各 30 例，对照组采用常规针刺双侧足三里、太冲、地机、三阴交，平补平泻，以得气为度；治疗组根据面部黄褐斑范围大小，采用针灸针围刺色斑周围 5 ～ 10 针，起针后不按针孔。留针 30 分钟，隔日 1 次。结果显示：治疗组总有效率优于对照组（96.7% vs 83.3%），患者面部斑点缩小、淡化。说明局部围刺法可促进面部血液循环，使气机调畅，较之体针疗效更佳可有效减少女性的焦虑，增强自信，有利于女性心理健康和社会和谐。

六、病案举例

强宝全针刺治疗黄褐斑验案 1 则。

李某，女，46 岁，2019 年 1 月 15 日初诊。主诉：双颧部深褐色斑片 10 年。患者诉 10 年前怀孕后两颧部开始出现深褐色斑片，近几年间歇出现，平素易生气，睡眠不佳，月经不调。现症见两颧部出现深褐色斑片，烦躁不安，经前乳房胀痛，月经量少，色暗红，时有盗汗，目涩，腰膝酸软，健忘失眠，纳食欠佳，小便可，大便 1 ～ 2 天一行，便干，舌暗红、苔薄白、脉沉弦。查体：两侧颧部出现深褐色斑片，皮损面积 7 ～ 11cm²。西医诊断：黄褐斑；中医诊断：鼾黑斑，肝郁肾虚证。治宜补肾柔肝、解郁安神。采用针刺治疗。取穴主穴：三阴交、太溪、太冲、百会、四神聪；配穴：肝俞、肾俞、足三里，皮损局部进行围刺。操作方法：患者取侧伏坐位，选取华佗牌一次性针灸针，长度 40 ～ 50mm，直径 0.25 ～ 0.30mm，针刺部位常规消毒。三阴交直刺 1.5 寸，以局部有酸胀感为度；太溪直刺 0.5 寸，提插补法；太冲直刺 0.5 寸，提插泻法；百会平刺 0.5 寸，以向后有放射感为度；四神聪平刺 0.5 寸，针尖均指向百会；肝俞斜刺 0.5 寸，捻转泻法；肾俞直刺 1 寸，捻转补法；足三里直刺 1.5 寸，提插补法；皮损部位用细毫针沿色斑一周斜刺、浅刺、不行针。每天治疗 1 次，每次留针 30 分钟，10 天为 1 个疗程，每个疗程后间隔 2 天，共治疗个疗程。嘱患者在治疗期间禁用化妆品、护肤品或其他药物，避免辛辣、生冷等刺激性食物，保持心情愉悦，睡眠充足。治疗 2 个疗程后，患处皮损面积缩小至 5 ～ 8cm²，5 个疗程后，皮损面积缩小至 2 ～ 4cm²，7 个疗程后患处皮肤已接近正常，随访 2 个月未复发。

第八节　斑　秃

一、概述

斑秃是一种常见的炎症性非瘢痕性脱发。本病临床表现为头皮突然发生的边界清晰的圆形斑状脱发，轻症患者大部分可自愈，约半数患者反复发作，可迁延数年或数十年。少数患者病情严重，脱发可累及整个头皮，甚至全身的被毛。本病可发生于任何年龄，中青年多见，无明显性别差异。本病相当于中医学"油风"的范畴。

二、病因病机

中医认为本病多由于过食辛辣炙煿、醇甘厚味，或情志抑郁化火，损阴耗血，血热生风，风热上窜巅顶，毛发失于阴血濡养而突然脱落；或跌仆损伤，瘀血阻络，血不畅达，清窍失养，发脱不生；或久病致气血两虚，肝肾不足，精不化血，血不养发。肌腠失润，发无生长之源，毛根空虚而发落成片。

西医认为本病为毛囊特异性自身免疫性疾病。可能由遗传因素、精神因素、血管舒缩功能紊乱、内分泌失调、中毒等因素导致的自身免疫机制紊乱有关。遗传因素在本病发病中具有重要作用。目前比较认可的病因是由于 T 淋巴细胞于毛囊抗原相互作用而导致。

三、诊断依据

1.临床表现：

头发突然成片迅速脱落，脱发区皮肤光滑，边缘的头发松动，很易拔出，拔出时可见发干近端萎缩，呈上粗下细的"感叹号"样。脱发区呈圆形、椭圆形或不规则形。数目不等，大小不一，可相互连接成片，或头发全部脱光，而呈全秃。严重者，眉毛、胡须、腋毛、阴毛甚至毳毛等全身毛发脱落而呈普秃。

2.一般无自觉症状，常在过度劳累、睡眠不足、精神紧张或受刺激后发生。

3.病程较长，可持续数月或数年，多数能自愈，但也有反复发作或边长边脱者。

4.通过拉发实验、皮肤镜检查、皮损组织病理检查进一步确诊。

5.排除头癣、梅毒性脱发、拔毛癣、先天性秃发等疾病。

四、治疗原则

（一）中医治疗原则

实证以清热通瘀为主，血热清则血循其经，血瘀祛则新血易生；虚证以补摄为要，精血得补则毛发易生。配合适当的外治泻火祛瘀，促进毛发生长。

（二）西医治疗原则

西医治疗以阻止疾病发展，减缓脱发症状并促进生发为原则，一般选用局部或系统药物治疗，还可进行光电等物理治疗。

五、四畔疗法临床应用

针对斑秃，现代医家主要采用围刺疗法等四畔疗法，取得良好疗效。

（一）围刺疗法

丛宇等运用局部围刺配合埋针治疗斑秃 38 例，在患者脱发区消毒后，用毫针于病变处四周进行平刺围针，每日 1 次，每次留针 30 分钟。结果显示：经治疗后，23 例患者头发全部长出，毛发粗细、色泽密度同正常头发；14 例患者脱发区明显长出新发，有较多毫毛变为粗毛，治疗后总有效率为 97.36%。说明局部围刺配合埋针治疗斑秃可使毛囊周围的血流量增多，经络疏通，使局部气血运行旺盛，促进毛发新生，疗效显著。

刘建伟等采用针罐结合治疗 1 例多发性斑秃患者，采用局部围刺斑秃部位，配合常规针刺（风池、神庭、气海、中脘、足三里、太冲、血海和心俞、肝俞、脾俞、肺俞、肾俞、三阴交、曲池交替运用）、梅花针叩刺脱发部位及走罐法等结果显示：经上述方法综合治疗 6 周后，患者脱发处长出淡黄色细绒毛（毳毛），脱发面积未见继续扩大；治疗 12 周后脱发处毛发基本恢复正常疗效显著。说明通过针罐结合治疗，可使气血、津液、荣卫等精微物质输布濡养正常，恢复对发根的濡养，促进脱发斑毛发的生长。

曹淑仪将 109 例斑秃患者随机分为对照组 36 例和治疗组 73 例，对照组采用曲安奈德注射液和盐酸利多卡因注射液局部注射秃发区。每周 1 次；治疗组采用局部围刺脱发区，每日 1 次，联合中药药酒（桑叶 50g，侧柏叶 50g，红花 10g，丹参 50g，75% 乙醇 500mL 浸泡 7 天后加入鲜姜汁 5mL）涂擦治疗，每日 3 次，共治疗 2 个月。结果显示：治疗组有效率明显高于对照组（90.4 %vs 63.9%），说明局部平针围刺联合中药药酒涂擦可疏通经络，改善局部气血运行，局部涂擦可使药效直达病所，改善毛囊的营养状态，减轻和控制毛囊坏死，促进毛发的再生。

六、病案举例

张家维教授应用头针经验 1 则。

李某，男，30 岁，2005 年 6 月 5 日初诊。3 月下岗导致心情焦虑，继而出现失眠、头痛、记忆力减退等症。1 月前右侧颞部及枕部出现 2 处直径为 4cm 秃斑，头皮光滑。诊见：精神疲倦，毛发较稀疏，右颞部及枕部可见 2 处直径 4cm 秃斑，舌淡红，苔薄白，脉弦细，证属肝气郁结，虚火上扰。取顶区四神聪多针围刺百会宁心安神，太阳穴透率谷平肝潜阳，每个斑秃部位用 6 ～ 8 针围针，针刺后加电针，留针 30 分钟后再用梅花针叩刺斑秃部位 5 分钟，每周 2 次。治疗 8 次后，头发逐渐增多，两个斑秃部位有少量黑发长出；再治疗 12 次后，斑秃部已长齐乌黑头发，未再脱落。

按语：本病多与精神因素、内分泌失调、脂肪代谢失调有关。中医学认为，"发为血之余"，脱发多与肝肾气血不足有关。针刺头部特定腧穴，可疏通经络，调补阴阳。通过针刺加电刺激头部腧穴，可调节机体内分泌和神经系统，提高免疫功能，并能改善头皮局部血液循环，加速新陈代谢，促进毛囊细胞生长，使头发再生。

参考文献

［1］中华中医药学会皮肤科分会等.寻常型银屑病（白疕）中医药循证临床实践指南（2013版）［J］.中医杂志，2014，55（1）：76-82.

［2］中国银屑病诊疗指南（2018简版）［J］.中华皮肤科杂志，2019（4）：223-230.

［3］胡雨华，曹海波.围刺在临床中的应用［J］.江苏中医，2001，22（5）：37-38.

［4］张秀君，王红梅，刘栋.电针围刺治疗斑块型银屑病疗效观察［J］.中国中西医结合皮肤性病学杂志［J］，2014，13（3）：149-151.

［5］韦福巧，杨素清，刘畅.围刺联合血府逐瘀汤治疗血瘀型斑块状银屑病的临床观察［J］.针灸临床杂志，2017，33（5）：15-18.

［6］赵煜，方萧辉，王龙君，等.中医外治法治疗斑块型银屑病的研究进展［J］.医学综述，2020，26（12）：2406-2410.

［7］何斌，林中方.走罐法治疗寻常型银屑病血瘀证的疗效观察［J］.中医药导报，2019，25（16）：91-93.

［8］何斌，林中方.走罐法对寻常型银屑病血瘀证患者血清肿瘤坏死因子α和血管内皮生长因子水平的影响及其临床疗效分析［J］.广州中医药大学学报，2020，37（1）：64-68.

［9］吴明明，肖晶，王建青，等.走罐疗法联合放血疗法治疗斑块型银屑病的理论探析［J］.中国民间疗法，2020，28（4）：13-15.

［10］胡薇，张苍，刘冬梅，等.不同温度及频次中药溻渍对寻常型银屑病血热证的疗效观察［J］.北京中医药，2019，38（9）：855-858.

［11］李婷，杨玉峰，张德华，等.银黄溶液外洗治疗血热型银屑病的临床疗效观察［J］.广州中医药大学学报，2020，37（2）：261-265.

［12］郑明警，李温如，颜聪颖，等.中药药浴联合窄谱中波紫外线照射治疗斑块型银屑病临床研究［J］.新中医，2019，51（10）：217-220.

［13］李伯华，程海英，郑玉红，等.药、针、浴结合治疗红皮病型银屑病脉案1则［J］.上海中医药杂志，2010，44（5）：21-22.

［14］章斌，李萍，杨新伟，等.蜈倍汤中药溻渍治疗慢性湿疹的临床疗效观察［J］.上海中医药大学学报，2016，30（5）：34-37+41.

［15］青俐君，张陈盈，秦炉樑，等.中药外洗方治疗急性湿疹45例疗效观察［J］.浙江中医杂志，2020，55（5）：343.

［16］宋晓蕾，沈芳.中药药浴治疗湿疹的临床研究［J］.辽宁中医杂志，2018，45（8）：

1678-1680.

[17] 王文颖, 杨思雯, 李媛丽, 等. 苋榆洗液湿敷疗法治疗急性湿疹疗效观察 [J]. 北京中医药, 2020, 39 (1): 69-71.

[18] 叶红. 围针加围灸治疗急性湿疹疗效观察 [J]. 泰山医学院学报, 2008, 29 (12): 995-996.

[19] 刘明强, 杜晓燕, 邱桂荣. 围针联合热敏灸治疗带状疱疹后遗神经痛30例 [J]. 江西中医药大学学报, 2020, 32 (1): 62-64.

[20] 齐凤军. 围针配合刺络拔罐治疗带状疱疹98例 [J]. 光明中医, 2014, 29 (11): 2347-2348.

[21] 李青, 王秀娟, 于霖. "复方青黛膏" 治疗带状疱疹的临床观察 [J]. 中国中西医结合皮肤性病学杂志, 2020, 19 (5): 443-445.

[22] 李伯华, 张圆, 朱慧婷, 等. 程海英多种针法联合治疗带状疱疹临床经验 [J]. 北京中医药, 2020, 39 (6): 569-571.

[23] 任雷生, 付旭晖, 王哲新. 中药泡洗联合钙泊三醇倍他米松软膏治疗肢端型白癜风的疗效观察 [J]. 皮肤性病诊疗学杂志, 2017, 24 (2): 92-94.

[24] 李璇, 李佩聪, 刘焕强. 中药热敷联合308准分子激光治疗白癜风的临床疗效分析 [J]. 河北中医药学报, 2019, 34 (1): 31-33.

[25] 张莹. 自拟中药热敷方联合308nm准分子光及1%吡美莫司乳膏治疗白癜风的临床观察 [D]. 河北医科大学, 2018.

[26] 沈玉山, 薛玉洁, 王强, 等. 归芎首乌散及梅花针对白癜风表皮移植术后复色率的临床观察 [J]. 现代中医药, 2017, 37 (1): 37-38.

[27] 鞠强. 中国痤疮治疗指南 (2019修订版) [J]. 临床皮肤科杂志, 2019, 48 (9): 583-588.

[28] 李锋利. 中医综合疗法治疗寻常性痤疮165例 [J]. 中国美容医学, 2013, 22 (15): 1639-1640.

[29] 吕明芳, 朱小燕, 余希婧, 等. 围刺法联合清热祛疮汤外洗治疗痤疮的临床研究 [J]. 当代医学, 2020, 26 (23): 179-180.

[30] 贾颖, 刘文霞. 中药内服配合熏洗治疗寻常型痤疮的临床观察 [J]. 山西中医学院学报, 2017, 18 (4): 36-37.

[31] 中国荨麻疹诊疗指南 (2018版) [J]. 中华皮肤科杂志, 2019 (1): 1-5.

[32] 何洁茹, 邓金凤. 围针治疗慢性荨麻疹30例 [J]. 安徽中医学院学报, 2009, 28 (4): 51-52.

[33] 赵永艳, 刘伟, 刘莹莹, 等. 中药熏蒸配合针刺治疗60例慢性荨麻疹的临床效果观察 [J]. 当代护士 (下旬刊), 2020, 27 (2): 101-102.

[34] 张卫平. 黄倍煎剂熏洗治疗荨麻疹35例 [J]. 中医外治杂志, 2016, 25 (3): 27-28.

［35］中华中医药学会皮肤科分会，中国医师协会皮肤科医师分会中西医结合专业委员会.黄褐斑中医治疗专家共识［J］.中国中西医结合皮肤性病学杂志,2019,18(4)：372-374.

［36］许爱娥，高天文.中国黄褐斑治疗专家共识（2015）［J］.中华皮肤科杂志，2016，49（8）：529-532.

［37］汤滴微，陶渊，蒋兴莲，等.围针刺联合调Q大光斑局部治疗黄褐斑的临床疗效观察［J］.中国医疗美容，2014，4（5）：89-90.

［38］殷麟，郭慧，李文林，等.针刺结合雷火灸治疗女性黄褐斑的临床研究［J］.南京中医药大学学报，2017，33（3）：248-251.

［39］沈乐.局部围刺治疗黄褐斑疗效观察［J］.中医临床研究，2017，9（8）：130-131.

［40］张彦玲，强宝全.强宝全针刺治疗黄褐斑验案1则［J］.湖南中医杂志，2020，36（9）：84-85.

［41］中华医学会皮肤性病学分会毛发学组.中国斑秃诊疗指南（2019）［J］.临床皮肤科杂志，2020，49（2）：69-72.

［42］丛宇，张忠平，庞秀宇，等.局部围刺配合埋针治疗斑秃38例［J］.黑龙江中医药，2016，45（6）：59.

［43］刘建伟，汪君.基于"玄府理论"针罐结合治疗多发性斑秃［J］.中国民族民间医药，2020，29（20）：96-97.

［44］曹淑仪.局部围刺配合中药涂搽治疗斑秃疗效观察［J］.上海针灸杂志，2009，28（2）：107-108.

［45］秦敏，张家维.张家维教授应用头针经验介绍［J］.新中医，2006（9）：16-17.

第六章　肛肠疾病

肛门直肠疾病是指发生在肛门直肠部位及其周围的一组疾病。主要包括痔（内痔、外痔、混合痔）、肛隐窝炎、肛裂、肛痈、肛瘘等。中医古代统称为"痔""痔瘘"等。肛肠疾病常见的"四畔疗法"主要有箍围疗法、贴敷疗法、熏洗疗法等。

第一节　痔

痔是直肠末端黏膜下和肛管皮肤下的静脉丛发生扩大、曲张所形成的柔软静脉团，又称痔疮、痔核。以便血、脱出、肿痛为临床特点。中医学属于"隐痔或痔"范畴。

一、概述

（一）内痔

内痔位于肛门齿线以上，直肠末端黏膜下静脉丛扩张、曲张和充血所形成的柔软静脉团。其临床主要表现为便血、痔核脱出及肛门不适感。好发于截石位的 3、7、11 点处。常见于左侧、右前和右后位。可分为四期。一期内痔：以便血为主，无痔核脱出。二期内痔：排便时痔核脱出肛外，便后可自行回纳。三期内痔：痔核脱出肛外需用手辅助才能回纳。四期内痔：痔核长期在肛门外，不能还纳或还纳后又立即脱出。

（二）外痔

外痔于肛管齿线下方，由肛缘皮肤感染，或痔外静脉丛破裂出血，或反复感染、结缔组织增生，或痔外静脉丛扩大曲张而成的疾病。其临床特点为自觉肛门坠胀、疼痛、有异物感。由于临床症状、病理特点及其过程不同可分四种。

炎性外痔：由于肛缘皮肤破损或感染，使其局部产生红肿、疼痛的外痔。

血栓性外痔：是指痔外静脉破裂出血，血液凝结于皮下，血栓形成而致的圆形肿物。其特点是肛门突然剧烈疼痛，并有暗紫色肿块。

结缔组织外痔：是由急慢、性炎症反复刺激，是肛缘皮肤增生、肥大而成，痔内无静脉曲张脉丛。主要症状为肛门异物感。

静脉曲张性外痔：痔外静脉丛发生扩大、曲张，在肛缘形成圆形或椭圆形的柔软团块。主要症状为肛门坠胀不适感。

（三）混合痔

齿线上下方内、外痔连成一个整体。临床表现具有内痔、外痔的双重症状。

二、病因病机

中医学认为，本病多因脏腑本虚，静脉壁薄弱，兼因久坐，负重远行，或长期便秘，或泻痢日久，或临厕久蹲努责，或饮食不节，过食辛辣醇酒厚味，导致脏腑功能失调，风燥湿热下迫大肠，气血瘀滞不行，阻于魄门，结而不散，筋脉懈纵而成痔。或因气血亏虚，摄纳无力，气虚下陷，则痔核脱出。

西医学认为痔的病因尚未完全清楚，可能由多种因素引起，目前主要认为主要与解剖学原因、腹内压力增高、肛门部感染、遗传原因、职业关系、局部刺激和饮食关系等。

三、诊断依据

（一）症状

1. 间歇性便血

初期常以无痛性便血为主要症状，血液与大便不相混合，多在排便时滴血、射血，量多，色鲜红，也可表现为手纸染血。

2. 脱出

在排便时痔核脱出肛外，初期可自行回复，后期需用手托回或卧床休息才可复位，严重者下蹲、步行、咳嗽时都可脱出。

3. 肛门不适

可有肛门坠胀、瘙痒、潮湿或异物感。

4. 肛门疼痛

有肛门水肿或血栓形成者，可出现肛门疼痛。

5. 便秘

患者常因出血而人为的控制排便，造成习惯性便秘。

（二）体征

1. 肛门视诊

需采用卧位和蹲位两种体位检查，肛缘可见皮赘或半圆形隆起或痔核脱出。

2. 肛门指诊

可触及柔软、表面光滑、无压痛的黏膜隆起。

3. 肛门镜检查

可见齿线上黏膜呈半球状隆起，色暗紫或深红，表面有糜烂或出血点。

四、治疗原则

（一）中医治疗原则

早期以清热解毒消肿为主，内治、外治相结合。

（二）西医治疗原则

主要以注射疗法、手术治疗为主。

五、四畔疗法临床应用

针对痔这一常见疾病，现代医家主要运用箍围疗法、围针疗法、熏洗疗法等四畔疗法，取得了良好的临床效果。

（一）箍围疗法

罗志林等将 60 例嵌顿性混合痔患者按照随机数字表法分为治疗组和对照组各 30 例。治疗组采用如意金黄膏（天花粉 500g，姜黄 250g，白芷 250g，苍术 100g，南星 100g，大黄 250g，黄柏 250g，厚朴 100g，陈皮 100g，中药各浸到 2000mL 麻油中至少 48 小时，再将上药用文火熬煎，直至各药表面呈深褐色为度，滤渣取药油提炼，下黄丹 500g 成膏）和马应龙痔疮膏混合外敷患处，每天更换 1 次，两组均治疗 7 天。结果治疗组总有效率高于对照组（93.3% vs 66.7%），治疗组疼痛缓解情况亦优于对照组（$P < 0.05$）。认为应用如意金黄膏结合马应龙痔疮膏外敷治疗嵌顿性混合痔能有效消除不适症状，缓解疼痛，提高临床疗效。

王志厚将 120 例痔疮患者，随机分为对照组和观察组各 60 例。对照组患者实施手术疗法，观察组患者给予采用中药外敷疗法。方法：清洁肛门后，将药膏或药散直接敷于患处及周围，并用消毒纱布覆盖，用胶带固定 1 次 / 天或 2 次 / 天进行外敷。结果：观察组总有效率高瑜对照组总有效率（95% vs 73.33%，$P < 0.05$），认为中药外敷疗法

治疗痔疮安全性高、并发症少，具有消肿止痛、清热解毒、祛腐生肌等作用临床疗效显著。

张红娟将 90 例混合痔术后水肿患者随机分入为 A 组、B 组、C 组三组，比较大黄芒硝不同比例箍围法治疗痔术后水肿的临床疗效，每组各 30 人，A 组采用大黄芒硝比例为 1 : 1，B 组采用大黄芒硝比例 1 : 2 和 C 组采用大黄芒硝比例 1 : 3 箍围治疗。结果：C 组疗效优于 A 组和 B 组，C 组总有效率高于 A 组和 B 组（93.09% vs 73.31% vs 86.66%）。C 组痊愈率也高于 A 组和 B 组（27.58% vs 13.79% vs 20.00%），差异有统计学意义（$P < 0.05$）。认为 1 : 3 比例时的大黄与芒硝配伍能够帮助患者更快减轻混合痔术后肛缘水肿，缓解痛苦，且具有安全性。

（二）围针疗法

陈蓓等将 72 例混合痔术后患者随机分为治疗组（电针组）和对照组（假针刺组）各 36 例。治疗组于术后 15 分钟内进行治疗，取穴以病灶为中心，在病灶边缘皮区 1、3、5、7、9、11 点的方向各取 1 穴，3 点及 9 点方向的穴位分别接电针仪。对照组采用假针刺方法，于术后 15 分钟内治疗，取穴同治疗组，一手将管按在穴位上，另一手手指弹压管底部，使患者有撞击感，但并无针灸针刺入皮内，不接电针。结果术后 24 小时及 48 小时后，对焦虑分量表、饮食及睡眠分量表评分比较，治疗组各项评分均优于对照组，认为电针围刺能改善混合痔术后患者焦虑、饮食及睡眠状况，提高生活质量，临床效果显著。

吴君怡等将 72 例混合痔患者随机分为治疗组和对照组，每组 36 例。两组均在手术后 15 分钟内接受一次相应的干预。治疗组以病灶为中心，在病灶边缘皮区 1、3、5、7、9、11 点的方向各取 1 穴，接受电针治疗，留针 30 分钟。对照组仅置于模拟电针环境中，未接受任何针刺治疗。两组均在术后 15 分钟内进行。结果治疗组的疼痛强度应低于对照组，并且镇痛作用持续时间更长，与对照组相比，失去有效性的风险更低（$P < 0.05$）。认为周围电针对混合痔术后疼痛有明显的缓解作用，临床效果显著。

曹茜茜等将 60 例痔疮患者随机分为观察组和对照组两组，每组 30 例。观察组予以瑶医挑针结合神火灸治疗，对照组予以常规针刺结合艾灸治疗。治疗方法为观察组每次选 1 ~ 2 个痔反应点，用一次性使用无菌注射器针尖方向与脊柱方向平行，挑破痔点表皮，然后向内刺入 1 ~ 2mm，挑断皮下纤维，挑尽后消毒皮肤。挑针完成后在痔点 1cm 范围内以梅花形状进行神火灸点灸治疗，力度适宜。对照组针刺次髎、承山、秩边、长强，得气后采用平补平泻手法，留 20 分钟后出针。留针期间用艾条在次髎、承山、秩边等穴位施灸，以皮肤潮红为度。结果：治疗 3 周后，观察组总有效率高于对照组（96.67% vs 83.33%，$P < 0.05$），并且观察组疼痛视觉模拟量表评分、各症状评分均低于对照组（$P < 0.05$）。认为瑶医挑针结合神火灸治疗痔疮疗效显著，疗程短，复发率低。

（三）熏洗疗法

李祥乐等将 95 例痔疮患者随机分为对照组 47 例和观察组 48 例，两组患者均需要通过痔疮套扎术进行治疗，对照组在手术的基础上口服地奥司明片进行治疗，2 次 / 天，1 片 / 次。观察组实施中药熏洗疗法（苦参、黄芪、川芎及五倍子各 25g，黄柏、蒲公英、野菊花、苍术各 20g，川椒 10g，蛇床子 18g）进行治疗。使用方法为将所有的药物磨制为粉末状，并装入袋中备用。患者在熏洗的时候将药末放置到 2500mL 的热水当中，患者坐在盆上开始熏洗，30 分钟 / 次，1 ～ 3 次 / 天。两组患者均治疗 21 天。结果观察组患者的治疗总有效率高于对照组（97.92% vs 85.11%，$P < 0.01$），且临床指标评分优于对照组，且肛门疼痛、水肿、瘙痒以及便血的症状消失时间短于对照组，组间对比差异均有统计学意义（$P < 0.05$）。认为中药熏洗疗法治疗痔疮可促进患者康复，临床治疗效果良好，且安全性比较高。

陈志林等将 82 例行痔疮 PPH 术的患者，分为对照组和观察组各 41 例，对照组使用甲硝唑葡萄糖注射液进行灌肠后，采用配置好的高锰酸钾溶液进行熏洗；观察组 41 例术后 2 天使用中药熏洗（泽兰粉、薄荷粉、黄柏粉各 15g，大黄粉 25g，侧柏叶粉 30g。将以上中药加 1000mL 水煎煮，取汁 100mL，进行 10 倍稀释）配合通理汤（连翘 6g，青皮、木香、枳实、乌药、槟榔、当归、陈皮、川芎、牛膝、枳壳各 9g，黄芪 12g）治疗，共治疗 2 周。结果：观察组术后并发症发生率低于对照组（4.88% vs 24.39%，$P < 0.05$），术后 7 天观察组的疼痛评分（VAS 评分法）低于对照组，差异有统计学意义（$P < 0.05$）。认为中药熏洗方配合通理汤用于痔疮 PPH 术后并发症可以降低并发症发生率，减轻疼痛感，临床效果显著。

第二节　肛周脓肿

一、概述

肛周脓肿是肛管直肠周围间隙发生急、慢性感染而形成的脓肿。其临床特点是多发病急骤，疼痛剧烈，伴寒战高热，破溃后大多形成肛漏。在中医学文献中，因发病部位的不同而有不同的称谓，如肛痈、脏毒、悬痈、坐马痈、跨马痈等。

二、病因病机

中医学认为肛周脓肿乃由于感受火热邪毒，随血下行，蕴结于肛门，经络阻隔，瘀血凝滞，热盛肉腐而成脓。或者过食醇酒厚味及辛辣肥甘之品，损伤脾胃，酿生湿热，湿热下注大肠，阻滞经络，气血壅滞肛门而成。或者素体阴虚，肺、脾、肾亏损，湿热瘀毒乘虚下注魄门而成肛痈。

西医学认为本病多系肛隐窝感染后，炎症沿肛门腺导管延至肛门腺体，继而向肛门直肠周围间隙组织蔓延所致。其致病菌多为大肠杆菌，其次为金黄色葡萄球菌和链球菌，偶有厌氧细菌和结核杆菌。

三、诊断依据

（一）症状

起病急骤，肛周肿痛，便时痛剧，继而破溃流脓经久不愈。可伴有头身痛、乏力、大便秘结、小便黄赤等全身症状。

（二）体征

肛门指诊可触及压痛、肿块、隆起或波动感。

（三）辅助检查

1. 血常规检查
白细胞总数及中性粒细胞比例可有不同程度的增高。

2. 超声波检查
有助于了解肛痈的大小、深浅、位置及与肛门括约肌和肛提肌的关系。

四、治疗原则

（一）中医治疗原则

急性期以清热解毒为主，成脓期以清热解毒透脓为主，破溃期以养阴清热、祛湿解毒为主。

（二）西医治疗原则

西医治疗以手术为主，包括脓肿一次切开法、一次切开挂线法及分次手术。

五、四畔疗法临床应用

针对肛周脓肿，现代医家主要运用箍围疗法、熏洗疗法等四畔疗法，取得良好临床疗效。

（一）箍围疗法

李汉芬把 50 例肛痛患者随机均分为两组，对照组以红霉素软膏外敷肛周联合抗感染治疗，治疗组使用消炎膏方（天花粉 5000g，厚朴、陈皮、苍术各 1000g，白芷、大黄、黄柏各 2500g，碾为均匀碎末配以白醋，按 1：1 调合为膏状）联合抗感染治疗，将消炎膏均匀涂抹于 10cm×10cm 大小，厚度为 0.5cm 大小的无菌纱布棉垫上，并轻敷在肛周，胶膏固定。结果治疗组的肛门疼痛和肛缘水肿症状积分均低于对照组，治疗组总有效率高于对照组（92.00% vs 68.00%）。说明中药外敷使药物直接作用于病变部位，有效成分可透过皮肤组织吸收而发挥药物作用，促进局部血液循环，增强局部组织的抗病能力，对于初期患者有十分明显的止痛、促进炎性组织吸收、消除水肿的功效。

兰彬将 40 例肛周脓肿随机分为两组，对照组用生理盐水擦拭创面及其周围的脓液、坏死组织及分泌物，将呋喃西林纱条头部放入肛内内口处，其余部分沿创面基底部放置，尾部置于外口，保证引流通畅；治疗组在对照组基础上，加用仙方活命饮箍围治疗。方法：将醋调之仙方活命饮（金银花 10g，浙贝母 10g，防风 6g，赤芍 10g，当归 10g，醋山甲 3g，甘草 3g，皂角刺 6g，天花粉 10g，醋乳香 6g，醋没药 6g，陈皮 6g，白芷 6g）均匀涂抹于创面周围皮肤。结果显示在创面面积缩小率、疼痛减轻程度方面，治疗组均优于对照组。说明在常规换药基础上加用仙方活命饮箍围治疗可促进创面愈合，减轻疼痛，提高患者术后生活质量。

（二）熏洗疗法

惠媛等将 60 例术后肛门肿痛患者随机分为两组各 30 例，治疗组用三黄汤加减（黄连、黄柏、黄芩各 15g，芒硝、槐米各 10g，五倍子 30g，苦参 25g，大黄 5g 等）于排便后及睡前熏洗坐浴，对照组用 1：5000 高锰酸钾液坐浴结果治疗组显效 24 例、占 80%，有效 6 例、占 20%。对照组显效 11 例、占 37%，有效 19 例、占 63%。两组显效率比较有显著性差异，治疗组疗效明显优于对照组（$P < 0.05$）。说明中药熏洗可借药物水煎液的热气熏蒸肛门，热力和药力双重作用直接接触创面，进而刺激肛门局部皮肤或创面的肉芽组织吸收，加速血液及淋巴循环，进而促进局部气血畅通、水肿减退。三黄汤有清热解毒、消肿止痛、凉血止血之功，故治疗术后疼痛、水肿效果较好，可促进创面愈合。

六、病案举例

刘某，男，38 岁，肛周脓肿术后 5 天，创面及创周红肿疼痛明显，渗出液较多，舌红，苔薄黄，脉数。诊断为肛周脓肿术后，证属湿热毒邪蕴结。

方用：苦参 30g，黄芩 30g，黄柏 30g，大黄 30g，大青叶 20g，野菊花 15g，紫花地丁 20g，蒲公英 20g，薏苡仁 30g，生地榆 20g，芒硝 50g，黄连 20g。水煎外用，先熏后洗，早晚各 1 次。用药 5 剂后复诊：创面及周围红肿明显减轻，自诉疼痛感明显缓解。

第三节　肛　瘘

一、概述

肛瘘是指直肠或肛管与肛门周围皮肤相通所形成的异常通道，也称为肛管直肠瘘。本病相当于中医学的"痔漏""瘘疮""穿肠漏"的范畴。

二、病因病机

中医学认为肛痈溃后，余毒未尽，留连肉腠，疮口不合，日久成漏；或因肺脾两虚，气血不足，以及虚劳久嗽，肺肾阴虚，湿热乘虚流注肛门，久则穿肠透穴为漏。

西医学认为肛漏的形成与肛周脓肿、感染、直肠肛门损伤、会阴部手术等原因有关。

三、诊断依据

（一）症状

1. 有肛门直肠周围脓肿病史。

2. 具有肛旁流脓或脓血、肛门胀痛、肛周皮肤瘙痒等典型的症状。肛瘘外口持续或间断流出少量脓性、血性、黏液性分泌物。部分较大的高位肛瘘，其瘘外口可有粪便、气体排出。当瘘外口愈合，瘘管中脓肿形成、引流不畅，患者可感到明显疼痛，同时可伴发全身感染症状，切开排脓后症状缓解。以上症状反复发作、难以自愈是肛瘘最主要的临床特点。

（二）体征

肛旁有一个或多个瘘口于肛管相通。肛门周围有外口与瘘道直通，或肛门周围的外口借隧道与直肠内口相通，外口周围皮肤可见红斑、丘疹。

四、治疗原则

（一）中医治疗原则

中医治疗以清热利湿、托里透毒为主。

（二）西医治疗原则

西医治疗一般以手术治疗为主，将漏管全部切开，必要时可将漏管周围的瘢痕组织做适当修剪，使之引流通畅，创口逐渐愈合。

五、四畔疗法临床应用

针对肛瘘，现代医家主要运用箍围疗法、贴敷疗法、熏洗疗法、针灸疗法等四畔疗法，取得了良好的临床效果。

（一）箍围疗法

王建霞选取肛瘘患者 60 例随机分为对照组和治疗组，每组各 30 例，对照组使用呋喃西林纱条换药，治疗组在对照组基础上加用止痛如神汤（秦艽 24g，桃仁 24g，苍术 17g，泽泻 7g，黄柏 17g，防风 17g，槟榔 7g，熟大黄 24g，当归 17g，皂角刺 24g）箍围治疗，两组均治疗 14 天。统计比较两组患者分别在术后第 3 天、7 天、14 天面面积愈合、疼痛程度、创面愈合时间。结果在创面面积缩小率、疼痛减轻程度、创面愈合时间方面，治疗组均优于对照组，有统计学意义（$P < 0.05$）。说明基础治疗加止痛如神汤箍围治疗肛瘘术后患者可促进创面愈合，减轻疼痛，缩短创面愈合时间，减轻临床症状。

（二）贴敷治疗

刘进中等选取肛瘘术后患者 120 例，随机分为对照组和治疗组，每组各 50 例，观察组术后给予生肌玉红膏（白芷、虫白蜡、当归、甘草、轻粉、血竭、紫草）外敷治疗，对照组常规使用凡士林纱条外敷治疗；两组均进行 3 周外敷治疗，对比两组术后第 1、2、3 周创面面积、肉芽形态、愈合率、愈合时间及不良反应。结果：观察组 1、2、4 周时术后创面面积均明显小于对照组（$P < 0.05$），肉芽形态评分均显著低于对照组（$P < 0.05$），创面修复率及总显效率均显著高于对照组（$P < 0.05$），且观察组创面平均愈合时间快于对照组（$P < 0.05$）。说明生肌玉红膏缩可显著短肛瘘术后患者创面愈合时间，利于术后康复。

（三）熏洗疗法

张守彬将 100 例行肛瘘手术的患者随机分为对照组和试验组各 50 例。对照组采用高锰酸钾溶液坐浴，试验组术后采用除湿活血方熏洗（三七、赤芍和冰片各 10g，没药和乳香各 15g，紫花地丁、蒲公英和虎杖各 20g，黄柏、黄芩、大黄和苦参各 30g，将药物加入到 1500mL 的冷水中浸泡 20 分钟后煎煮，并在煎煮时加入 20g 芒硝，之后取汁 1000mL，对患者进行熏洗后让患者坐浴）结合针刺长强穴。结果：试验组治疗总有效率高于对照组（94.00% vs 72.00%）。试验组治疗后疼痛评分及创面愈合时间均优于对照组。（$P < 0.05$）说明除湿活血方熏洗结合针灸在肛瘘术后的应用能有效促使患者疼痛减轻，并促使其创面愈合速度提升，具有较高临床价值。

关威等将 92 名肛瘘术后患者分为 3 组，分别为穴位灸结合创面灸治疗加中药坐浴加专科换药常规治疗（穴位创面灸组）32 例，创面灸治疗结合中药坐浴加专科换药常规治疗组（创面灸组）30 例，中药坐浴加专科换药的常规治疗组（对照组）30 例。治疗结果显示无论是瘢痕评分、愈合时间或是总体疗效，穴位灸结合创面灸治疗加中药坐浴加专科换药常规治疗疗效更优。说明艾灸治疗疾病及养生防病具有温经通络、调气和血、扶正固本的重要作用，其操作安全、简便，经济实用，无副作用，充分体现中医传统特色疗法优势，值得临床推广使用。

六、病案举例

张某，女，44 岁，2003 年 4 月初诊。患肛瘘 2 年，加重 1 周。查体：膝胸位 8 点距肛缘 3cm 见一溃口，指诊触之为条索物，由溃口伸向肛内相应 8 点肛窦处。诊断：肛瘘。在局麻下行瘘管切开术，术后第 2 天起便后中药熏洗坐浴清洁创面后，生肌玉红膏箍围治疗，每日 1 次，8 天后创面肉芽组织淡红，10 天后创面缩小，12 天创面基本愈合。

第四节　肛　裂

一、概述

肛裂是指肛管皮肤全层裂开并形成感染性溃疡者。其临床特点是肛门周期性疼痛、出血、便秘。多见于青壮年，好发于截石位 6、12 点处，而女性多见 12 点处，在肛门部疾病中，其发病率仅次于痔。本病属于中医学"钩肠痔""裂痔""裂肛痔""脉痔"等范畴。

二、病因病机

中医学认为本病多因阴虚津液不足或脏腑热结肠燥，而致大便秘结，粪便粗硬，排便努挣，使肛门皮肤裂伤，湿热蕴阻，染毒而成。《医宗金鉴·外科心法要诀》曰："肛门围绕折纹破裂、便结者，火燥也。"

西医学认为肛裂的病因尚不明确，主要包括皮肤撕裂说、栅门说、上皮纤维化学说等，但是肛裂发生最主要的原因是便秘、大便干结，排便时过度用力，导致干结大便撑破肛周的皮肤而形成。

三、诊断依据

（一）症状

1.疼痛

特点为疼痛发生与排便有直接关系，可放射至骶尾部，大便干结时又甚，典型疼痛者，便时痛轻，便后痛重，先轻后重，中有间歇，呈一特殊的疼痛周期。

2.出血

出血时有时无，一般出血量不多，表现为手纸带血或便后滴血，出血颜色鲜红。

3.瘙痒

瘙痒由于肛裂溃疡的分泌物或因肛裂所并发的肛窦炎、肛乳头炎等所产生的分泌物刺激所致。

4.便秘

便秘既是肛裂的病因之一，肛裂反过来又可引起便秘，因排便时肛裂剧烈疼痛，患者常产生惧便心理，从而人为地控制排便，致使大便在直肠内停留时间过长，水分吸收过多而更加干燥，排便愈困难，从而形成恶性循环。

（二）体征

视诊可见肛管移行区皮肤有一梭形溃疡，陈旧性肛裂溃疡面颜色灰白，底深、边缘增厚明显，下端可形成裂痔，与溃疡上端肥大的肛乳头合称肛裂三联征，指诊可发现肛门紧缩。

四、治疗原则

（一）中医治疗原则

润肠通便，消除裂疮为主，相应的辅以清热养阴、理气活血等治法。并配合熏洗、外敷等疗法。

（二）西医治疗原则

以纠正便秘、止痛和促进溃疡愈合为目的。早期肛裂一般采用保守治疗。陈旧性肛裂和非手术疗法治疗无效的早期肛裂，可考虑手术治疗，并根据不同情况选择不同的手术方法。

五、四畔疗法临床应用

针对肛裂，现代医家主要运用围针灸疗法、熏洗疗法、贴敷疗法等四畔疗法，取得了良好的临床效果。

（一）围针灸疗法

李明等将 80 例肛裂术后患者随机分为治疗组和对照组各 40 例。对照组仅使用凡士林填塞，治疗组采用艾条灸创面及周围加凡士林纱条填塞治疗，结果表明治疗组创面愈合时间短于对照组，创面内成纤维细胞数量明显多于对照组（$P < 0.05$）。说明灸法利用艾叶点燃后产生的温热作用及其挥发油成分可加快肛裂创面的愈合、温补肌肉，并且可以解毒除湿以抗感染，减轻疼痛。

施正华采用围针治疗小儿肛裂 18 例，方法：取长强穴及截石位 3、9、12 点距肛缘约 0.5cm 处为针刺点，其中长强穴以 1% 利多卡因加强的松龙进行穴位注射。Ⅰ度肛裂患儿用手法强刺激；Ⅱ度肛裂、Ⅲ度肛裂采用电针刺激，留针 10 分钟，每周 1 次，两次为 1 个疗程。结果表明 18 例患儿中，17 例肛门疼痛消失，便血止，溃疡愈合，1 例肛门疼痛减轻，偶见便血，溃疡未愈。治愈率为 94.2%，总有效率高达 100.0%。说明围针具有疏理气机、通经活血、解痉止痛之功，可使气血流畅，燥热即去，痉挛得解，使肛裂痊愈。该法操作简单易行，疗效显著。

（二）熏洗疗法

郑兰等将 122 例患者平均分为西医组与中医组各 61 例，西医组采用口服头孢拉定胶囊加高锰酸钾溶液熏洗坐浴治疗，中医组应用苦参汤熏洗法（苦参 60g，菊花 60g，蛇床子 30g，金银花 30g，白芷 15g，黄柏 15g，地肤子 15g）熏洗患处。共治疗 1 个月。结果显示经治疗后中医组总有效率高于西医组（96.72% vs 70.49%），中医组患者肛周疼痛和便血症状消失的时间、肛门裂口愈合的时间均短于西医组患者。结果表明苦参汤熏洗法可显著改善患者肛周疼痛、便血等症状，缩短其肛门裂口愈合的时间，提高患者生活质量。

贾英杰等将 92 例肛裂患者随机分为观察组和对照组各 46 例，对照组采用亚甲蓝曲安奈德混合液局部封闭注射治疗，观察组在对照组治疗的基础上用自拟祛风除痒汤（明矾 20g，苦参 15g，黄柏 15g，防风 15g，芒硝 20g，五倍子 15g，苍术 15g，侧柏叶 15g，地榆 15g，马齿苋 15g，川椒 15g，川楝子 15g，红花 15g）熏洗坐浴。结果：观察组总有效率显著高于对照组（91.3% vs 73.9%）。且观察组患者疼痛消失时间、出血消失时间和裂口愈合时间较对照组短。说明祛风除痒汤熏洗坐浴可使患处与药物充分接触，提高了药物有效浓度，充分发挥清热解毒敛疮、祛风行气止痒的作用，提高了肛裂的治疗效果，有较好的远期疗效。

（三）贴敷疗法

冯斌采取数字列表法将 264 例肛裂术后患者随机分为对照组和观察组各 132 例，对照组行加压包扎，应用抗生素抗感染治疗，便后用热水坐浴，红粉生肌油纱条换药等常规治疗方法；观察组在对照组基础上使用马应龙麝香痔疮栓纳肛治疗。结果：观察组总有效率明显高于对照组（92.42% vs 74.24%），且观察组肛裂愈合时间更短，不良反应发生率更低。表明马应龙痔疮栓纳肛可有效缓解创面疼痛，改善其出血情况，促进创面愈合，且不良反应发生率较低，疗效显著。

杨正安等将 60 例肛裂手术患者随机均分为试验组和对照组各 30 例，对照组应用凡士林纱条外敷，试验组予以消肿止痛膏外敷创面及周围。结果：用药 7 天后，试验组疼痛程度（VAS 评分）明显低于对照组；两组肉芽颜色按等级资料对比，观察组明显好于对照组。表明消肿止痛膏具有活血化瘀、消肿止痛、敛疮止血等功效，能有效改善术后疼痛，减少炎性反应，促进修复因子产生，加快创面愈合，促进肉芽组织生长，改善术区微循环，有效避免肛裂复发。

参考文献

［1］罗志林，聂君，徐基平.如意金黄膏结合马应龙痔疮膏外敷治疗嵌顿性混合痔 30 例临床观察［J］.湖南中医杂志，2017，33（5）：64-65.

［2］王志厚.中药外敷疗法治疗痔疮的临床应用分析［J］.中国医药指南，2016，14（16）：197.

［3］张红娟.大黄芒硝不同配伍比例箍围法治疗痔术后水肿的试验观察［D］.新疆医科大学，2019：11-14.

［4］陈蓓，杨晓英，吴君怡，等.电针围刺对混合痔术后患者焦虑情绪及生活质量的影响［J］，四川中医，2016，34（12）：201-203.

［5］吴君怡，陈蓓，张鑫麟，等.电针围刺对混合痔术后镇痛的疗效观察［J］.上海针灸杂志，2016，35（6）：680-683.

［6］曹茜茜，甘尧，李彤，等.瑶医挑针结合神火灸治疗痔疮的临床疗效观察［J］.广西医学，2020，42（16）：2152-2154.

［7］李祥乐，邢佼涛.消肿止痛汤坐浴熏洗治疗混合痔术后水肿的应用效果研究［J］.医学理论与实践，2019，32（9）：1368-1370.

［8］陈志林.自拟中药熏洗方配合通理汤用于痔疮 PPH 术后并发症治疗中的价值［J］.内蒙古中医药，2020，39（6）：40-41.

［9］李汉芬.消炎膏外敷治疗初期肛周皮下脓肿的疗效观察［J］.中国民族民间医药，2012，21（23）：84-86.

［10］兰彬.仙方活命饮箍围疗法用于肛周脓肿术后换药的疗效观察［D］.新疆医科大学，2018.

[11] 惠媛，贺向东.三黄汤加减熏洗坐浴治疗混合痔术后肛门肿痛疗效观察［J］.实用中医药杂志，2013，29（7）：576.

[12] 王建霞.止痛如神汤箍围疗法促进肛瘘术后创面愈合的临床观察［D］.新疆医科大学，2020：24-27.

[13] 刘进中，马莉.生肌玉红膏对肛瘘术后创面愈合的影响［J］.海南医学院学报，2016，22（1）：69-71.

[14] 张守彬.除湿活血方熏洗结合针灸对肛瘘术后创面愈合的影响分析［J］.中医临床研究，2019，11（2）：139-140.

[15] 关威，李师，张晓明.穴位灸结合创面灸法对低位肛瘘术后愈合疗效观察［J］.辽宁中医药大学学报，2018，20（5）：107-110.

[16] 李明，王建民，唐昆，等.艾灸对肛裂术后创面愈合的促进作用观察［J］.中医药临床杂志，2012，24（10）：964-965.

[17] 施正华.围针治疗小儿肛裂18例［J］.南京中医学院学报，1995，11（1）：45.

[18] 郑兰，张玥，张亮亮.苦参汤熏洗法治疗肛裂的效果评价［J］.当代医药论丛，2019，17（2）：178-179.

[19] 贾英杰，宋立杰，马占学.祛风除痒汤联合封闭疗法治疗肛裂46例［J］.中国中西医结合外科杂志，2018，24（6）：773-775.

[20] 冯斌.马应龙麝香痔疮栓治疗肛裂术后创面愈合及止血的疗效观察［J］.中国处方药，2016，14（9）：4-5.

[21] 杨正安，曾进，范丽颖.消肿止痛膏对肛裂术后疼痛及创面生长因子表达的影响［J］.现代消化及介入诊疗，2018，23（4）：488-491.

第七章　泌尿系疾病

第一节　泌尿系结石

一、概述

泌尿系结石包括肾、输尿管、膀胱和尿道结石，是泌尿外科常见疾病之一。临床特点以疼痛、血尿为主。本病属于中医学"石淋"范畴。

二、病因病机

中医学认为本病多由肾虚和下焦湿热引起，病位在肾，膀胱和溺窍，肾虚为本，湿热为标。肾虚则膀胱气化不利，导致尿液生成与排泄失常，加之摄生不慎，感受湿热之邪，或饮食不节，嗜食辛辣肥甘醇酒之品，导致湿热内生，蕴结膀胱，煎熬尿液，结为砂石；湿热蕴结，气机不利，结石梗阻，不通则痛；热伤血络，可引起血尿。

西医学认为代谢性尿石最为多见，是由于体内或肾内代谢紊乱而引起。其次是继发性或感染性结石，主要为泌尿系统的细菌感染，特别是能分解尿素的细菌和变形杆菌所致。此外结石的形成与种族（黑人发病少）、遗传（胱氨酸石遗传趋势）、性别、年龄、地理环境、饮食习惯、营养状况以及尿路本身疾患如尿路狭窄、前列腺增生等均有关系。

三、诊断依据

（一）临床表现

症状为腰腹部钝痛或绞痛，酸胀不适感或出现向下腹部放射性疼痛，可伴有恶心呕吐，伴有肉眼或镜下血尿，排尿中断等。体征为肾区，输尿管移形区叩击痛或压痛，伴有严重肾积水时可触及到肿块。

（二）实验室检查

尿液检查可见红细胞增多，亦可见较多白细胞，并发尿路感染时白细胞明显升高，可做尿细菌培养。

（三）影像学检查

腹部 X 线平片多能发现结石的大小、数量、形态和位置。彩超检查不受结石有形成分的制约，但受肠气及周围组织器官的影响。CT 能避免肠气及内容物干扰。

四、治疗原则

（一）中医治疗原则

初起宜宣通清利，日久则配合补肾活血，行气导滞之剂。

（二）西医治疗原则

结石直径小于 0.6cm，表明光滑无梗阻，可选用钙离子阻滞剂，性激素，平滑肌收缩药及前列腺素抑制剂等。若结石较大可采取体外震波碎石或手术治疗。

五、四畔疗法临床应用

针对泌尿系结石，现代医家主要运用围针疗法、热熨疗法等四畔疗法，取得了良好的临床效果。

（一）围针疗法

井辉明等采用针灸配合中药的方法治疗泌尿系结石患者 98 例，选取中极、膀胱俞、关元、京门局部围刺。常规消毒后，中极直刺 1.5 寸，施捻转泻法，令麻电感向会阴放散。京门直刺 1.5 寸，施捻转平补平泻法，局部酸胀为度。关元直刺 2 寸，施呼吸补法，令酸胀感向少腹部放散。膀胱俞直刺 1.5 寸，施提插捻转泻法，令过电感向前腹部放散。沿输尿管及结石部位围刺 5 ～ 6 针，均直刺 1 寸，施捻转泻法。针灸配合中药治疗泌尿系结石疗效显著，总有效率为 93.9%。

（二）热熨疗法

伍伟一运用壮医药线点灸配合排石通淋方外敷治疗肾结石患者 80 例，中药主方组成为石韦、瞿麦、车前子、冬葵子、滑石、木通、川楝子、乌药、金钱草、鸡内金、延胡索、海金沙、牛膝、生地黄、白茅根。将以上药物置于布袋中，加水煎煮后甩干，待药包温度降至皮肤耐受温度（50～60℃）时，双手握住药包两角，轻轻点放在患侧腰部周围来回烫熨，30 分钟 / 次 / 天。敷药后行壮医药点灸，药线为壮医 2 号药线，用右手食、拇指持线的一端，露出 0.8cm 左右线头，将露出的线端点燃，熄灭明火后形成同珠状炭火，直接灼灸阿是穴、肾俞、脾俞、腰阳关、中脘、丰隆、合谷、太冲穴，一穴一灸。同时嘱咐患者多饮水，参加有利于排石的运动，合理饮食，整体治疗效果显著。认为中药加温外敷患者腰部，药力直达患处，一方面可扩张血管，促进血液循环，提高代谢率，另一方面可温经通络，活血化瘀，见效迅速。通过对穴位的局部刺激及经络传导，增强清热利湿、通淋排石作用，使活血行气药物发挥功效，推动结石松动，下移，促进其排出体外。

第二节　慢性前列腺炎

一、概述

慢性前列腺炎是由多种原因引起的前列腺组织的慢性炎症。主要表现为不同程度的下尿路症状如尿频、尿急、尿痛、尿不尽感，尿道灼热，会阴部、生殖器区、下腹部、耻骨区、腰骶及肛周坠胀疼痛不适，还可伴有排尿等待，排尿无力，尿线变细，尿分叉或中断及排尿时间延长等症状。本病好发于青壮年，以发病缓慢、反复发作为特点。本病属于中医精浊、淋证、白浊、肾虚腰痛、癃闭等范畴。《素问·痿论》指出："思虑过度，所愿不得，意淫于外，入房太过，宗筋弛纵，发为筋痿，及为白淫。"《素问·玉机真脏论》谓："少腹冤热而痛，出白。"

二、病因病机

中医学认多由相火妄动，所愿不遂，或忍精不泄，甚火郁而不散，离位之精化成白浊；或房事不洁，精室空虚，湿热从精道内侵，湿热壅滞，气血瘀阻而成。病久伤阴，肾阴暗耗，可出现阴虚火旺证候；亦有体质偏阳虚者，久则火势衰微，易见肾阳不足之象。

西医学认为本病的发生与致病菌或病原微生物感染、尿液反流、异常的盆底神经肌肉活动及内分泌异常、免疫，心理等因素有关。

三、诊断依据

（一）症状

尿频，尿不尽，会阴、下腹疼痛不适，腰背疼痛。

（二）前列腺触诊

正常或表面不平或不对称，可触及不规则的炎性硬结，并有压痛。

（三）前列腺液检查

WBC > 10 个 /HP，或卵磷脂小体减少。

凡具备以上三项者，即可诊断为慢性（细菌性或非细菌性）前列腺炎。

四、治疗原则

（一）中医治疗原则

中医治以补肾助阳、清热利湿、活血行气为主。另外还需结合外敷，熏洗，灌肠及肛内纳药等外治疗法。

（二）西医治疗原则

针对病原体，根据药敏试验合理选用抗生素；或用 α - 受体阻滞剂（如特拉唑嗪，坦索罗辛等）或植物药（舍尼通，通尿灵）。另外可行前列腺按摩，或采用超短波理疗，局部超短波透热或局部有效抗生素离子透入治疗。手术治疗适用于慢性前列腺炎伴前列腺脓肿者。

五、四畔疗法临床应用

针对慢性前列腺炎，现代医家主要运用围灸疗法、熏洗及坐浴疗法、热熨疗法、穴位敷贴疗法、中药保留灌肠等四畔疗法，取得了良好的临床效果。

（一）围灸疗法

王万春等采用药油箍毒拔毒灸（药油组成：小茴香、丁香、乌药、冰片、王不留行各 6g，以麻油 100g 煎熬去渣冷却）治疗慢性非细菌性前列腺炎 60 例，对照组 30 例口服舍尼通。箍毒拔毒灸的操作方法：药油外搽在关元、曲骨、行间、会阴等穴位及少腹前列腺体表投影处，先行环形箍毒灸，依次向心性环形走向。由外而内数次箍毒至病变中心，再由明火艾条由低至高数次拔引邪毒外出。每日灸2次。结果治疗组和对照组的有效率分别为87.93%和63.33%，治疗组在总疗效、症状积分和前列腺液白细胞计数方面均优于对照组。认为箍毒拔毒灸不仅具有箍束毒素作用，使毒素束于局部，不得扩散；并且具有宣通毒滞、畅行营卫、拔毒于外的作用。

（二）熏洗及坐浴疗法

许增宝等采用金黄散（组成：姜黄、大黄、黄柏、苍术、厚朴、陈皮、甘草、生天南星、白芷、天花粉等）熏洗治疗慢性前列腺炎48例，晚上入睡前取金黄散33g，用开水5000mL冲泡溶解，先熏蒸后外洗会阴部。对照组49例口服氟嗪酸，同时每日温水坐浴。结果治疗组的前列腺液的白细胞改善率、卵磷脂小体的恢复率和慢性前列腺症状指数的改善率等均优于对照组。金黄散熏洗会阴部，有效成分通过直肠静脉丛和前列腺静脉丛的交通支进入前列腺组织，从而快速发挥金黄散抗菌杀毒、解痉止痛、活血祛瘀和改善血液循环的作用，达到促进炎症吸收、增强抗凝及抗纤维化和缓解疼痛的作用。

韩立杰等使用散结化瘀汤（青皮15g，三棱15g，莪术15g，穿山甲10g，水蛭10g，白芷15g，荷叶30g）坐浴治疗慢性非细菌性前列腺炎194例，取上方加水适量，水煎30分钟，待温度适宜后坐浴30分钟，每日1次；对照组口服前列康，并温水坐浴。治疗组总有效率为91.24%，对照组总有效率为70.10%，治疗组疗效明显优于对照组。认为温水坐浴可以使有效成分较多透入病所，从而改善微循环，抑制炎性介质的合成，有抗炎、抗水肿作用。热浴还可以松弛尿道，改善尿液排出，减少尿液反流，改善前列腺炎排尿困难症状。

张智勇等使用通淋坐浴汤（蒲公英30g，紫花地丁30g，土茯苓30g，红藤30g，三棱10g，莪术10g，丹参10g，白花蛇舌草30g，皂角刺10g）治疗前列腺炎综合征37例，每晚睡前熏蒸坐浴30～40分钟，对照组口服那妥（α-1A受体阻断剂）两组总有效率分别为78.4%和65.9%。认为人体肛周会阴部血供丰富，药物通过熏蒸坐浴由周围吸收，且局部用药浓度较高，全身副作用小。

（三）热熨疗法

赵宁社采用中药热熨法治疗前列腺炎150例。方药组成：吴茱萸20g，小茴香20g，肉桂15g，香附15g，赤芍10g，桂枝10g，柴胡10g，延胡索10g，桃仁15g，红花15g，紫花地丁20g，蒲公英20g，败酱草20g，白头翁20g。将上述药混合均匀，碾成细末，过100目筛，装瓶备用。自制两个透气功能较好的长30cm、宽20cm（尺寸可根据患者身材定）药袋。一个盛装50g细食盐（称1号袋），另一个盛装上述药末100g（称2号袋），将两药装好摊平。患者取仰卧位，将1号袋置于患者下腹部，盖严肚脐，2号袋放于1号袋上，然后用神灯理疗，热熨30分钟，早晚各1次。结果治愈114例，有效30例，无效6例，总有效率96.00%。利用食盐在神灯的理疗，热熨下较强的穿透作用，将药物通过神阙穴和皮肤作用于经络和直接进入前列腺病变部位，提高了疗效。

（四）穴位敷贴疗法

李海松等应用丁桂散脐疗联合前列安栓剂（黄柏、虎杖、栀子、大黄、泽兰、毛冬青、吴茱萸、威灵仙、石菖蒲、荔枝核）治疗气滞血瘀型列腺炎患者80例，每晚睡前以前列安栓1粒纳肛。丁桂散（丁香每袋0.3g，肉桂每袋1.0g）敷脐治疗：取丁香，肉桂各1袋，倒入药杯，2mL注射器抽取1mL食用醋，注入药杯，将药粉用牙签调和成团，用40℃温水清洗脐窝，用棉球擦干，把药团敷于神阙穴，外盖一次性医用敷料固定，每天换药1次。对照组则单用前列安栓纳肛。结果2组总有效率分别为83.8%和68.4%。认为丁桂散敷脐联合前列安栓纳肛治疗气滞血瘀前列腺炎安全，有效，易操作，患者易接受的外治方案。

（五）中药保留灌肠疗法

路世亮等使用中药保留灌肠（丹参10g，香附9g，赤芍9g，乳香8g，没药8g，紫草30g，败酱草15g，红花9g，苦参20g）治疗慢性前列腺炎100例，上方水煎取液250mL，凉至40℃左右，用加压灌肠器缓慢灌入，抽出灌肠器，用纱布轻压肛门，保留1小时。每日1次，7天为1个疗程，停3天后再进行第2个疗程。对照组服用前列腺舒丸。治疗组总有效率为86%，对照组总有效率为62%，治疗组疗效优于对照组。认为保留灌肠药物在直肠吸收50%～70%，且不通过肝脏，直接进入盆腔脏器的三个静脉系统，使前列腺在药物有效浓度的作用下迅速达到康复，同时避免了口服药和静脉用药的一些副作用。

周仕轶等使用五味消毒饮加减灌肠（金银花、蒲公英、野菊花、紫花地丁、败酱草、土茯苓各20g，赤芍25g，大黄15g）治疗前列腺炎综合征30例，将上述中药每剂煎煮两次，每次滤出药液约100mL，再将两次的药液混合煎至约100mL备用。灌肠治疗时，先予温肥皂水100mL清洗肠腔，排空膀胱，然后患者取左侧屈膝卧位，用导管插入肛门20～25cm，臀部垫高8～10cm，将加热至39℃左右的药液（约100mL）缓慢灌入。灌注完毕后，取左侧屈膝卧位30分钟，然后仰卧位30分钟，每天灌肠1次；对照组单纯予以左旋氧氟沙星0.2g，疗程均为30天。两组总有效率分别为86.67%和60.1%，治疗组优于对照组。认为因前列腺与直肠周围的静脉丛极为丰富，经直肠给药使得许多治疗前列腺炎却无法进入其中的药物可经这些静脉丛得以吸收，从而在此形成药物的高浓度聚集，起到更好的治疗作用。

（六）病案举例

患者男，29岁，已婚，2007年11月16日来诊。

因反复尿频，尿急，尿后余沥不尽1年余，再发1周。诉经常伴有尿中滴白，小腹，会阴胀痛不适，性事冷淡。查体：外生殖器发育正常，前列腺3cm×2.5cm，质地中等，可扪及 2 粒粟米大小结节，中央沟存在，按摩欠通畅，化验前列腺液常规：pH 值 6.8，WBC（++）/HP，卵磷脂小体（+），舌紫黯，苔薄白，脉细涩。

西医诊断：慢性前列腺炎（结节型）；中医诊断：精浊（瘀血凝结型）。

治拟活血祛瘀，理气通络。药用：桃仁 12g，红花 6g，丹参 18g，三棱 12g，莪术 12g，川芎 9g，炒当归 30g，炒白芍 15g，土茯苓 15g，延胡索 15g，海藻 12g，昆布 12g，黄芪 15g，党参 12g，炒枳壳 9g，熟地黄 18g，川牛膝 9g，甘草 9g，每日 1 剂。外用前列活血汤保留灌肠，每日 1 次，连续治疗 15 天。

12 月 3 日二诊：诉尿频，尿急，尿后余沥不尽感有所减轻，性生活乐趣增加，舌脉如前，续以前法治之，再 15 天。12 月 18 日三诊：诉上药用后尿频，尿急，尿后余沥不尽感已不明显，小腹、会阴胀痛出现频率极少，最近未出现尿中滴白现象，复查前液常规：pH 值 6.5，WBC（+）/HP，卵磷脂小体（++），脉弦而微涩，舌暗，苔薄白，脉弦而微涩，复以前方去土茯苓、海藻、昆布、黄芪、党参加重至各 30g 续服，外用灌肠方如前。30 天后四诊：自诉症状已不明显，前列腺按摩通畅，液量增加，舌淡红略暗，脉弦，再投前方 30 剂续服，并灌肠方隔日 1 剂巩固。6 个月后随访，患者诸症稳定，病情未有反复。

第三节　前列腺增生症

一、概述

前列腺增生症是中老年男性的常见病、多发病。其临床特点是以尿频、尿急、夜尿频多为主，严重者可发生尿潴留或尿失禁，甚至出现肾功能受损。本病属中医学"精癃""癃闭""尿频"等范畴。

二、病因病机

中医学认为该病多因年老肾元亏虚，膀胱气化无力，加之瘀血、败精、湿热等瘀阻下焦，乃成精癃。肾虚血瘀水阻，膀胱气化失司是精癃之基本病机。

西医学认为有功能的睾丸和年龄增长是前列腺增生发生的两个必备条件，具体发病机制尚无定论。

三、诊断依据

1. 年龄大于 50 岁的男性患者。

2. 尿频，尿急，夜尿增多，急性尿失禁，尿等待，排尿费力，尿线变细，严重时可以出现尿潴留等。

3. 查体直肠指诊及前列腺彩超提示前列腺体积增大。

4. 辅助检查提示尿流率提示最大尿流率< 15mL/s，尿重大于 150mL；经腹壁超声测定膀胱残尿量> 50mL。

四、治疗原则

（一）中医治疗原则

精癃的治疗应以扶元补虚治其本，以化瘀通窍治其标。治虚应以补肾为主，使肾之阴阳平衡，开合有度；治实着重于以通为用，宜清湿热，散瘀结，利气机以通水道，同时运用活血化瘀，软坚散结法，使梗阻程度减轻。还要注意审因论治，根据病变在肺、脾、肝、肾的不同，进行辨证论治，不可滥用通利小便之品。

（二）西医治疗原则

西医的常用的药物有 α–受体阻滞剂和 5α–还原酶抑制剂等。若出现并发症可采取手术治疗，目前经尿道前列腺电切术是经典的手术方式。

五、四畔疗法临床应用

针对前列腺增生症，现代医家主要运用围针灸疗法、熏洗坐浴疗法、中药灌肠疗法等四畔疗法，取得了良好的临床效果。

（一）围针灸疗法

王子臣等采用沈氏芒针配合保列治治疗患者 30 例，选取双侧次髎穴，常规消毒后，用夹持进针法，向内下斜刺进入第 2 骶后孔中，轻捻徐徐进针 3 ～ 4 寸，以患者前阴或小腹部有放电样针感为度；得气后施逆时针捻转补法 1 分钟，然后缓慢捻转出针并按压针孔 2 分钟。同时配取中极、关元、水道、三阴交，用常规刺法得气后留针 20 分钟。针灸治疗的同时每天口服保列治，对照组仅口服保列治，两组总有效率分别为 93.33%和 73.33%，治疗组明显优于对照组。芒针深刺次髎穴 3 ～ 4 寸，能够刺激骶丛神经，兴奋骶髓排尿中枢及膀胱逼尿肌等，继而改善膀胱刺激症状。

廖萍采用雷火灸联合多沙唑嗪治疗脾肾亏虚型前列腺增生下尿路症状患者 35 例，选取膀胱部位，前阴及骶尾关节为灸疗部位，并配合脾俞、肾俞、足三里，选用赵氏雷火灸专用艾条，点燃 2 支灸药，放入两孔式灸具内，分别温灸膀胱部位，前阴及各穴位，距离皮肤 4 ～ 5cm，以皮肤承受为度，每处灸疗不少于 30 分钟，灸至皮肤及深部组织发热为度；对照组 1 仅采用雷火灸，对照组 2 仅使用多沙唑嗪，结果三组有效率分别为 84.4%，75% 和 62.9%。雷火灸联合多沙唑嗪治疗脾肾亏虚型前列腺增生疗效明显优于另外两组。雷火灸治疗时令人缓和舒适，无疼痛感，免去患者针刺，手术痛苦。

（二）熏洗坐浴疗法

王兰香等随机将 80 例前列腺增生症患者分为治疗组和对照组各 40 例，对照组行普通前列腺按摩，治疗组则在按摩基础治疗上联合中药坐浴，药方如下：水蛭 30g，白花蛇舌草 30g，肉桂 30g，黄柏 30g，车前子 30g，三棱 30g，莪术 30g，大黄 20g，红花 20g，荔枝核 20g。每日两次，每次 20～40 分钟，3 个月后治疗组有效率为 97.5%，明显高于对照组的 85.9%，且治疗组的性欲减退，感染及消化道症状等不良反应明显低于对照组。故认为中药坐浴可以缩小前列腺体积，减少残余尿量，放松膀胱括约肌。

鲍玉新选取 50 例前列腺增生症患者进行治疗，选用紫丹参、泽兰、泽泻、王不留行、车前子、木通、石韦、灯心草、茯苓、薏苡仁、穿山甲、益母草、甘草等，煎煮 2000mL，以 50～70℃，1 次 / 天，20～30 分钟 / 次进行坐浴，总有效率可达 93%。认为中药熏洗坐浴能使皮肤，盆腔毛细血管扩张，血流加快，改善微循环，促使新陈代谢，加快局部组织吸收及修复，有清热化湿，通利血脉，活血化瘀的功效。

（三）中药灌肠疗法

陶智玲等采用中药灌肠方法治疗 120 例前列腺增生症患者，将败酱草，蒲公英各 50g，土茯苓、车前草、红藤、黄柏、延胡索各 30g 水煎，温度 38℃，100mL 保留灌肠 1～2 小时，1 次 / 天，10 天为 1 个疗程，治愈 78 例，显效 21 例，有效 13 例。认为中药灌肠能缩小前列腺体积，改善排尿不畅的症状。

干磊对 200 例前列腺增生症患者进行分组治疗，治疗组 100 例选用中药汤剂（生大黄 20g，肉桂 30g，黄柏 30g，车前子 30g，三棱 30g，莪术 30g，皂角刺 30g，水蛭 30g，泽兰 20g，浙贝母 20g）保留灌肠，煎取 600mL，每次用 60mL，并加入利多卡因 10mL，药液加温至 35℃，缓慢注入直肠，保留 2 小时以上。对照组 100 例口服前列康，保列治及中药汤剂治疗，结果发现治疗组和对照组的有效率分别是 94% 和 54%。认为利多卡因加入中药汤剂中灌入直肠后，可很快通过黏膜吸收，能缓解药液灌入直肠引起的便意，有利于药液的保留时间，故而增强了延长药物吸收和利用。

参考文献

［1］叶章群，邓耀良，董诚，等. 泌尿系结石［M］. 北京：人民卫生出版社，2013：353.

［2］井辉明，李冬生，孙秀萍. 针灸配合中药治疗泌尿系结石 98 例［J］. 辽宁中医药大学学报，2008，10（11）：147.

［3］伍伟一. 壮医药线点灸配合排石通淋方外敷治疗肾结石的临床观察［J］. 中医临床

研究，2015，7（17）：105-106.

［4］王万春，马文军，严张仁，等.药油箍毒拔毒灸治疗慢性非细菌性前列腺炎 60 例临床观察［J］.中医杂志，2008，49（9）：812-814.

［5］许增宝，杨玉英，庄连奎，等.金黄散治疗慢性前列腺炎疗效分析［J］.浙江中西医结合杂志，2005，15（1）：18-19.

［6］韩立杰，张玉美，蒲红梅，等.散结化瘀汤坐浴治疗慢性非细菌性前列腺炎的临床研究［J］.光明中医，2007，22（11）：59-60.

［7］张智勇，徐晓峰，李楠，等.通淋坐浴汤治疗ⅢB型前列腺炎综合征的临床观察［J］.湖北中医杂志，2009，31（9）：49-49.

［8］赵宁社.中药热熨治疗慢性前列腺炎疗效观察［J］.中医外治杂志，2004，13（5）：40.

［9］李海松，王彬，韩亮，等.脐疗联合栓剂治疗Ⅲ型前列腺炎（气滞血瘀型）80 例临床研究［J］.北京中医药大学学报：中医临床版，2013（2）：25-29.

［10］路世亮，李霞丽，原冬亚，等.中药保留灌肠治疗慢性前列腺炎 100 例［J］.中国医疗前沿，2010，5（1）：27.

［11］周仕轶，王林，熊国斌，等.五味消毒饮加减灌肠治疗前列腺炎综合征 30 例疗效观察［J］.四川中医，2006，24（6）：50-51.

［12］中国泌尿外科疾病诊断治疗指南［M］.北京：人民卫生出版社/2014：144.

［13］张春和，李曰庆，裴晓华，等.良性前列腺增生症中医诊治专家共识［J］.北京中医药，2016，35（11）：1076-1080.

［14］吴伟力，沈华，廖凯.良性前列腺增生患者残余尿量与膀胱出口梗阻和逼尿肌收缩力的相关性研究［J］.中华男科学杂志，2015，21（8）：729-732.

［15］王兰香，周瑾，师明新.局部按摩结合中药坐浴治疗重度前列腺增生 40 例［J］.河南中医，2015，35（11）：2803-2805.

［16］鲍玉新，李森.中药熏洗坐浴治疗前列腺病 50 例体会［J］.新疆中医药杂志，2002，20（6）：86.

［17］陶智玲，黄晓蓉，段连英.中药保留灌肠治疗前列腺增生 200 例观察［J］.新疆中医药杂志，2012，30（2）：34-35.

［18］干磊.中药灌肠治疗前列腺增生症 200 例［J］.安徽中医临床杂志，2000，12（6）：563.

［19］王子臣，杨晓峰，左晓玲，等.沈氏芒针为主治疗良性前列腺增生的临床研究［J］.河北中医药报，2020，35（5）：52-54.

［20］廖萍.雷火灸联合多沙唑嗪治疗脾肾亏虚型前列腺增生下尿路症状的临床观察［D］.广州中医药大学，2019，45.

第八章 其他疾病

第一节 虫兽咬伤

一、毒蛇咬伤

（一）概述

毒蛇咬伤是指人体被毒蛇咬伤，其毒液由伤口进入人体内而引起的一种急性全身性中毒性疾病。其临床特点是咬伤部位有明显的牙痕，常头晕、眼花，伴有烦躁不安、神昏、血尿、皮下瘀斑、惊厥等全身症状。本病发病急、变化快，若不及时救治，常可危及生命。

（二）病因病机

中医古代文献《普济方·蛇伤》中曾记载："夫蛇，火虫也，热气炎极，为毒至甚。"蛇毒系风、火二毒。风者善行数变，火者生风动血、耗伤阴津。风毒偏盛，每多化火；火毒炽盛，极易生风。风火相煽则邪毒鸱张，必客于营血或内陷厥阴，形成严重的全身性中毒症状。

西医学认为蛇毒的主要成分是神经毒、血循毒和酶，其成分的多少或有无随着蛇种而异。

1. 神经毒主要是阻断神经肌肉的接头而引起弛缓型麻痹，终致周围性呼吸衰竭，引起缺氧性脑病、肺部感染及循环衰竭，若抢救不及时可导致死亡。

2. 血循毒的种类很多，成分复杂，具有强烈的溶组织、溶血和抗凝作用，主要为溶蛋白酶和磷脂所组成。血循毒对心血管和血液系统产生多方面的毒性作用。

毒蛇咬人时，其毒液通过管或沟状的毒牙注入人体皮下组织。蛇毒主要由淋巴吸收再进入血液循环分布全身，分子较小的神经毒等也可直接进入血液循环吸收。蛇毒不能穿透完好的皮肤和黏膜，但黏膜可经过蛇毒作用发生炎症反应之后吸收蛇毒；蛇毒还可以通过原有炎症、破损或有溃疡的黏膜。蛇伤早期，咬伤局部毒素比较集中、浓度相对较高，故可借助其中的透明质酸酶的作用，使之易于扩散、穿透及吸收。

（三）诊断依据

1. 毒蛇咬伤史。

2. 被咬部位疼痛，或局部麻木，伤肢肿胀，2～3天后最严重。

3. 咬伤处有牙痕，典型病例有两点大而深的牙痕，其周围可出现血疱、水疱、瘀斑。

4. 可有发热，头昏，嗜睡，复视。严重者出现视觉、听觉障碍，神情淡漠或神志昏蒙，声音嘶哑，吞咽困难，流涎，瞳孔散大，或皮下、内脏出血。

（四）治疗原则

1. 中医治疗原则

内服应解毒排毒，外用应断毒消肿，辨清中毒类型，对症用药，以解毒排毒为要，辨证运用祛风、清热、凉血、止血、泻下、开窍等方法综合治疗。

2. 西医治疗原则

早期延缓和阻止蛇毒的吸收和扩散，排出或破坏伤口内的毒素，对抗或减轻毒性作用，防止各种并发症，使患者恢复健康。

（五）四畔疗法临床应用

针对毒蛇咬伤，现代医家主要运用箍围疗法、放血疗法、围灸疗法等四畔疗法，取得了良好的临床效果。

1. 箍围疗法

石敦义将120例毒蛇咬伤患者随机分成两组湿润组和干燥组各60例，均采用季德胜蛇药碾碎粉末加5%食用白醋和生理盐水，湿润组每隔1小时用食用醋及水加湿，保持24小时湿润。干燥组糊剂待其自然干燥，每日外敷3次，两组敷药范围均大于肿胀范围10cm。结果发现持续湿润箍围外敷疗法较自然干燥外敷疗法更能减轻伤肢疼痛，显著缩短肢体肿胀的时间和住院时间（$P<0.05$），说明持续中药湿润箍围疗法治疗毒蛇咬伤优于干燥法，且临床效果显著。

易薇等将42例毒蛇咬伤患者分为观察组20例、对照组22例，对两组均予以抗毒蛇血清、破伤风免疫球蛋白注射及相关对症支持治疗及清创伤口，观察组进行箍围药（将金黄散与金银花露按照1g：5mL比例调制成糊状）外敷，药物湿敷于创口及周围肿胀处（超出肿胀1cm），保持湿敷状态，纱布略干时换药，1次/2小时。结果：观察组疼痛缓解时间、患肢肿胀缓解时间明显短于对照组（$P<0.05$）。认为对毒蛇咬伤患者实施箍围疗法，可更快缓解疼痛和肿胀情况，达到快速缓解症状的效果。

吴冬春等规范化中药箍围护理毒蛇咬伤患者25例，治疗上采用金黄散加金银花露按比例调制，金黄散（g）与金银花露（mL）比例为1：5，箍围药调制成糊状。根据患肢肿胀范围，湿敷于创口周围及肿胀处，范围超过肿胀范围1cm，外敷纱布略干时换药，2小时换药1次。并配合包括饮食调护、情志调护、肢体功能锻炼以及健康教育等，对或者实施全身心的护理干预方法。结果患者疼痛缓解时间，肢体肿胀缓解时间均较治疗前缩短（$P < 0.05$）。认为规范化中药箍围护理在毒蛇咬伤患者中有效促进了毒蛇咬伤或者肿痛肢体的康复，有效地减轻了肿胀疼痛症状。

向寰宇采用中西医综合疗法治疗毒蛇咬伤75例，采用季德胜蛇药片研末或采用金黄散麻油调匀箍围外敷于咬伤口及周围肿胀处，范围超出肿胀部位5～10cm，并有一定的厚度，且保持适当的湿度。也可在伤口周围及肿胀处，外敷金黄膏，对于肢体肿胀明显的患者，还可掺入玄明粉，帮助消肿。结果：治愈43例，显效17例，有效14例，无效1例，总有效率为98.7%。认为毒蛇咬伤患者早期局部箍围外敷治疗，具有截毒解毒、消肿止痛的作用，对毒蛇咬伤引起的肿痛有明显疗效，能够降低患肢致残率。

2. 放血疗法

陈天凤应用放血疗法治疗75例蛇咬伤患者。方法：先用温开水或生理盐水洗净患处，消毒后用三棱针挑开伤口，清除毒牙，视蛇伤部位的不同用三棱针在伤口周围由近心端向远心端做环型放血1～3周，伤肢肿胀较甚者，再用三棱针到四缝或八风穴处放血。尽量使毒液排除，待毒液不能自行流出时，再到伤口或周围放血处反复拔火罐，于肿胀处周围外敷中药（将雄黄、五灵脂各等份碾为末加食醋适量成稀糊状），1～2小时外敷1次。并配合内服南通蛇药片和中药（细辛10g，白芷15g，水煎服30mL；蜈蚣4条，雄黄2g，麝香0.5g将其碾为细末，分4次吞服）治疗，连服2～4天。结果75例患者中，74例治愈，1例死亡，系剧毒金环蛇咬伤，表明采用放血疗法结合中药内服可使毒液尽快排出，肿胀消除。

李成宾将竹叶青蛇咬伤患者78例随机分成两组各39例，在给予常规治疗的基础上，对照组外敷双黄蛇伤散（深圳市中医院自制），每天1次。治疗组在对照组基础上加用三棱针在患处周围点刺放血。结果：治疗组治愈率明显高于对照组（82.05% vs 61.54%），治疗组患肢肿胀开始消退时间、肿胀完全消退时间、疼痛缓解时间早于对照组，住院时间明显短于对照组，治疗组局部坏死和功能受限发生率明显低于对照组（$P < 0.01$）。研究表明双黄蛇伤散联合使用三棱针放血治疗可使局部伤处气血畅通，使局部肿胀、疼痛程度大为减轻，消肿、止痛时间明显缩短，具有良好的临床疗效。

刘林华将82例竹叶青蛇咬伤患者随机分为穴位放血组与对照组各41例，两组均给予蛇咬伤中西医结合常规治疗，穴位放血组在常规治疗基础上加用八风、八邪放血疗法，其中下肢咬伤取八风穴（足第1～5趾蹼间），上肢咬伤取八邪穴（手指第1～5指蹼间）点刺放血。方法：皮肤消毒后用一次性注射器针头代替三棱针，与皮肤平行刺入约1cm，迅速拔出后将患肢下垂，让血液自然流出。每天1次，治疗4天及以上，4天以上肿痛缓解者停止治疗。结果：穴位放血组第4日的肿胀、疼痛评分比对照组更低

（$P < 0.05$）。认为八风、八邪放血疗法能有效改善竹叶青蛇咬伤引起肿胀、疼痛从而提高临床疗效。

3. 围刺疗法

杨来香将 100 例蝮蛇咬伤患者随机分成治疗组和对照组各 50 例。对照组按蝮蛇伤救治常规处理，治疗组在对照组基础上加用艾条箍毒拔毒灸治疗。方法：在施灸前用点燃的艾条于肿胀及病变的四周边缘，距离皮肤约 3cm 处，先环行箍毒灸，使邪毒箍束在病变范围内，并依次向心性环形走向，再用明火艾条由低至高数次拔引邪毒外出，每日灸 2 次，连用 3 天为周期。结果治疗组愈显率高于对照组（96.0% vs 78.0%，$P < 0.05$），局部症状，治疗组痊愈时间明显早于对照组（$P < 0.01$）。认为艾条箍毒拔毒灸能有效治疗蝮蛇伤患肢，改善局部症状，缩短病程，临床疗效显著。

二、蜂蜇伤

（一）概述

蜂蜇伤常见于蜜蜂、马蜂（也称黄蜂或胡蜂）、土蜂等蜇人蜂叮咬人体后，将蜂毒通过毒刺注入人体从而引发一系列毒性反应，本病相当于属于中医学"毒虫咬伤"的范畴。

（二）病因病机

中医学认为属火毒入侵，致经络阻塞，气血瘀滞，则局部肿胀疼痛。

西医学认为蜂毒是一种生物毒素，其主要成分为组胺、五羟色胺、缓激肽、透明质酸等 13 种抗原，有致溶血、出血和神经毒作用，能损害心肌、肾小管和肾小球、肝细胞，严重者可出现过敏性休克或急性肾功能衰竭或脑出血导致死亡。

（三）诊断依据

1. 明确的蜂蜇伤史。
2. 蜇伤局部出现红肿风团、水肿、灼痛、剧烈瘙痒。
3. 有发热头痛、全身瘙痒、烦躁不安、血压下降等中毒症状。

（四）治疗原则

1. 中医治疗原则

泻火解毒，消肿止痛止痒等。

2. 西医治疗原则

（1）局部处理：给予拔出毒针、扩创冲洗、排毒等抢救措施。
（2）清创：如患处高度肿胀，甚至出现溃烂，坏死，则需要及时清创切开。

（五）四畔疗法临床应用

针对蜂蜇伤，现代医家主要运用箍围疗法、放血疗法等四畔疗法，取得了良好的临床效果。

1. 箍围疗法

曹晖究收集蜂蜇伤患者70例，随机分为对照组和治疗组，每组各35例，所有患者常规给予吸氧、镇静、保暖、补液、抗感染等支持治疗，拔除蜇伤处残留的毒针，治疗组局部创口每日消毒后在肿胀处（避开创口）外敷用白醋或蜂蜜调成糊状的季德胜蛇药片。治疗组患者的心肌酶、肾功能指标明显优于对照组。35例患者有效率达94.1%，无明显不良反应发生。结果证实中医内外治法能够显著降低蜂蜇伤患者的中毒效应，缓解不适症状，疗效较好。

2. 放血疗法

胡淑英等采用针刺放血疗法治疗群蜂蜇伤1例。在常规治疗基础上于蜂蜇伤处及红肿部位进行密集型点刺放血。结果：经随访，患者蜂蜇伤部位均全部愈合，不适症状完全消失，无伤口感染及坏死发生。复查小便常规及肝功肾功均无异常。认为针刺放血疗法通过针刺红肿部位放出其中瘀积的毒素和瘀血，把蜂毒及时排除，阻止蜂毒的继续吸收以达到治疗目的。

（六）病案举例

吴某，男，43岁，蜂蜇伤右侧头面部，伴皮肤瘙痒难以忍受，精神差。查体：生命体征尚平稳，心律齐无杂音，双肺呼吸音清，腹平软，肝脾肋下未触及，右侧头面部可见风团红肿，呈暗黑色。治疗上予在常规清洗患处及注射TAT后，蛇伤胶囊加温开水调成糊状外敷蜇伤处及周围，连续治疗7天后，患者被蜇伤处红肿消失，无瘙痒感，痊愈出院。

患者胡某某，男，74岁，农民，2017年7月12日在自家屋顶维修房屋时被屋顶上的马蜂蜇伤，导致全身多处被马蜂蜇伤就诊。查体：患者神志清楚，表情极度痛苦，全身多处可见红斑及红肿，以头部，面部及双手臂为重，有二十多处，仅头部及面部就有十多处，凡被蜂蜇伤处均明显的红肿，患者诉蜂蜇处剧烈刺痛，难受，痛苦不堪。治疗上迅速给予剃去头发，清洗消毒蜂蜇处拔出存在皮内的毒刺后，创周行针刺放血处理，严重的伤口多处反复进行，直到硬块消失或明显减轻。同时给予5%葡萄糖液加地塞米松10mg静脉输入，整个治疗过程持续近90分钟，经过处理后，患者症状得到迅速缓解，小便化验及抽血化验肾功无异常，患者自行回家。

第二节　对比剂外渗

一、概述

随着 CT 血管成像、动态增强扫描等高级 CT 成像方法在各级医院临床的广泛使用，高压注射器和对比剂在放射科的应用也越来越广泛。对比剂在影像精准诊断和治疗中发挥重要作用，但对比剂外渗会影响图像质量，处理不当还会导致患者局部红肿胀痛，甚至引起静脉炎、皮肤软组织溃疡及坏死、骨筋膜室综合征等并发症。

二、病因病机

中医学认为对比剂外渗属于热毒内蕴、血脉瘀阻。

西医学认为造影剂会进入皮下组织间隙后导致细胞内外的渗透压失去平衡，细胞外渗透压可将细胞内水分吸出，使细胞严重脱水而死亡，严重威胁到患者的生命健康。

三、诊断依据

1. 有碘对比剂注射史。

2. 皮下组织出现非感染性炎性损伤，从轻度皮肤反应到重度皮肤坏死、溃疡周围组织萎缩，甚至出现骨筋膜室综合征。

3. 患侧出现肿胀、疼痛等局部表现。

四、治疗原则

（一）中医治疗原则

清热解毒，化瘀通络。

（二）西医治疗原则

局部湿敷以消肿、止痛为主。

五、四畔疗法临床应用

针对对比剂外渗，现代医家主要运用箍围疗法、贴敷疗法等四畔疗法，取得了良好的临床效果。

（一）箍围疗法

龚志刚将 60 例 CT 对比剂外渗患者随机分为治疗组和对照组各 30 例。治疗组采用自制箍围药金黄散外敷，对照组患者予以 50% 硫酸镁湿敷。结果治疗组局部疼痛感缓解时间、手臂肿胀消退时间均短于对照组；治疗组的总有效率为（93.3%）高于对照组的总有效率（73.3%）。证实金黄散箍围能有效促进 CT 对比剂外渗患者的康复，临床疗效显著。

（二）贴敷疗法

母慧娟探讨马黄酊在 CT 增强扫描对比剂外渗中的应用。选择行 CT 增强扫描发生对比剂外渗的患者 60 例，随机分为对照组和试验组各 30 例。对照组采用 50% 的硫酸镁浸透纱布湿敷外渗处，试验组采用马黄酊浸透纱布湿敷外渗处，2 组患者均抬高患肢，增加血液和淋巴回流，观察肢端血运情况。结果：试验组水肿消退情况、皮肤状况和满意度均高于对照组，且试验组水肿消退时间、疼痛消除时间均短于对照组。证明与常用的硫酸镁湿敷相比，马黄酊外敷对 CT 增强扫描对比剂外渗疗效更显著。

楼昀观察芦荟外敷治疗碘对比剂静脉外渗的临床疗效，对照组采用 50% 硫酸镁湿敷，抬高患肢，治疗组先冰敷 30 分钟，再将新鲜芦荟的薄片和汁液均敷于患部，范围为整个患部至周围 1cm 处，治疗过程中抬高患肢，每次 2 小时，每天 4 ～ 7 次。结果：治疗后，治疗组治疗显效时间及治愈时间均短于对照组（$P < 0.01$）；治疗组更换敷药次数少于对照组（$P < 0.01$）。证明芦荟外敷治疗碘对比剂静脉外渗，可明显改善患者的疼痛程度，缩短显效时间和治愈时间，减少更换敷药次数，临床疗效优于采用 50% 硫酸镁湿敷治疗。

杨荟平选取 CT 对比剂外渗患者 40 例，采用 SAS 软件随机将患者分为对照组和治疗组各 20 例，两组在基础治疗的基础上，均应用 0.5% 硝酸银溶液湿敷，治疗组油性而质软的肿意膏（重庆市中医院院内制剂，渝药制字 Z20051117）均匀敷于纱布上，厚度为 2mm，面积大于外渗区域上下界 3cm。每日 1 次。证明硝酸银联合肿意膏湿性贴敷治疗 CT 对比剂外渗患者效果确切，可快速有效消退对比剂外渗所致的肿胀，减轻患者的痛苦。

第三节　腰椎间盘突出症

一、概述

腰椎间盘突出症是腰椎间盘的退行性改变。因腰椎间盘变性、纤维环破裂、髓核突出压迫或刺激神经根、马尾神经，而引起以腰腿痛为主要表现的疾病。本病相当于中医学的"腰痛"范畴。

二、病因病机

中医学认为本病属偏痹、腰痹、骨痹、腰腿痛范畴引发本病的原因，一是外伤；二是劳损；三是肾气不足、精气衰微、筋脉失养；四为风、寒、湿、热之邪流注经络，使经络困阻，气滞血瘀，不通则痛。

西医学认为突出的髓核压迫神经根后，受压迫的髓核流出糖蛋白、组胺等对无神经束膜屏障的神经根产生强烈刺激，导致神经根发生充血、水肿、炎症等。

三、诊断依据

1. 有腰部外伤史、慢性劳损或受寒湿史，大部分患者发病前有慢性腰痛史。
2. 腰痛向臀及下肢放射或脊柱侧弯，腰生理弯曲度消失，部分患者腰部活动受限。
3. 直腿抬高试验阳性。
4. 腰椎 CT、MRI 示腰椎间盘膨出、突出。

四、治疗原则

（一）中医治疗原则

中医治疗以活血化瘀、祛风寒湿、补益肝肾为主。

（二）西医治疗原则

西医保守治疗以缓解局部水肿、炎症、血液循环为主；无效可考虑手术治疗。

五、四畔疗法临床应用

针对腰椎间盘突出症，现代医家主要运用箍围疗法、贴敷疗法、围针灸疗法、熏洗疗法等四畔疗法，取得了良好的临床效果。

（一）箍围疗法

朱卫红等将 60 例患者随机分为治疗组和对照组各 30 例。对照组给予骨盆牵引治疗，治疗组在骨盆牵引的基础上加中药箍围热敷（制川乌、制草乌各 15g，附片 15g，细辛 6g，炒白术 30g，延胡索 30g，土鳖虫 15g，当归 30g 等制成汤剂；威灵仙 10g，丁香 10g，肉桂 10g 等制成粉剂。用中药汤剂 30mL、粉剂 10g 调匀湿润敷料后，插入箍围治疗仪之导热片，并予以固定在 L_4、L_5、S_1 等好发部位，并让患者平卧于硬板床。打开治疗仪调节温度及治疗时间。温度在 42～46℃，每次热敷治疗时间 40 分钟左右，1 次 / 天）治疗。结果治疗组治愈 12 例，显效 16 例，有效 1 例，无效 1 例。对照组治愈 2 例，显效 12 例，有效 15 例，无效 1 例。说明中药箍围热敷合牵引治疗腰椎间盘突出症，可以明显改善患者的症状及体征，缩短疗程，进一步提高疗效。

（二）贴敷疗法

刘秋瑜将 60 例腰椎间盘突出症患者随机分为治疗组对照组各 30 例，治疗组在对照组治疗的基础上配合穴位贴敷治疗（取穴：L_3～S_1 夹脊、秩边穴。具体操作：用消炎止痛膏调舒筋止痛水，贴敷于患者腰部穴位，然后用无菌纱布覆盖于穴位，最后胶布固定）和中药热熨治疗（取穴：L_3～S_1 夹脊、秩边穴。具体操作：用加热后的中药烫熨包置于患者腰部穴位，温度以患者耐受为度），治疗 1 次 / 天，6 天 / 周，14 天为 1 个疗程。结果：治疗 1 个疗程后，治疗组下腰痛评分低于对照组（$P < 0.05$），治疗组症状改善优于对照组。说明贴敷疗法、热熨治疗配合针刺治疗能更快、更有效地缓解腰椎间盘突出症患者的疼痛程度，改善患者的功能障碍，促进者早日康复，减轻患者经济负担。

胡巩将 60 例腰椎间盘突出症患者随机分为治疗组、对照组各 30 例，对照组常规治疗，治疗组在对照组治疗的基础上采用穴位贴敷消炎散治疗。准备消炎散穴位贴（大黄、栀子、血竭、牡丹皮、姜黄、乳香、没药、延胡索，将所有药物研磨为粉末制成贴剂。湖南省中医院自制，5cm×5cm）2 片，电针治疗完后，患者休息 20～30 分钟，对贴敷部位皮肤常规消毒，取穴位贴贴敷于双侧第 5 腰椎棘突旁开 3cm 处，6 小时后摘除。贴敷治疗时间自贴敷于部位后开始起 6 小时，每天 1 次，每周 5 天。研究结果显示，总有效率治疗组高于对照组。与治疗前比较，治疗后 2 组腰椎的日本骨科协会评估治疗（Japanese Orthopaedic Association Scores，JOA）评分升高，腰部疼痛用视觉模拟评分法（visual analogue scale，VAS）的评分降低，且治疗组优于对照组，说明电针夹脊合穴位贴敷能缓解下腰痛症状，效果好于单用电针疗法，而且安全性高，有利于患者的预后及生活质量的改善。

（三）围针灸疗法

徐征华将 82 例辨证属寒湿证的腰椎间盘突出症患者，根据随机双盲法分为两组，每组 41 例，观察组行针刺腰部夹脊穴温针灸法治疗。方法：选取患者腰部两侧夹脊穴为主穴，以阴陵泉、阳陵泉、环跳、委中、悬钟为辅穴，穴位选取与针刺手法均与对照组相同，于留针后，将长度约 2cm 的艾灸条插在患者腰部两侧的夹脊穴的毫针上，行艾灸操作。结果显示，观察组治疗后 TNF-α、IL-6 水平、ODI 评分及中医症状评分均较对照组低（$P < 0.05$）。研究表明夹脊穴温针灸可降低腰椎间盘突出症患者炎症反应，改善脊柱功能的效果。

王玲露将 112 例寒湿型腰腿疼痛患者为研究对象，随机分为对照组和观察组，各56 例。对照组常规治疗，观察组在常规治疗及护理基础上给予艾灸（肾俞、命门、血海、气海、足三里、合谷、腰夹脊穴、委中、阿是穴）联合中药熏蒸法（杜仲、怀牛膝、威灵仙、透骨草各 20g，红花、生草乌、生川乌各 15g，独活、当归各 10g，将中草药打碎成粉后装入布袋，置于蒸发器内，浸泡 30 分钟后加热雾化蒸汽，对患者的疼痛及受累区域进行熏蒸，并将熏蒸的温度调节至 45 ～ 50℃），30 分钟 / 次，1 次 / 天，1 个月为一个疗程。结果表明观察组寒湿型腰腿疼痛患者采用艾灸联合中药熏蒸法治疗后总有效率为 94.6%，高于对照组的 80.4%，且观察组疼痛评分低于对照组。说明艾灸联合中药熏蒸法治疗寒湿型腰腿疼痛临床效果明显，可缓解患者疼痛，提高日常生活活动能力，且安全有效。

江尚群将 120 例寒湿型腰痛患者随机分为治疗组和对照组各 60 例，治疗组予艾灸联合腰痛散（当归、川芎、生川乌、生草乌、走马胎、五指毛桃、半枫荷等）药烫治疗。方法：先用粉碎机把这 16 味中草药磨成粉末状，制成 50 包，用布包包好备用。每次取 2 包使用，置入 1000mL 60°米酒中，煮沸 10 分钟后，取出其中 1 包，稍微冷却后，以病变部位 10cm 半径为中心，进行摩腰治疗。两包进行交替使用，待到皮肤发红为度。每天治疗半小时进行，10 天为 1 个疗程。结果治疗组有效率明显高于对照组（91.67% vs 81.67%），差异有统计学意义（$P < 0.05$）。治疗后治疗组患者的疼痛程度较治疗前均得到改善，屈曲伸直比明显减小，中位频率斜率明显增大；腰椎功能评定指标比较，治疗组均明显优于对照组，差异有统计学意义（$P < 0.05$）。说明采用艾灸联合腰痛散药烫治疗寒湿型腰痛患者的效果更好，能够明显改善寒湿性腰痛患者的症状。

（四）熏洗疗法

乐依丽将 90 例腰椎间盘突出患者随机数字表法分为观察组 45 例和对照组 45 例，对照组患者给予推拿治疗。观察组同时采用中药（杜仲 15g，怀牛膝 15g，狗脊 15g，透骨草 20g，苏木 10g，红花 10g，赤芍 15g，威灵仙 15g，独活 15g，桂枝 10g，小茴香

10g，鸡血藤 15g，丝瓜络 15g）熏蒸治疗，具体药方：水煎 2 遍，取汁 500mL 注入熏蒸床的蒸发器中，让患者平卧于熏蒸床上，暴露患处进行熏蒸。每次熏蒸 30 ～ 45 分钟，每天 1 次。熏洗过程中要准确掌握熏蒸药物温度和熏蒸时间，仔细观察患者皮肤情况，严格避免皮肤烫伤发生。10 天为 1 个疗程。观察结果显示，观察组治疗后较对照组疼痛评分（VAS 评分）显著降低（$P < 0.05$），临床总有效率高于对照组（$P < 0.05$）。说明推拿疗法加中药熏蒸治疗腰椎间盘突出症可有效改善临床症状体征，缓解疼痛，提高腰椎功能。

毕文卿将腰突症急性期患者，随机分为温度较高组、中温组、较低温组 3 组，每组各 30 例，蒸汽温度较高组选择 43℃，中温组 40℃，较低温组 37℃，将中药（当归 10g，制川乌 10g，牛膝 10g，鸡血藤 20g，延胡索 10g，豨莶草 15g，独活 10g，威灵仙 10g，川芎 10g，狗脊 10g）研粉末分小包，每包 50g，放入熏蒸机药锅，通电煎煮预热，药水煮沸后蒸汽从熏蒸床的蒸汽小孔喷出，暴露腰部，对准蒸汽小孔仰卧在熏蒸床上，调节蒸汽温度，3 组均每次熏蒸 30 分钟，1 次 / 天，连续治疗 7 天。结果说明中药熏蒸疗法对腰突症急性期的功能障碍有缓解作用，其中蒸汽温度在 43℃时治疗效果最好，在 37℃时效果不明显。说明中药熏蒸，可以通过穴位激发经气，调节督脉和膀胱经的气血，补益人体阳气，调节肾脏功能，改善腰痛症状。

第四节 烧烫伤

一、概述

烧烫伤是指因热力（火焰、灼热气体、液体、固体）、化学物质、放射性物质及电而引起的损伤，西医称为烧伤。早在晋代（肘后备急方）中就有。"烫火灼伤用年久石灰敷之或加油调"和"猪脂煎柳白皮成膏外敷"的记载。在古代一般以火烧和汤烫者居多，故又称为水火烫伤、汤泼火伤、火烧疮、汤火疮、火疮等。

二、病因病机

中医学认为热力直接作用于机体造成烧伤热力作用于肌表，损伤皮肤，导致局部气血凝滞、经络阻塞，卫气受损首当其冲，营卫不从，卫失固护，营失镇守，营阴外渗而为水疱、渗出。水疱、渗出过度，加之热邪的灼伤，耗伤阴津；阴伤阳脱而致脱证；火毒内陷，内攻脏腑而致陷证。病久必致脾胃虚和气血虚。

西医学认为高温可直接造成局部或全身组织细胞损害，使之发生炎症、溃疡、变性、坏死。大面积严重烧伤的早期可因大量体液丢失和剧烈疼痛引起休克。在体液回吸收期和焦痂脱落期细菌感染可引起脓毒败血症。深度烧伤创面修复愈合可形成大量瘢痕，或出现部分创面经久不愈而形成难愈性溃疡。

三、诊断依据

1. 有明确的火热灼伤史（如沸水、火焰等）。
2. 局部皮肤肿胀、灼痛，或有水疱、表皮松解或剥脱。
3. 病情严重时可伴口干、发热、烦躁等全身症状。

四、治疗原则

（一）中医治疗原则

中医治疗以清热泻火解毒为主，后期可配伍益气养阴等药物。

（二）西医治疗原则

西医疗法包括包扎疗法、暴露疗法、浸浴疗法等护理，目的是减少创面感染，保证皮片生长良好，促进创面愈合。

五、四畔疗法临床应用

针对烧烫伤，现代医家主要运用贴敷疗法、熏洗疗法等四畔疗法，取得了良好的临床效果。

（一）贴敷疗法

张建新将 64 例 Ⅱ、Ⅲ 烧烫伤患者随机分为治疗组和对照组各 32 例，治疗组消毒、清创处理后，在创面及周围涂抹湿润烧伤膏（地龙、罂粟壳、黄连、黄柏、黄芩等，厚度约 1mm），待创面晾干后，在创面敷上抗菌医用敷料，之后以无菌纱布包扎；对照组仅于创面涂抹美宝湿润烧伤膏，并以无菌纱布包扎。每日换药，6 小时换 1 次。结果：治疗组有效率明显高于对照组（93.75% vs 71.88%），且治疗组创面愈合时间短于对照组，差异有统计学意义（$P < 0.05$）。说明湿润烧伤膏可清除创面的氧自由基，促进创面血液流通，为创面创造湿润、低氧环境，加快成纤维细胞生长速度，并可促使生长因子的释放，促进新生血管再生，利于生成肉芽组织，缩短创面愈合时间。

张友飞将 106 例烧烫伤患者随机分为观察组与对照组各 53 例，对照组给予相应的抗炎、抗菌、重组人表皮生长因子凝胶等治疗，观察组在对照组基础上加入黄连解毒汤加减方（黄连 20g，黄芩 15g，黄柏 15g，栀子 10g，熟地黄 15g，当归 15g，黄芪 15g，人参 10g，麦冬 15g，沙参 10g）与自拟解毒敛疮油膏（白及 200g，黄芩 200g，黄柏 200g，生大黄 300g，延胡索 200g，乳香 150g，没药 150g，蜂蜡 1000g，麻油 2500g），涂抹厚度为 2mm 左右，覆盖患处周围 1cm 为宜，再以无菌纱布覆盖包扎，每 2 天进行 1 次换药处理，10 天为 1 个疗程，共治疗 2 个疗程。结果：相对于治疗组，观察组创面红肿消退程度更明显，分泌物渗出更少、局部灼热疼痛、发热症状减轻明显，局部细菌菌落计数更低。说明观察组所采用的中西医结合疗法更具优势，可止血化瘀、消肿生肌、清热解毒、止痛生新，促进烧烫伤症状的消退。

（二）熏洗疗法

贾卿将 180 例四肢深Ⅱ度成年烧伤患者按随机数字法分为对照组和试验组，每组 90 例。对照组采用生理盐水局部浸浴后常规换药处理；试验组采用冬菊洗液（忍冬藤、野菊花、荆芥、水蛭、大黄）局部浸浴后按常规换药处理。共治疗 14 天。结果：治疗组治愈率明显高于对照组（86.67% vs 62.22%），试验组患者用药后 7 天的细菌清除率为 50.0%，明显高出对照组 20.0%。说明冬菊洗液浸泡创面对于加速创面愈合、减少创面感染均取得了良好的效果，且治疗过程中未见明显全身或局部不良反应，药物安全性较好。

苏玉娟采用中药熏洗配合湿润烧伤膏治疗颜面部Ⅱ度烧伤患者 125 例。方法：将中药（蝉蜕、红花、重楼各 10g，路路通、焦栀子、地肤子、黄柏、白鲜皮各 15g，透骨草、金银花、连翘、积雪草、丹参各 20g，枯矾 6g，水煎 7 剂，每剂 1 包，每包 200mL）与冷开水按 1 : 1 比例混合加入中药熏蒸器中，加热到 50℃时，将机器对准患者颜面部，保持 40cm 左右距离，熏洗 20 分钟，每天 2 次。熏洗后自然晾干，以湿润烧伤膏均匀涂抹于颜面部创面及周围。结果：125 例患者中，显效 108 例，有效 17 例，无效 0 例，总有效率为 100%。患者瘙痒及瘢痕痛等主要症状明显减轻，色泽变浅。说明中药熏洗配合湿润烧伤膏治疗可促进成纤维细胞和毛细血管增殖，加快肉芽组织形成，并且能调节创面修复过程中肉芽组织新生毛细血管和成纤维细胞的数量与形态，最大限度地发挥组织的修复功能，从而减少瘢痕生成。

第五节　骨关节炎

一、概述

骨关节炎指由多种因素引起关节软骨纤维化、皲裂、溃疡、脱失而导致的以关节疼痛为主要症状的退行性疾病，病因尚不明确，其发生与年龄、肥胖、炎症、创伤及遗传因素等有关，病理特点为关节软骨变性破坏、软骨下骨硬化或囊性变、关节边缘骨质增生、滑膜病变、关节囊挛缩、韧带松弛或挛缩、肌肉萎缩无力等。

二、病因病机

中医学认为本病在中医学中属"痹证"范畴。《素问·痹论》道"风寒湿三气杂至，合而为痹"，又因本病多发于老年人，素体亏虚，肝肾不足，常生内邪，易感外邪，里应外合发为本病。

西医学认为膝骨关节炎是在生物学因素和力学因素的共同作用下，软骨下骨和软骨基质之间合成和分解代谢失衡的结果。

三、诊断依据

1. 近 1 个月内反复的膝关节疼痛。

2. X 线片（站立位或负重位）示关节间隙变窄、软骨下骨硬化和（或）囊性变、关节边缘骨赘形成。

3. 年龄＞ 50 岁。

4. 晨僵时间≤ 30 分钟。

5. 活动时有骨摩擦音（感）。

综合临床及影像检查，满足诊断标准中的任意 2 条即可。

四、治疗原则

（一）中医治疗原则

补肾壮骨，活血通络为本病的基本治则。在急性发作期，应以祛邪为主，祛风、散寒、除湿、化痰、活血等灵活运用，使邪祛正安，通则不痛而收效。病情缓解后，应谨守补肾壮骨之本，使精髓充足，筋骨得以润养填充，关节功能得以恢复。

（二）西医治疗原则

以减轻或消除疼痛，矫正畸形，改善或恢复关节功能，改善生活质量为目的。非药物与药物治疗相结合，必要时手术治疗，治疗应个体化。

五、四畔疗法临床应用

针对骨关节炎，现代医家主要运用围针疗法、贴敷疗法、熏洗疗法、热熨疗法、溻渍疗法等四畔疗法，取得了良好的临床效果。

（一）围针疗法

唐宏智等采用计算机随机法将 60 例膝骨关节炎患者分为治疗组和对照组各 30 例。对照组口服塞来昔布胶囊，治疗组予关节腔注射玻璃酸钠结合膑周围刺（患侧血海、梁丘、内膝眼、外膝眼）治疗。方法：进针后将针尖沿皮下疏松结缔组织向髌骨中点推进，提插捻转使针刺穴位得气后，距离皮肤 2cm 左右并点燃艾条。隔日 1 次。均治疗 2 周。结果显示：治疗组疼痛、僵硬、日常生活难度评分显著低于对照组，差异有统计学意义（$P < 0.05$）。表明关节腔注射玻璃酸钠结合膑周围刺能明显减轻膝骨关节炎关节疼痛，改善关节功能，提高患者生活质量。

（二）贴敷疗法

任艳梅等将 120 例湿热夹瘀型急性痛风性关节炎患者按照随机数字表法随机分为对照组和观察组各 60 例。对照组给予碳酸氢钠片和双氯芬酸钠片，观察组在此基础上给予中药内服（萆薢 30g，土茯苓 20g，虎杖、牛膝、薏苡仁、当归、威灵仙、川芎、白术、秦艽、茯苓各 15g，苍术、黄柏、桃仁各 10g，熟大黄 6g，地龙 15g）结合肿痛消外敷（大黄、川芎、黄连、黄柏、栀子、桃仁、甘草，研细末混匀，以蛋清适量调糊局部外敷）。均连续治疗 14 天。结果：治疗组关节功能分级评分、关节压痛、关节肿胀、休息时关节疼痛评分均低于对照组，且治疗组血清 ESR、IL-1β、IL-6、UA 水平均低于对照组。表明中药内服结合肿痛消外敷治疗湿热夹瘀型急性痛风性关节炎可显著缓解患者的临床症状，延缓疾病进展，提高临床综合治疗的效果。

高天慈将 90 例膝关节患者随机分为治疗组与对照组各 45 例。治疗组采用自拟中药制剂鹤膝膏（当归 45g，红花、威灵仙、土茯苓、大戟、天花粉、白头翁、泽泻、商陆各 30g，防风、白芷、姜黄各 15g，制没药、制乳香各 10g，将上述药物入香油炸取药料，再入黄蜡成膏）于患处及膝关节周围外敷，每日 1 次，每次外敷 6 小时。结果：总有效率高于对照组（91.1% vs 80.0%）（$P < 0.05$），治疗组关节肿胀程度及疼痛程度均低于对照组。表明鹤膝膏外敷能够快速有效减轻患者疼痛、肿胀等症状，并改善关节功能及恢复日常行为能力，提高患者生活质量，且具有一定中远期疗效。

吴晓龙应用平乐壮骨膏配合坐位伸膝抬腿法膝关节屈伸功能锻炼治疗膝骨关节炎患者 45 例。方法：采用平乐壮骨膏（淫羊藿 10g，杜仲 10g，当归 15g，川芎 15g，白芍 10g，独活 8g，细辛 5g，秦艽 6g，肉桂 5g，川牛膝 8g，甘草 3g。熬制成膏）35～40g 熬好的药膏，外敷患膝及膝关节周围，纱布包扎，每日换药 1 次。配合坐位伸膝抬腿法膝关节屈伸功能锻炼，20～30 次为 1 组，每日 3 组，连续治疗 30 天。结果表明：经治疗后，患膝疼痛 VAS 评分明显降低，关节功能明显改善，关节肿胀、疼痛等症状明显缓解。表明平乐壮骨膏配合坐位伸膝抬腿法膝关节屈伸功能锻炼可缓解患膝疼痛、减轻患膝肿胀，有利于患膝功能恢复，且并发症少。

（三）熏洗疗法

贾柯等将 120 例膝关节骨性关节炎随机分为治疗组和对照组各 60 例，治疗组采用中药（川椒、海桐皮、透骨草、川芎、当归、红花、赤芍、伸筋草、独活、桑枝、五加皮、桂枝、威灵仙、白芷、甘草）熏洗治疗，对照组采用双氯芬酸二乙胺乳胶剂擦涂患膝，每次涂抹范围 3～5cm 或更多，每日 2 次。结果：治疗组有效率明显高于对照组（83.33% vs 71.67%）。说明中药熏洗治疗膝关节骨性关节炎可发挥祛风散寒、除湿止痛、温经通络之效。能明显改善患者临床症状，减轻局部炎症反应，有利于膝关节功能的恢复，且临床安全性好。

（四）热熨疗法

夏一娇选择 120 例膝关节骨性关节炎患者分为对照组和治疗组各 60 例，其中对照组采用常规药物治疗，玻璃酸钠关节腔内注射，口服骨康胶囊及消炎止痛药。治疗组在常规药物治疗基础上，加上中药（杜仲 60g，续断 60g，三棱 20g，莪术 20g，制川乌 10g，制草乌 20g，伸筋草 20g，透骨草 20g，桂枝 20g，桑枝 20g，白芷 20g，川牛膝 20g）烫熨联合主动运动治疗，连续治疗 6 周。结果：治疗组的关节功能恢复（JOA 评分）显著优于对照组，疼痛程度（VAS 评分）低于对照组，说明中药烫熨联合主动运动治疗膝关节骨性关节炎疗效确切，能够明显减轻疼痛，对恢复膝关节功能有明显的优势。

（五）溻渍疗法

刘晓雅将 60 例膝骨关节炎患者随机分治疗组和对照组各 30 例，对照组采用常规治疗及常规护理，治疗组在对照组的基础上加用中药（桃仁、红花、川芎、牛膝、地龙、秦艽、羌活、杜仲、熟地黄等）溻渍治疗，并定期向关节腔内注射医用臭氧。每日 1 次，30 天为 1 个疗程。结果：治疗组总有效率优于对照组（93.33% vs 73.33%），差异有统计学意义（$P < 0.05$）。表明中药溻渍配合医用臭氧治疗膝骨关节炎疗效显著，明显优于常规治疗方法，而且操作方法简单，无痛苦，副作用小，可有效减轻关节疼痛和肿胀，改善关节功能。

张贵霞将 70 例膝骨性关节炎患者随机分为观察组和对照组各 35 例，两组均给予硫酸氨基葡萄糖 500mg/次，3 次/天、塞来昔布胶囊 3 粒/次，2 次/天。观察组联合中药（细辛、川芎、当归、防风、羌活、川椒各 10g，苏木、红花、伸筋草、牛膝、鸡血藤、独活、桂枝、杜仲、透骨草、延胡索各 30g）治疗。方法：滤除药渣后将白毛巾浸泡药液中，温度以患者耐受为度，包裹于患膝，每次热敷 0.5 小时，2 次/天，14 天为 1 个疗程，连续治疗两个疗程。结果：观察组总有效率高于对照组（88.57% vs 77.14%），差异有统计学意义（$P < 0.05$），观察组患者疼痛症状较对照组明显减轻，关节功能较对照组改善更明显。表明溻渍热敷法在药物和热的综合作用下，可使膝部的血

液和淋巴液循环加快，局部无菌性炎症得以消除，进而减缓疼痛，疗效值得肯定。

参考文献

［1］石敦义，陈琪，余燕，等.持续中药湿润箍围疗法治疗毒蛇咬伤的效果评价［J］.
创伤外科杂志，2018，20（12）：936-938.

［2］易薇，京芳华，苏川涛.规范化中药箍围在毒蛇咬伤患者中的应用［J］.医疗装备，
2017，30（13）：113-114.

［3］吴冬春，周文琴，刘永彬，等.规范化中药箍围护理在毒蛇咬伤病人中的实践
［J］.护理研究，2012，26（35）：3321-3322.

［4］向寰宇，阚华发，刘晓鸫，等.综合治疗毒蛇咬伤75例［J］.江苏中医药，2012，
44（7）：47-48.

［5］陈天凤.毒蛇咬伤的临床观察及护理［J］.医学理论与实践，2005，18（1）：
93-94.

［6］李成宾，吴泽明，王刚，等.放血疗法配合双黄蛇伤散外敷治疗竹叶青蛇咬伤78
例疗效观察［J］.蛇志，2013，25（3）：280-281.

［7］刘林华，曾林生，刘磊，等.八风八邪放血疗法对竹叶青蛇咬伤凝血功能的影响
［J］.中国中医急症，2020，29（5）：870-872.

［8］杨来香.艾条箍毒拔毒灸治疗蝮蛇伤患肢的疗效观察［J］.蛇志，2008，20（3）：
201-202.

［9］曹晖.中医治法对蜂蛰伤患者心肾功能影响研究［J］.中医药临床杂志，2016，28
（7）：991-992.

［10］胡淑英，杨国秀.1例群蜂蛰伤患者应用针刺放血疗法治疗的疗效观察报道［J］.
国际感染病学（电子版），2020，9（1）：254-255.

［11］龚志刚，潘琼.金黄散箍围治疗CT对比剂外渗性损伤的疗效观察［J］.湖南中
医药大学学报，2017，37（6）：649-651.

［12］母慧娟，王婷.马黄酊在CT增强扫描对比剂外渗中的应用［J］.中国中西医结
合影像学杂志，2019，17（4）：428-429.

［13］楼昀.芦荟外敷治疗碘对比剂静脉外渗35例临床观察［J］.新中医，2015，47（12）：
196-197.

［14］杨荟平，徐敏敏，刘绍凡.硝酸银联合肿意膏湿性贴敷治疗CT对比剂外渗患者
的临床观察［J］.中国中医急症，2019，28（8）：1417-1419+1426.

［15］朱卫红，潘良德，王晓军，等.中药箍围热敷配合牵引治疗腰椎间盘突出症的临
床观察［J］.湖北中医杂志，2010，32（2）：50-51.

［16］刘秋瑜，陈辉，丁敏芳.中医外治法配合针刺治疗腰椎间盘突出症的疗效观察
［J］.中西医结合护理（中英文），2018，4（10）：60-62.

［17］胡巩，肖四旺，胡金鲁.电针夹脊穴结合穴位贴敷消炎散治疗腰椎间盘突出症30

例临床观察［J］. 湖南中医杂志，2019，35（10）：79–81.

［18］徐征华. 夹脊穴温针灸对腰椎间盘突出症患者炎症反应及脊柱功能的影响［J］. 浙江中医杂志，2020，55（8）：611–612.

［19］王玲露. 艾灸联合中药熏蒸法治疗寒湿型腰腿疼痛的临床疗效观察及护理［J］. 护士进修杂志，2018，33（14）：1341–1343.

［20］江尚群. 艾灸联合腰痛散药烫治疗寒湿型腰椎间盘突出症的临床护理［J］. 中国医药导报，2014，11（15）：134–137.

［21］乐依丽，娄益波，丁海娜. 推拿疗法联合中药熏蒸治疗腰椎间盘突出症 45 例［J］. 中国中医药科技，2020，27（5）：767–769.

［22］毕文卿. 中药熏蒸蒸汽温度对腰椎间盘突出症急性期的临床研究［J］. 内蒙古中医药，2018，37（8）：95.

［23］张建新. 美宝湿润烧伤膏联合抗菌医用辅料包扎治疗Ⅱ、Ⅲ度烧烫伤创面临床分析［J］. 世界最新医学信息文摘，2019，19（89）：195–196.

［24］张友飞，孔明，蔡昶. 黄连解毒汤加减方与自拟解毒敛疮油膏联合重组人表皮生长因子凝胶治疗烧烫伤的临床观察［J］. 中国中医急症，2020，29（1）：124–127.

［25］贾卿，陈波，黄静，等. 冬菊洗液结合创面浸浴疗法治疗四肢深Ⅱ度烧伤临床研究［J］. 中医学报，2017，32（9）：1641–1643.

［26］苏玉娟. 中药熏洗配合湿润烧伤膏在颜面部Ⅱ度烧伤患者的应用［J］. 浙江中医杂志，2017，52（3）：164.

［27］唐宏智，卫晓东，廖世川. 髌周围刺结合温针灸治疗膝骨关节炎的临床效果［J］. 中国医药导报，2020，17（11）：107–110.

［28］任艳梅，李莉，刘利利，等. 中药内服结合肿痛消外敷治疗湿热夹瘀型急性痛风性关节炎的疗效［J］. 世界中医药，2020，15（7）：1047–1050+1054.

［29］高天慈，刘晓星，刘路，等. 鹤膝膏治疗早中期膝骨关节炎临床疗效分析［J］. 河北中医药学报，2020，35（4）：24–27+64.

［30］吴晓龙，刘培建，李瑞奇，等. 平乐壮骨膏外敷治疗膝骨关节炎［J］. 中医正骨，2020，32（5）：65–66+76.

［31］贾柯，杨广武，刘海洋，等. 中药熏洗疗法治疗膝关节骨性关节炎 60 例［J］. 中医研究，2020，33（2）：22–25.

［32］夏一娇. 中药烫熨联合主动运动治疗膝关节骨性关节炎疗效观察［J］. 辽宁中医杂志，2020，47（2）：130–132.

［33］刘晓雅，孙永强. 中药溻渍配合臭氧及护理治疗膝骨关节炎疗效观察［J］. 风湿病与关节炎，2015，4（4）：20–22.

［34］张贵霞. 中药溻渍热敷辅助治疗膝骨性关节炎临床疗效［J］. 天津药学，2016，28（5）：56–57.